实用临床护理要点

主编 郭丽平 徐善玉 樊秀丽 王 平 陈晓霞

科学技术文献出版社
SCIENTIFIC AND TECHNICAL DOCUMENTATION PRESS
·北京·

图书在版编目（CIP）数据

实用临床护理要点 / 郭丽平等主编. — 北京：科学技术文献出版社, 2018.5
ISBN 978-7-5189-4398-2

Ⅰ.①实… Ⅱ.①郭… Ⅲ.①护理学 Ⅳ.①R47

中国版本图书馆CIP数据核字(2018)第099007号

实用临床护理要点

策划编辑：曹沧晔　　　责任编辑：曹沧晔　　　责任校对：赵　瑗　　　责任出版：张志平

出 版 者	科学技术文献出版社	
地　　址	北京市复兴路15号　邮编　100038	
编 务 部	(010) 58882938，58882087（传真）	
发 行 部	(010) 58882868，58882874（传真）	
邮 购 部	(010) 58882873	
官方网址	www.stdp.com.cn	
发 行 者	科学技术文献出版社发行　全国各地新华书店经销	
印 刷 者	济南大地图文快印有限公司	
版　　次	2018年5月第1版　2018年5月第1次印刷	
开　　本	880×1230　1/16	
字　　数	388千	
印　　张	12	
书　　号	ISBN 978-7-5189-4398-2	
定　　价	148.00元	

前言

当今世界是科技飞速发展的时代，临床医疗技术日新月异，不断有新理论、新技术、新方法问世，护理学近十年的发展成就也令人瞩目。在这样的形势下，有必要对护理学相关基础理论与实践领域的新进展进行系统的归纳总结，以便提高护理专业人员的业务水平，更好地为患者服务。为此，我们组织编写了此书。

全文内容丰富，覆盖面广，重点讲述了临床护理基本操作及临床各科室常见病、多发病的护理，包括内科、外科、妇产科、儿科等护理内容。本书是编者根据多年丰富的临床经验及专业特长，在搜集参考大量最新文献的基础上进行撰写的，侧重介绍疾病的护理措施，尤其是对患者的健康指导方面，科学性与实用性强，贴近临床护理工作实际的同时，又紧密结合了国家医疗卫生事业的最新进展和护理学的发展趋势。希望本书的出版对促进临床护理的规范化、系统化及科学化起到一定作用。

由于参编人数较多，文笔不尽一致，加上编者时间和篇幅有限，书中不足之处在所难免，特别是现代医学发展迅速，本书阐述的某些观点、理论可能需要修改，望广大读者提出宝贵意见和建议，以便再版时修订，谢谢。

编　者
2018 年 4 月

目 录

第一章

静脉输血、输液的相关知识

第一节 外周静脉通路的建立与维护

一、外周留置针的置入

（1）经双人核对医嘱，对患者进行评估，告知患者用药的要求，征得同意后，开始评估血管，血管选择应首选粗直弹性好的前臂静脉，注意避开关节。

（2）按六步法洗手、戴口罩。按静脉输液，进行物品准备，包括利器盒、6cm×7cm透明贴膜、无菌贴膜、清洁手套，22～24G留置针，要注意观察准备用物的质量有效期。

（3）将用物推至床边，经医患双向核对、协助患者取舒适体位。再次选择前臂显露好，容易固定的静脉。

（4）核对液体后，开始排气排液，连接头皮针时，要将头皮针针尖插入留置针肝素帽前端，进行垂直排气，待肝素帽液体注满后再将头皮针全部刺入，回挂于输液架，准备无菌透明敷料。

（5）用含碘消毒剂，以穿刺点为中心进行螺旋式、由内向外皮肤消毒3次，消毒范围应大于固定敷料尺寸。

（6）将止血带扎于穿刺点上方10cm处。戴清洁手套。再次排气，双向核对，调松套管及针芯。

（7）穿刺时，将针头斜面向上，一手的拇指、示指夹住两翼，以血管上方15°～30°进针，见到回血后，压低穿刺角度，再往前进0.2cm，注意进针速度要慢，一手将软管全部送入，拔出针芯，要注意勿将已抽出的针芯，再次插入套管内。

（8）穿刺后要及时松止血带、松拳、松调节器。

（9）以穿刺点为中心，无张力方法粘贴透明敷料，要保证穿刺点在敷料中央。脱手套，在粘贴条上注明穿刺的时间和姓名，然后覆盖于白色隔离塞，脱去手套，用输液贴以U形方法固定延长管。

（10）调节滴速，填写输液卡。核对并告知患者注意事项。

二、外周静脉留置针封管

（1）按六步法洗手、戴口罩。

（2）准备治疗盘：无菌盘内备有3～4mL肝素稀释液、无菌透明敷料（贴膜）、棉签、含碘消毒液、弯盘。

（3）显露穿刺部位，关闭调节器。

（4）分离头皮针与输液导管后，用肝素稀释液以脉冲式方法冲管，当剩至1mL时，快速注入，夹闭留置针，拔出针头。用输液贴以U形方法固定延长管。

（5）整理床单位，取下输液软袋及导管按要求进行处理。

三、外周静脉留置针置管后再次输液

（1）经双人核对医嘱后，按照六步法洗手、戴口罩。准备用物，包括75%乙醇、小纱布、输液贴、

头皮针、输入液体、弯盘。

（2）查对床号姓名，对患者说明操作目的、观察穿刺局部，查对液体与治疗单，排气排液。

（3）揭开无菌透明敷料、反垫于肝素帽下，用75%乙醇棉球（棉片）摩擦消毒接口持续10秒（来回摩擦10遍）。

（4）再次排气排液后，将头皮针插入肝素帽内，打开留置针及输液调节器，无菌透明敷料固定肝素帽，头皮针导管。填写输液卡。整理好患者衣被，整理用物并做好观察记录。

（5）调节滴速，填写输液卡。整理好患者衣被，整理用物并做好观察记录。

四、外周静脉留置针拔管

（1）按六步法洗手后，准备治疗盘，内装：棉签、无菌透明敷料、含碘消毒液、弯盘。

（2）显露穿刺部位，去除固定肝素帽的无菌透明敷料，轻轻地将透明敷料边缘搓起，以零角度揭开敷料，用含碘消毒液消毒穿刺点2遍。

（3）用干棉签按压局部，拔出留置针，无渗血后用输液贴覆盖穿刺点。

（4）整理床单位并做好拔管记录。

（郭丽平）

第二节　中心静脉通路的建立与维护

一、中心静脉穿刺置管术

中心静脉置管术是监测中心静脉压（CVP）及建立有效输液给药途径的方法，主要是经颈内静脉或锁骨下静脉穿刺，将静脉导管插到上腔静脉，用于危重患者抢救、休克患者、大手术患者、静脉内营养、周围静脉穿刺困难、需要长期输液及使需经静脉输入高渗溶液或强酸强碱类药物者。局部皮肤破损、感染，有出血倾向者是其禁忌证。

（一）锁骨下静脉穿刺

锁骨下静脉是腋静脉的延续，起于第一肋骨的外侧缘，成年人长3~4cm。

1. 选择穿刺点　锁骨上路、锁骨下路。后者临床常用。

2. 穿刺部位　为锁骨下方胸壁，该处较为平坦，可进行满意的消毒准备，穿刺导管易于固定，敷料不易跨越关节，易于清洁和更换；不影响患者颈部和上肢的活动，利于置管后护理。

3. 置管操作步骤　以右侧锁骨下路穿刺点为例。

（1）穿刺点为锁骨与第一肋骨相交处，即锁骨中1/3段与外1/3交界处，锁骨下缘1~2cm处，也可由锁骨中点附近进行穿刺。

（2）体位：平卧位，去枕、头后仰，头转向穿刺对侧，必要时肩后垫高，头低位15°~30°，以提高静脉压使静脉充盈。

（3）严格遵循无菌操作原则，局部皮肤常规消毒后铺无菌巾。

（4）局部麻醉后用注射器细针做试探性穿刺，使针头与皮肤呈30°~45°向内向上穿刺，针头保持朝向胸骨上窝的方向，紧靠锁骨内下缘徐徐推进，可避免穿破胸膜及肺组织，边进针边抽动针筒使管内形成负压，一般进针4cm可抽到回血。若进针4~5cm仍见不到回血，不要再向前推进以免误伤锁骨下动脉，应慢慢向后退针并边退边抽回血，在撤针过程中仍无回血，可将针尖撤至皮下后改变进针方向，使针尖指向甲状软骨，以同样的方法徐徐进针。

（5）试穿确定锁骨下静脉的位置后，即可换用导针穿刺置管，导针穿刺方向与试探性穿刺相同，一旦进入锁骨下静脉位置，即可抽得大量回血，此时再轻轻推进0.1~0.2cm，使导针的整个斜面在静脉腔内，并保持斜面向下，以利导管或导丝推进。

（6）让患者吸气后屏气，取下注射器，以一只手固定导针并以手指轻抵针尾插孔，以免发生气栓或失血，将导管或导丝自导针尾部插孔缓缓送入，使管腔达上腔静脉，退出导针。如用导丝，则将导管引入中心静脉后再退出导丝。

（7）抽吸与导管相连接的注射器，如回血通畅说明管端位于静脉内。

（8）取下输液器，将导管与输液器连接，先滴入少量等渗液体。

（9）妥善固定导管，无菌透明敷料覆盖穿刺部位。

（10）导管放置后需常规行 X 线检查，以确定导管的位置。插管深度，左侧不宜超过 15cm，右侧不宜超过 12cm，已能进入上腔静脉为宜。

（二）颈内静脉穿刺

颈内静脉起源于颅底，上部位于胸锁乳突肌的前缘内侧；中部位于胸锁乳突肌锁骨头前缘的下面和颈总动脉的后外侧；下行至胸锁关节处与锁骨下静脉汇合成无名静脉，继续下行与对侧的无名静脉汇合成上腔静脉进入右心房。

1. 选择穿刺点部位　颈内静脉穿刺的进针点和方向，根据颈内静脉与胸锁乳突肌的关系，分为前路、中路、后路 3 种。

2. 置管操作步骤　如下所述。

（1）以右侧颈内中路穿刺点为例，确定穿刺点位，锁骨与胸锁乳突肌的锁骨头和胸骨头所形成的三角区的顶点，颈内静脉正好位于此三角区的中心位置，该点距锁骨上缘3～5cm。

（2）体位：患者平卧，去枕，头后仰，头转向穿刺对侧，必要时肩后垫一薄枕，头低位 15°～30°使颈部充分外展。

（3）严格遵循无菌操作原则，局部皮肤常规消毒后铺无菌巾。

（4）局部麻醉后用注射器细针做试探性穿刺，使针头与皮肤呈 30°，与中线平行直接指向足端。进针深度一般为 3.5～4.5cm，以进针深度不超过锁骨为宜。边进针边抽回血，抽到静脉血即表示针尖位于颈内静脉。如穿入较深，针已对穿颈静脉，则可慢慢退出，边退针边回抽，抽到静脉血后，减少穿刺针与额平面的角度（约30°）。

（5）试穿：确定颈内静脉的位置后，即可换用导针穿刺置管，导针穿刺方向与试探性穿刺相同。当导针针尖到达颈静脉时旋转取下注射器，从穿刺针内插入引导钢丝，插入时不能遇到阻力。有阻力时应调整穿刺位置，包括角度、斜面方向和深浅等。插入导丝后退出穿刺针，压迫穿刺点同时擦净钢丝上的血迹。需要静脉扩张器的导管，可插入静脉扩张器扩张皮下或静脉。将导管套在引导钢丝外面，导管尖端接近穿刺点，引导钢丝必须伸出导管尾端，用手抓住，右手将导管与钢丝一起部分插入，待导管进入颈静脉后，边退钢丝、边插导管。一般成年人从穿刺点到上腔静脉右心房开口处约 10cm，退出钢丝。

（6）抽吸与导管相连接的注射器，如回血通畅说明管端位于静脉内。

（7）用生理盐水冲洗导管后即可接上输液器或 CVP 测压装置进行输液或测压。

（8）妥善固定导管，用无菌透明敷料（贴膜）覆盖穿刺部位。

二、外周静脉置入中心静脉导管

外周静脉置入中心静脉导管，是指经外周静脉穿刺置入的中心静脉导管，其导管尖端的最佳位置在上腔静脉的下 1/3 处，临床上常用于 7 天以上的中期和长期静脉输液治疗，或需要静脉输注高渗性、有刺激性药物的患者，导管留置时间可长达 1 年。

（一）置管操作步骤

（1）操作前，要先经双人核对医嘱。再对患者进行穿刺前的解释工作，得到患者的理解配合。

（2）对患者的穿刺部位静脉和全身情况进行评估。血管选择的标准：在患者肘关节处，取粗而直，静脉瓣少的贵要静脉、正中静脉或头静脉，要注意避开穿刺周围有皮肤红肿、硬结、皮疹和感染的情况。当血管选择好以后，要再次向患者告知穿刺时可能发生的情况，以及穿刺配合事项，经同意，签署知情同意书。

（3）操作前，要按照六步法进行洗手、戴口罩。准备用物，具体包括：治疗盘内装有 75% 乙醇、含碘消毒液、生理盐水 100mL、利多卡因 1 支。治疗盘外装有三向瓣膜 PICC 穿刺导管套件 1 个、PICC 穿刺包（穿刺包内装有测量尺、无菌衣、无粉手套 2 副、棉球 6 个、镊子 2～3 把、止血带、大单 1 条、治疗巾 2 块、洞巾 1 块、20mL 空针 2 副、5mL 空针 1 副、1mL 空针 1 副、大纱布 3 块、小纱布 2 块。剪刀、10cm×12cm 无菌透明敷料 1 张）、免洗手消毒液。

（4）查对患者床号与姓名，嘱患者身体移向对侧床边，打开 PICC 穿刺包，手臂外展与身体呈 90°，拉开患者袖管，测量置管的长度与臂围，具体测量方法是：从穿刺点沿静脉走行，到右胸锁关节，再向下至第 3 肋间，为置入导管的长度。接着，在肘横纹上 10cm 处，绕上臂一圈，测出臂围值，做好测量的记录。

（5）戴无菌手套，取出无菌巾垫于穿刺手臂下方，助手协助倒消毒液。消毒皮肤要求是先用乙醇棉球，以穿刺点为中心，进行螺旋式摩擦消毒，范围为直径≥10cm，当去除皮肤油脂后，再用碘剂以同样的方法，顺时针方向与逆时针方向分别交叉，重复两次进行消毒。建立无菌屏障。铺治疗巾，将止血带放于手臂下方，为扩大无菌区域，还应铺垫大单，铺洞巾。

（6）穿无菌衣、更换无粉手套，先抽取 20mL 生理盐水 2 次，再用 2mL，最后用 1mL 注射器抽取利多卡 0.5mL。打开 PICC 穿刺导管套件。用生理盐水预冲导管，用拇指和示指轻轻揉搓瓣膜，以确定导管的完整性。再分别预冲连接器、减压套筒、肝素帽和导管外部，最后，将导管浸入生理盐水中充分润滑导管，以减少对血管的刺激。打开穿刺针，去除活塞，将穿刺针连接 5mL 注射器。

（7）扎止血带，并嘱患者握拳，在穿刺点下方，皮下注射利多卡因呈皮球状，进行局部麻醉。静脉穿刺时，一手固定皮肤，另一手持针以进针角度呈 15°～30° 的方向进行穿刺。见到回血后，保持穿刺针与血管的平行，继续向前推进 1～2mm，然后，保持针芯位置，将插管鞘单独向前推进，要注意避免推进钢针，造成血管壁的穿透。

（8）松开止血带，嘱患者松拳，以左手拇指与示指固定插管鞘，中指压住插管鞘末端处血管，防止出血，接着，从插管鞘内撤出穿刺针。一手固定插管鞘，另一手将导管自插管鞘内缓慢、匀速地 2cm 长度推进。当插入 20cm 左右时，嘱患者头侧向穿刺方，转头并低头，以确保穿刺导管的通畅。在送管过程中，左手的中指要轻压血管鞘末端，以防出血。当导管置入预定的长度时，在插管鞘远端，用纱布加压止血并固定导管。将插管鞘从血管内撤出，连接注射器抽回血，冲洗导管。双手分离导管与导丝衔接处，一手按压穿刺点并固定导管，另一手将导丝以每次 3～5cm 均匀的速度轻轻抽出，然后撤出插管鞘。当确认预定的置入长度后，在体外预留 5～6cm，以便于安装连接器。

（9）修剪导管长度，注意勿剪除毛茬，安装连接器。先将减压套筒套到导管上，将导管连接到连接器翼形部分的金属柄上，使导管完全平整的套住金属柄，再将翼形部分的倒钩和减压套筒上的沟槽对齐锁定，最后，轻轻牵拉导管以确保连接器和导管完全锁定。用生理盐水，以脉冲式方法进行冲管，当推至所剩 1mL 液体时，迅速推入生理盐水，连接肝素帽。

（10）导管的固定，是将距离穿刺点 0.5～1cm 处的导管安装在固定翼的槽沟内。在穿刺点上方，放置一块小纱布吸收渗血，使导管呈弧形，用胶带固定接头，撤出洞巾，再用无菌透明敷料固定导管，要注意无菌透明敷料下缘与胶带下缘平齐。用第 2 条胶带，以蝶形交叉固定于贴膜上，用第 3 条胶带，压在第 2 条胶带上，将签有穿刺时间与患者姓名胶带固定于第 3 条胶带上。用小纱布或输液贴，包裹导管末端，固定在皮肤上。为保护导管以防渗血，用弹力管状绷带加压包扎穿刺处。

（11）向患者交代注意事项。整理用物并洗手。摄胸部 X 线片，以确定导管末端的位置，应在上腔静脉下 1/3 处。

（12）最后在病历上填写置管情况并签名。

（二）PICC 置管后输液

（1）输液前，要先进行双人核对医嘱和治疗单，按照六步洗手法进行洗手、戴口罩。准备治疗盘，盘内装有：乙醇棉片、无菌贴膜、已经连有头皮针的含 20mL 生理盐水的注射器、预输入的液体、弯盘、治疗单，以及免洗手消毒液。

（2）进入病房先查对床号姓名，并与患者说明操作的目的，观察穿刺部位，必要时测量臂围。

（3）查对液体与治疗单，常规排气、排液。揭开输液无菌透明敷料反垫于肝素帽下。用75%乙醇棉球，擦拭消毒接口约10秒钟。再接入头皮针，抽回血，确定导管在血管腔内后，以脉冲式方法冲洗导管，当推至所剩液体为1mL时，快速推入。

（4）分离注射器，连接输液导管，松调节器。最后，用无菌透明敷料固定肝素帽和头皮针，在固定头皮针时，固定完毕后，整理患者衣被，调节滴数，交代注意事项并做好记录。

（三）PICC 冲洗与正压封管

为了预防导管堵塞，保持长期使用，给药前、后，使用血液制品，静脉采血后应冲管。休疗期应每周冲洗1次并正压封管。

（1）用六步法洗手、戴口罩。

（2）准备治疗盘，内装贴膜、含10~20mL生理盐水注射器1副、弯盘。

（3）经查对床号姓名，观察穿刺部位，关闭输液调节器。

（4）揭开输液无菌透明敷料反垫于肝素帽下分离输液导管与头皮针，接10~20mL生理盐水注射器，以脉冲式方法冲洗导管。推至最后1mL时，进行正压封管。具体方法是：将头皮针尖斜面退至肝素帽末端，待生理盐水全部推入后，拔出头皮针，用无菌透明敷料固定肝素帽。

（5）整理患者衣被，做好观察记录。

（四）PICC 维护操作

为保证外周中心静脉导管的正常使用，应保证每天对患者进行消毒维护。

（1）要按六步洗手法进行洗手、戴口罩。

（2）准备用物：治疗盘内装有石油烷、免洗手消毒液、棉签、皮尺、胶布、肝素帽、头皮针连接预冲注射器、弯盘、PICC维护包（包内装有无菌手套、2副、75%乙醇、聚维酮碘棉棒各3根、乙醇棉片3块、小纱布1块、10cm×12cm高潮气通透贴膜1张、胶带4条）。

（3）查对床号和姓名，与患者说明导管维护的目的。观察穿刺部位情况，必要时测量臂围。

（4）揭敷料时，要注意由下往上揭，以防带出导管，同时，还要避免直接接触导管。消毒双手，用石油烷擦除胶布痕迹。

（5）戴无菌手套：用消毒棉片消毒固定翼10秒钟。用75%的乙醇棉棒，去除穿刺点直径约1cm以外的胶胨，再用聚维酮碘棉棒，以穿刺点为中心进行皮肤消毒3次，消毒范围应大于无菌透明敷料范围，包括消毒导管。预冲肝素帽，去除原有肝素帽，用75%乙醇棉片，擦拭导管末端。

（6）将注满生理盐水的肝素帽连接导管，用生理盐水，以脉冲式方法进行冲管，当冲至剩1mL液体时，将头皮针拔出，使针尖位于肝素帽内，快速推入，然后拔出头皮针。

（7）更换无菌手套，安装固定翼，随后，将导管呈弧形进行胶带固定接头。用透明敷料固定导管，固定时，要保证贴膜下缘与胶带下缘平齐，第2条胶带以蝶形交叉固定于无菌透明敷料上，第3条胶带压在第2条胶带上，第4条签上姓名与时间后固定于第3条胶带上。用无菌小纱布包裹导管末端，用胶带固定于皮肤，做好维护记录。

三、植入式输液港建立与维护

（一）操作前准备

1. 置管部位的选择　置管部位的选择要综合比较其他发生机械性并发症、导管相关性血流感染的可能性。置管部位会影响发生继发导管相关性血流感染和静脉炎的危险度。置管部位皮肤菌群的密度是造成CRBSI的一个主要危险因素。由经过培训的医生依不同的治疗方式和患者体型来选输液港植入的途径：大静脉植入、大动脉植入、腹腔内植入，输液座放于皮下。输液港导管常用的植入部位主要为颈内静脉与锁骨下静脉。非随机实验证实了颈内静脉置管发生相关性感染的危险率高。研究分析显示，床旁超声定位的锁骨下静脉置管与其他部位相比，可以显著降低机械性并发症。对于成年患者，锁骨下静脉对控制感染来说是首选部位。当然，在选择部位时其他的一些因素也应该考虑。目前临床应用较多的是锁骨下静脉，实际植入的位置要根据患者的个体差异决定。植入位置解剖结构应该能保证注射座稳定，不会受到患者活动的影响，不会产生局部压力升高或受穿衣服的影响，注射座隔膜上方的皮下组织厚度在 0.5～2cm 为适宜厚度。

2. 经皮穿刺导管植入点选择　自锁骨中外 1/3 处进入锁骨下静脉，然后进入胸腔内血管。

（二）输液港的选择

由医生依不同的治疗方式和患者体型做出选择。标准型及急救凹形输液港适用于不同体型的成年人及儿童患者。双腔输液港适用于同时输入不兼容的药物。术中连接式导管可于植入时根据需要决定静脉导管长度。

输液港种类有多种选择：①单腔末端开口式导管输液港或单腔三向瓣膜式导管输液港；②小型单腔末端开口式导管输液港或小型单腔式三向瓣膜式导管输液港；③双腔末端开口式导管输液港或双腔三向瓣膜式导管输液港。

输液港附件——无损伤针的选择：①蝶翼针输液套件适用于连续静脉输注；②直形及弯形无损伤针适用于一次性静脉输注。

（三）穿刺输液操作步骤

（1）向患者说明操作过程并做好解释工作。

（2）观察穿刺点和局部皮肤有无红、肿、热、痛等炎性反应，若有应随时更换敷料或暂停使用。

（3）消毒剂及消毒方法：先用乙醇棉球清洁脱脂，向外用螺旋方式涂擦，其半径 10～12cm。以输液港为圆心，再用聚维酮碘棉球消毒 3 遍。

（4）穿刺输液港：触诊定位穿刺隔，一手找到输液港注射座的位置，拇指与示指、中指呈三角形，将输液港拱起；另一手持无损伤针自三指中心处垂直刺入穿刺隔，直达储液槽基座底部。穿刺时动作要轻柔，感觉有阻力时不可强行进针，以免针尖与注射座底部推磨，形成倒钩。

（5）穿刺成功后，应妥善固定穿刺针，不可任意摆动，防止穿刺针从穿刺隔中脱落。回抽血液判断针头位置无误后即可开始输液。

（6）固定要点：用无菌纱布垫在无损伤针针尾下方，可根据实际情况确定纱布垫的厚度，用无菌透明敷料固定无损伤针，防止发生脱落。注明更换无菌透明敷料的日期和时间。

（7）输液过程中如发现药物外渗，应立即停止输液，并即刻给予相应的医疗处理。静脉连续输。

（8）退针，为防止少量血液反流回导管尖端而发生导管堵塞，撤针应轻柔，当注射液剩下最后 0.5mL 时，为维持系统内的正压，以两指固定泵体，遍推注边撤出无损伤针，做到正压封管。

（9）采血标本时，用 10mL 以上注射器以无菌生理盐水冲洗，初始抽至少 5mL 血液并弃置，儿童减半，在更换注射器抽出所需的血液量，诸如备好的血标本采集试管中。

（10）连接输液泵设定压力超过 25psi（磅/平方英寸）时自动关闭。

（11）以低于插针水平位置换肝素帽。

（12）封管，以加压的形式从圆形注射港的各角度边推注药液边拔针的方法拔出直角弯针针头暂停输注，每月用肝素盐水封管 1 次即可。

（四）维护时间及注意事项

1. 时间　①连续性输液，每 8 小时冲洗 1 次。②治疗间歇期，正常情况下每 4 周维护 1 次。③动脉植入、腹腔植入时，每周维护 1 次。

2. 维护注意事项　如下所述。

（1）冲、封导管和静脉注射给药时必须使用 10mL 以上的注射器，防止小注射器的压强过大，损伤导管、瓣膜或导管与注射座连接处。

（2）给药后必须以脉冲方式冲管，防止药液残留注射座。

（3）必须正压封管，防止血液反流进入注射座。

（4）不能用于高压注射泵推注造影剂。

（郭丽平）

第三节　静脉输血的程序

一、输血前准备

（1）认真填写输血申请单，抽血送血库做血型鉴定和交叉配血试验。

（2）根据输血医嘱，凭提血单提血，并和血库人员认真做好"三查十对"。核对完毕，在交叉配血试验单上签上核对者姓名。

（3）血液从血库取出后，勿剧烈振荡，以免红细胞大量破坏而引起溶血。库血不可加温，以免血浆蛋白凝固而引起反应。在输血量多时，可在室内放置15~20分钟后再输入。

二、密闭式静脉输血方法与流程（间接输血、直接输血）

（一）间接输血

操作者应仪表端庄、整洁，洗手、戴口罩。

1. 物品准备　如下所述。

（1）配血用物：治疗盘（安尔碘、棉签、一次性注射器、止血带）、输血申请单、普通干燥管、弯盘。

（2）取血用物：治疗盘（包括治疗巾）、病历、提血单。

（3）输血用物：一次性输血器、生理盐水、输血前用药、治疗盘（安尔碘、棉签、止血带）、弯盘、止血钳（视需要而定）、输液卡、静脉穿刺针、无菌透明敷料、输液架。

2. 操作步骤　如下所述。

（1）配血

1）洗手、戴口罩，核对医嘱，准备用物。

2）按照患者病历或电脑基本信息填写申请单、贴试管。

3）两名护士至患者床边仔细核对患者姓名、性别、年龄、病案号、科室、床号、血型。核对无误后抽取血标本，抽血完毕，以核对者/执行者形式在申请单背面双签名。

4）将血标本及申请单送至血库。

（2）取血

1）洗手、戴口罩，核对医嘱，准备用物。

2）根据医嘱及患者信息填写提血单。

3）携带治疗盘和病历至血库，与血库人员做好交接查对：①交叉配血报告单，受血者科别、姓名、病案号、血型（包括Rh因子）、血液成分、有无凝集反应；②核对血袋标签、献血者姓名、血型（包括Rh因子）、血液有效期、血袋号；③检查血袋有无破损遗漏、血袋内血液有无溶血及凝块。核对无误后，在交叉配血报告单反面双签名后领回。

（3）输血

1）洗手、戴口罩，核对医嘱，准备用物。

2）核对，解释；根据医嘱输血前用药，按周围静脉输液技术进行穿刺，成功后先输入少量生理盐水。

3）由两名护士至患者床边核对，确定无误后，以手腕旋转动作将血袋内血液轻轻摇匀。

4）用安尔碘消毒血袋皮管2次，将生理盐水更换下来，再次核对。开始速度宜慢、观察局部及全身情况15分钟，无不良反应再根据病情调滴速；告知患者及家属相关注意事项（滴速不可自行调节，如有不适要及时告知医护人员）。

5）输血结束，先滴入少量生理盐水，再拔针，按压片刻。

6）协助患者舒适体位，整理床单位，清理用物（血袋及输血器放在专用收集桶内保留24小时），将交叉配血报告单夹在病历中。

（二）直接输血术

是指在供血者与受血者血型（包括 Rh）及交叉配血试验确认后，将供血者的血液抽出，立即输给患者的技术，常用于婴幼儿、少量输血或无库血而患者急需输血时。

1. 输血准备　如下所述。

（1）向供血者和患者做好解释工作。

（2）洗手、戴口罩，核对医嘱。

（3）准备用物：静脉注射用物2盒；治疗盘（内铺无菌巾），4%枸橼酸钠等渗盐水适量，50mL 注射器及针头数副。

2. 操作步骤　如下所述。

（1）请供血者与患者分别卧于床上，露出一侧手臂。

（2）用 50mL 无菌注射器抽取抗凝血药 5mL 后接套管针排气，抽取供血者血液至 55mL。

（3）直接将血液缓慢推入患者已穿刺好的静脉中。

（4）输血结束后，拔出套管针，用小纱布按压穿刺点片刻，用无菌透明敷料覆盖针眼。

（5）协助患者舒适体位，整理床单位，清理用物。

三、自体血回输的护理配合

（一）输血准备

（1）输用预存的自身血与一般输全血的护理要求相同。

（2）手术中自身血的采集和回输，根据手术的要求，巡回护士提前准备好自体血回收机、负压吸引装置、3 000mL 的静脉用生理盐水、一次性使用贮血滤血装置、肝素或其他抗凝血药等。

（二）操作步骤

（1）检查血液回收机的性能，在 500mL 生理盐水溶液中加入 12 500U 肝素。

（2）打开并安装血液回收的无菌用物，包括血液回收器、贮血器、血袋、盐水袋、抗凝血药、废液袋以及各种管道等，连接好全套吸引装置。

（3）手术开始后，用负压吸引（负压<100mmHg）将血液吸入贮血装置中（抗凝血药由抗凝血药袋的滴管滴入）。当贮血装置的血液达到一定量后，驱动泵自动把血液和静脉用生理盐水按一定的比例注入血液回收器中，对红细胞进行洗涤、过滤、浓缩，经浓缩的红细胞经驱动泵注入血袋备用，洗涤后的液体进入废液袋中按医疗废弃液处理。

（4）将吸出的血液经带过滤网的输血器过滤，即可为患者输入。

（郭丽平）

第四节　药物的配伍禁忌

一、静脉药物配制的要求

输液是特殊的注射剂，其特点是使用量大且直接进入血液循环，因此，对浓度、澄明度、pH 等要求均很严格。一般单糖、盐、高分子化合物溶液输液都比较稳定。静脉配制药物的相容性和稳定性的影响就更为复杂，不仅要考虑药物本身的性质，添加药物的配伍禁忌，还要考虑制剂中的附加剂，它们之间或它们与配伍药物之间可能出现的配伍变化。

静脉配制药物稳定性的影响因素如下。

1. 溶媒组成的改变　当某些含非水溶剂的制剂与输液配伍时，由于溶剂的改变会使药物析出。具有关资料显示，现临床上应用注射用头孢哌酮舒巴坦钠过程中的会出现双硫仑样反应，对 12h 内有饮酒史者或使用含乙醇成分的药物或食物者，宜暂缓使用。举例如下。

（1）地西泮（安定）注射液含 40% 丙二醇、10% 乙醇，当与 5% 葡萄糖或 0.9% 氯化钠或乳酸钠注射液配伍时容易析出沉淀。

（2）间羟胺（阿拉明）加至葡萄糖生理盐水中，一般情况下无变化，但当间羟胺浓度加至 200mg/L 时，可产生沉淀。

（3）青霉素类用酸性输液葡萄糖注射液稀释，易导致药物稳定性下降。

（4）克林霉素 1.2 ~ 2.4g 仅用 100mL 输液稀释，浓度超过规定的 1 ~ 3 倍，不但容易发生静脉炎，而且给药速度过快易致心律失常甚至心搏骤停。

2. pH 的改变　pH 对药物稳定性影响极大，是注射的一个重要质控指标，不适当的 pH 会加速药物分解或产生沉淀。两药配制，一般两者 pH 差距越大，发生配伍变化的可能性也就越大。pH 变化也可以引起颜色的改变。输液本身的 pH 范围也是配伍变化的重要因素。各种输液都规定不同的 pH 范围，且范围较大。如乳酸环丙沙星 pH 在 3.5 ~ 4.5，在碱性条件下会析出环丙沙星结晶，而头孢拉定溶液 pH 为 8.0 ~ 9.6，两者混合会因 pH 产生变化而析出环丙沙星结晶。临床中已知氟喹诺酮类药物与多种碱性药物配伍后，均产生沉淀。因此，建议临床需要先后接瓶滴注时，应更换输液管或在两种药物之间用输液间瓶冲管，以免药物在墨菲滴管内混合而产生沉淀。举例如下。

（1）25% 葡萄糖液（pH 为 3.2 ~ 5.5）与硫喷妥钠（pH 为 10.0 ~ 11.0）配伍时可产生浑浊。

（2）红霉素在 pH 为 4 以下时效价迅速降低，故与 pH 偏低的药液配伍时，其效力则呈逐步下降的趋势。当红霉素与生理盐水或林格液配合时，放置 3.5h 效价不变。当与 pH 为 4.5 的葡萄糖液配伍时，放置 3.5h 则减效 15%。

3. 缓冲剂　有些药物会在含有缓冲剂的注射液中或具有缓冲能力的弱酸溶液中析出沉淀。如注射用头孢哌酮钠舒巴坦钠与酸制剂、含胺、胺碱制剂配伍会发生沉淀。

4. 离子作用　离子能加速药物的水解反应。通常阳离子药物和阴离子药物配伍时较易发生变化，如氨茶碱、氯丙嗪、四环素等阳离子型药物与碱性较强或具有较大缓冲容量的弱碱性溶液配伍时，可发生沉淀或结晶。而阴、阳离子型药物与非离子型药物（葡萄糖液、右旋糖酐等）配伍时，很少发生变化。

5. 直接反应　药物可直接与输液中的一种成分反应。一般在 2 种药物混合时产生新的化学物，如氯化钙注射液与碳酸氢钠注射液混合后，可生成难溶性碳酸钙沉淀。

6. 盐析作用　主要指胶体溶液的药物（两性霉素 B）中不宜加入盐类药物，否则会发生沉淀。通常可用葡萄糖溶液稀释后静脉滴注。

7. 配制量　配制量的多少影响到浓度，药物在一定的浓度下才出现沉淀。

8. 混合顺序　药物制剂配伍时的混合次序极为重要，可用改变混合顺序的方法来克服有些药物配伍时产生沉淀的现象。输液中同时加入两种药物如氨茶碱与四环素，采取先加入氨茶碱，经摇匀后再加入四环素时，可避免因 pH 大幅度改变所发生的沉淀。

9. 反应时间　许多的药物在溶液中反应很慢，个别注射液混合几小时才出现沉淀，故在短时间内使用是完全可以的。注射用头孢哌酮钠舒巴坦钠安太乐、普鲁卡因胺、氨茶碱、丙氯拉嗪、细胞色素 C、喷他佐辛（镇痛新）、抑肽酶混合后 6h 发生外观变化。但也有例外的，已知临床在使用的奥美拉唑钠在室温下必须现配现用，否则溶解后药物会出现红色的改变。

10. O$_2$ 的影响　药物制备输液时，需排除 O$_2$，防止药物被氧化。

11. 光敏感性　药物对光敏感，如注射用水溶性维生素（Ⅴ佳林、水乐维他）、依诺沙星注射液（诺佳、依诺沙星）、硫辛酸注射液、注射用顺铂、盐酸吡柔比星、两性霉素 B 等药物。如硫辛酸不能与葡萄糖溶液、林格溶液及所有可能与硫基或二硫键起反应的溶液配伍使用。由于其活性成分对光敏感，应在使用前才将安瓿从盒内取出，配好的输液需要避光，6h 内可保持稳定。

12. 成分的纯度　制剂在配伍时发生的异常现象，并不是由于成分本身而是由于成分的纯度不够而引起的。

二、产生配伍禁忌的一般规律

药物相互配伍应用，因受许多因素的影响，会产生物理或化学的配伍禁忌，情况是复杂多样的，但一般说来也有其大体的规律。

（1）静脉注射的非解离性药物常见的是一些糖类，主要是单糖，如葡萄糖等，这些药物很少产生配伍禁忌，但应注意其溶液的 pH。

（2）无机离子中的 Ca^{2+} 和 Mg^{2+}，常常会形成难溶性物质而沉淀。阴离子不能与生物碱配伍。已知临床中使用的头孢曲松钠与含钙盐会生成颗粒状的沉淀物。

（3）阴离子型的有机化合物，如芳香有机酸、巴比妥酸类、青霉素类的盐等，这些有机化合物的游离酸溶解度均比较小，与 pH 较低的溶液或具有较大缓冲容量的弱酸性溶液配合时会产生沉淀。

（4）阳离子型的有机化合物，如生物碱类、拟肾上腺素类、盐基性抗组胺药类、盐基性抗生素类、局部麻醉药等，其游离盐基大都溶解度较小，如与高 pH 溶液或具有大缓冲容量的弱碱性溶液配伍时可能产生沉淀。

（5）阴离子型有机化合物与阳离子型有机化合物的溶液配合时，也可能出现沉淀。

（6）两种高分子化合物可能形成不溶性化合物，常见的如两种电荷相反的大分子物质相遇时会产生沉淀。高分子化合物如抗生素类、水解蛋白、胰岛素、肝素等。

（7）使用某些抗生素时要注意溶液的 pH：如青霉素类、红霉素等，溶液 pH 应与这些抗生素的稳定 pH 相近，差距越大，分解失效越快。

（8）不要忽略换药时输液管中的配伍禁忌，已知临床使用中奥硝唑注射剂与头孢菌素类注射液前后接瓶滴注，发生颜色变化。如临床中序贯配伍用时须在两种药物溶液转接过程中，接用一定量的隔离液或生理盐水，将输液器中原药液冲洗干净后，才进行更换。

三、避免配伍禁忌发生的方法

药物配伍是在药剂制造或临床用药的过程中，将 2 种或 2 种以上药物混合在一起，在配伍时发生不利于质量或治疗的变化则称配伍禁忌。

（1）避免药理性配伍禁忌，除药理作用互相对抗的药物，如：中枢兴奋药与中枢抑制药、升压药与降压药、泻药与止泻药、止血药与抗凝血药、扩瞳药与缩瞳药等一般不宜配伍外，还需要注意遇到的一些药理性配伍禁忌。例如：吗啡与阿托品联合使用时会消除吗啡对呼吸中枢的抑制作用，使药效降低。

（2）避免理化性配伍禁忌，须注意酸碱性药物的配伍问题。已知临床中使用依诺沙星（诺佳）后接瓶滴注丹参酮Ⅱ₋磺酸钠（诺新康），输液器的墨菲滴管有较多的砖红色沉淀析出，患者前臂注射部位周围出现皮疹，停止输液约 15min，皮疹渐消退。丹参酮与不少的氟喹诺酮类的药物存在有配伍禁忌，提示在临床用药过程中，当需要丹参针剂与喹诺酮类药物治疗时，应使用不同输液器，避免直接配伍使用。阿司匹林与碱类药物配成散剂，在潮湿时易引起分解；生物碱盐（如盐酸吗啡）溶液，遇碱性药物可使生物碱析出；维生素 C 溶液与苯巴比妥钠配伍，能使苯巴比妥析出，同时维生素 C 部分分解；在混合静脉滴注的配伍禁忌上，主要也是酸碱的配伍问题，四环素族（盐酸盐）与青霉素钠（钾）配伍，可使后者分解，生成青霉素酸析出；青霉素与普鲁卡因、异丙嗪、氯丙嗪等配伍，可产生沉淀等。

（郭丽平）

第五节　静脉药物配制中心的质量控制

一、环境的质量控制

PIVAS 的空气净化采用层流净化，各区域分别达到十万级、万级、百级。配置中心的核心部分是洁净度达万级的配置室，每个配置室放置超净台，每个超净台开启后，操作区域的洁净度达百级。其中，放置带有活性炭过滤的生物安全柜的配置室用于配制抗生素和抗肿瘤药物；配置室为水平层流操作台，用于配制营养药物。

为了保证静脉药物配制质量，静脉药物配置中心要远离各种污染源。周围的地面、路面、植物等不应对配制过程造成污染。洁净区采风口设在无污染的相对高处。有防止昆虫和其他动物进入的有效设施。PIVAS 的环境管理要求如下。

（1）私人衣物和物品不得带入洁净室。

（2）食物与饮料不得带入洁净区或存放在洁净区的冰箱。

（3）药品和配好的输液需及时转移至指定的储存区。

（4）工作人员工作前和每天工作结束后，清洁和整理工作台及工作架，保持工作台整洁。

（5）在工作区域内应严禁存放可能导致溢漏或破碎的危险物，对于有毒废物或被污染的设备在收集时要同一般废弃物严格地区分开来。

（6）输液注射剂及其他药品的外包装必须在无菌配置区外的缓冲间拆开，以免微粒散落造成污染。

二、配制过程的质量控制

不正确地配制无菌制剂会对患者造成伤害，因此无菌和配制准确是配制质量控制的关键因素。要求做到以下几点。

（1）制订质量管理制度以及配制操作规程。

（2）操作人员应及时填写操作规程所规定的各项记录，填写字迹清晰、内容真实、数据完整。更改时，更改人要在更改处签字，并使被更改部分可清晰辨认。

（3）洁净区的质量管理

1）定期检查设施与设备是否处于正常状态，温度湿度等是否符合要求，并有检查记录。

2）定期检测洁净区内空气中的尘粒数、菌落数并有记录。

3）严格控制进入洁净区操作人员的数目，以保证洁净区内的清洁度。

（4）药品和器具的管理

1）药品应分类按批号、有效期摆放；需冷藏的药品按要求冷藏放置；药品按有效期采取近期先用原则。

2）配制过程使用的注射器等器具要符合静脉用药要求。

3）静脉药物配制所用的药品应符合静脉注射要求，不符合静脉注射规格的药品不得参与配制。

4）注射剂液体出现沉淀、浑浊、变色、分层、有异物的不得使用。

5）药品有破损、泄漏、无标签或标签不清的不得使用。

6）定期检查药品有效期，有效期前使用不完的药品要及时退库；超过有效期的药品不得使用，应退库销毁并记录。

（5）配制过程的质量管理

1）临床药师应仔细审查处方，对有疑问的处方，应进行查核确定；有配伍禁忌的、超剂量的处方，应与处方医师联系，更正后方可进行配制。

2）静脉药物的配制应严格遵守相应的操作规程。

3）在配制过程中，应防止药液喷溅、渗漏而引发交叉污染。

4）对操作台面摆放的多份药品要有有效的阻隔措施，防止药品混淆。

5）严格按照药品说明书进行配制，如有疑问，报主管领导或上级技术人员协助解决。

6）配制过程中出现异常的应立即停止配制，待查明原因后再配制。如不能马上查明原因的，应及时建议医师修改处方，改为各药分别配制。

7）肠外营养液等多种药物混合的静脉药物要严格按规定的加药顺序进行配制，不得随意改变。

8）需避光的药品必须加避光罩。

9）发生配制错误的输液不得使用，必须纠正或重新配制。

10）配制好的输液成品经质量检查人员检查合格并签字后方可放行。配制好的输液成品如有异物、出现沉淀、变色等异常现象者不得使用。

11）配制好的输液成品应立即进行包装，并用经消毒的专用封闭式输送车，专人运送到护士站，由主班护士签字验收。

12）各种原因退回的未使用的已配制好的药品，应销毁，不得再使用。

13）静脉药物配置中心所配制药物出现热原反应者经查明原因，若属于该批药品的问题，应停止使用该批药品并上报主管部门。

14）定期抽检，进行热原检查、药物含量测定等，确保所配制药品的质量。

15）经常与临床联系，改进不合理处方，不断提高用药质量，并有记录。

（郭丽平）

第二章

静脉输液及注射技术操作并发症的预防及处理

第一节　周围静脉输液法操作并发症的预防及处理

周围静脉输液法是将一定量的无菌溶液或药液经周围静脉输入体内的方法。可能发生的并发症包括发热反应、急性肺水肿、静脉炎、空气栓塞、血栓栓塞等。

一、发热反应

（一）临床表现

输液过程中出现发冷、寒战和发热。

1. 轻者　体温38℃左右，伴头痛、恶心、呕吐、心悸，停止输液数小时后多可自行缓解。
2. 重者　高热、呼吸困难、烦躁不安、血压下降、抽搐、昏迷，甚至危及生命。

（二）预防措施

（1）严格执行查对制度：液体使用前仔细检查，查看瓶签是否清晰、液体是否过期、瓶盖有无松动及缺损，瓶身瓶底及瓶签处有无裂纹。检查药液有无变色、沉淀、杂质及透明度的改变。输液器使用前查看包装袋有无破损；禁止使用不合格的输液器具。

（2）严格遵守无菌技术操作原则：安瓿锯痕后需用酒精棉签消毒一次方可折断，以达到消毒的目的；瓶塞、皮肤穿刺部位规范彻底消毒；重复穿刺要更换针头。

（3）严格执行消毒隔离制度采用一次性注射器加药，严格执行一药一具，不得重复使用。

（4）加药时斜角进针，以减少胶塞碎屑和其他杂质落入瓶中的机会；加药对避免使用大针头及多次刺穿瓶塞。

（5）两种以上药物配伍时，注意配伍禁忌，配制后观察药液是否变色、沉淀、混浊。配制粉剂药品时充分摇匀，药物完全溶解后方可使用；药液配制好后检查无可见微粒方可加入液体中。液体现用现配。

（6）配液、输液时保持治疗室、病房的环境清洁，减少探陪人员，避免灰尘飞扬。

（三）处理措施

（1）评估发热程度，给予心理安慰。

（2）发热反应轻者，减慢输液速度，发冷、寒战者给予保暖。

（3）高热者立即减慢或停止输液，予物理降温，观察生命体征，并按医嘱给予抗过敏药物及激素治疗。

（4）发热反应严重者即刻停止输液，遵医嘱予对症处理，并保留输液器具和溶液进行检查。如需继续输液，更换液体及输液器、针头并重新选择注射部生进行穿刺。

二、急性肺水肿

（一）临床表现

（1）输液过程中患者突然出现胸闷、气促、呼吸困难、咳嗽、咳泡沫样痰或咳粉红色泡沫样痰。

（2）严重者稀痰液可从口鼻涌出，听诊肺部布满湿性啰音，心率变快伴心律不齐。

（二）预防措施

（1）输液过程中，注意控制输液速度，尤其是老年人、小儿、心脏病患者速度不宜过快，液量不宜过多。

（2）输液过程中加强巡视，避免因体位或肢体改变而使输液速度加快。

（三）处理措施

（1）立即减慢或停止输液，并立即通知医生，进行紧急处理。

（2）病情允许的情况下协助患者取端坐位，两腿下垂，以减少下肢静脉回心血量，从而减轻心脏负荷。

（3）高浓度给氧（6～8L/min），湿化瓶中加入30%～50%乙醇溶液，以减低肺泡内泡沫表面张力，从而改善肺部气体交换，缓解缺氧症状。

（4）遵医嘱给予强心剂、利尿剂、扩血管药、镇静剂、平喘药。

（5）必要时四肢轮流扎止血带或血压计袖带，以减少静脉回心血量。

三、静脉炎

（一）临床表现

（1）沿静脉走向出现条索状红线，局部组织发红、肿胀、灼热、疼痛，常伴有畏寒、发热等全身症状。

（2）发病后可因炎性渗出、充血水肿、管腔变窄而致静脉回流不畅，甚至阻塞。

（二）预防措施

（1）严格遵守无菌技术操作原则，严防输液微粒进入血管。穿刺部位严格消毒，保持针头无菌。

（2）正确选择输液工具；对需长期静脉输液者有计划地更换输液部位。避免同一部位反复穿刺。妥善固定防止针头摆动对静脉的损伤而诱发静脉炎。

（3）尽量避免下肢静脉输液，因其内有静脉窦可致血流缓慢而易产生血栓和炎症；如不可避免选择下肢静脉输液时，抬高下肢20°～30°，以加快血液回流。瘫痪肢体、手术肢体不宜行静脉输液。

（4）输入对血管壁刺激性强的药物时，尽量选用大血管；药物充分稀释并严格控制其输注的浓度和速度。

（5）严格掌握药物配伍禁忌，联合用药时每瓶药液中不宜超过2～3种药物。

（6）使用外周静脉留置针期间，加强对穿刺部位的理疗和护理，如输液时持续热敷穿刺肢体。静脉留置针留置时间在72小时以内。

（7）建议使用一次性精密输液器；连续输液者，每24小时更换1次输液器。

（三）处理措施

（1）停止患肢静脉输液并抬高患肢、制动。

（2）根据情况进行局部处理：①局部热敷；②50%硫酸镁溶液行湿热敷；③中药如意金黄散外敷；④云南白药外敷；⑤超短波理疗；⑥如合并全身感染，遵医嘱应用抗菌药物治疗。

四、空气栓塞

（一）临床表现

（1）患者突感异常胸闷不适，胸骨后疼痛，眩晕，血压下降，随即呼吸困难，严重发绀伴濒死感。

（2）听诊心前区有持续、响亮的"水泡声"样杂音，重者因严重缺氧而立即死亡。

（二）预防措施

（1）输液前仔细检查输液器的质量及连接是否紧密，有无松脱。

（2）穿刺前排尽输液管及针头内空气。

（3）输液过程中加强巡视并及时更换或添加药液，输液完成后及时拔针。

（4）加压输液时，专人守护。

（三）处理措施

（1）发生空气栓塞时，立即置患者于左侧卧位和头低足高位，以利于气体浮向右心室尖部，避免阻塞肺动脉入口；随着心脏的跳动，空气被混成泡沫，分次小量进入肺动脉内以免发生阻塞。

（2）立即给予高流量氧气吸入，提高患者的血氧浓度，纠正缺氧状态；同对严密观察患者病情变化，如有异常及时对症处理。

（3）有条件者可通过中心静脉导管抽出空气。

五、微粒污染

（一）临床表现

不溶性微粒的大小、形状、化学性质，以及堵塞人体血管的部位、血运阻断的程度和人体对微粒的反应等不同，患者的表现不同。

（1）大于毛细血管直径的微粒可直接阻塞毛细血管，引起局部供血不足，组织缺血、坏死。

（2）红细胞聚集在微粒上，形成血栓，可引起血管栓塞和静脉炎。

（3）微粒进入肺、脑、肾脏等部位的毛细血管内时，可引起巨噬细胞的增殖，形成肉芽肿，引起局部供血不足而影响其功能。

（4）微粒本身是抗原，可引起过敏反应和血小板减少。

（二）预防措施

（1）避免长期大量输液。

（2）配药室采用净化工作台；安瓿锯痕后以酒精擦拭颈段再折断，忌用击、敲的方式开安瓿。

（3）抽吸药液时针头置于安瓿中部，且安瓿不宜倒置；注射器不可反复多次使用；针头不可反复穿刺橡胶瓶塞。

（4）向输液瓶内加药时，将针管垂直静止片刻后注入；输液中尽量避免摆动液体瓶；以减少微粒进入体内。

（5）选择有终端滤器的输液器输液可有效截留输液微粒。

（6）为患者行静脉穿刺时，应用随车消毒液洗手。

（三）处理措施

（1）发生血栓栓塞时，抬高并制动患肢，禁止在患肢输液。

（2）局部热敷、超短波理疗；或采用热量设计功耗（thermal design power，TDP）灯照射，每天2次，每次30分钟。

（3）严重者手术清除血栓。

六、疼痛

（一）临床表现

（1）药液输入后，患者感觉静脉穿刺部位及周围剧烈疼痛，有时甚至因疼痛难忍而停止输液。

（2）若因药液外漏引起，穿刺部位皮肤可见明显肿胀。

（二）预防措施

（1）注意药液配制的浓度，输注对血管有刺激性的药液时，宜选用大血管进行穿刺，并减慢输液速度。

（2）输液过程中加强巡视，若发现液体外漏，局部皮肤肿胀，拔针后选择其他部位重新穿刺。

（三）处理措施

（1）局部热敷，以减轻疼痛。

（2）疼痛难忍时可遵医嘱采用小剂量利多卡因静脉注射。

（3）因液体外渗引起的局部肿胀，予局部热敷或硫酸镁湿敷。如外渗药液易引起局部组织坏死，使用相应拮抗药物局部封闭治疗。

七、败血症

（一）临床表现

输液过程中患者突然出现畏寒、寒战、高热、恶心、呕吐、腰痛、发绀、呼吸及心率增快；部分患者出现四肢厥冷、血压下降、神志改变等，而全身各组织器官又未发现明确的感染源。

（二）预防措施

（1）配制药液或营养液、维护输液导管时严格遵守无菌技术操作原则。

（2）采用密闭式一次性输液器具。

（3）认真检查输入液体质量；检查瓶身有无裂痕，瓶盖有无松动，瓶签是否清晰及是否过期等。

（4）输液过程中，经常巡视，观察患者情况及输液管道有无松脱等。

（5）不可经输液导管取血化验。

（6）输液器每 24 小时更换 1 次；经静脉留置针或 PICC 导管输液时，严格按照规范进行维护。

（三）处理措施

（1）发生败血症后，立即弃用原药液，重新建立静脉通道。

（2）遵医嘱予以抗菌药物治疗。

（3）合并休克者，另外建立一静脉通道给予低分子右旋糖酐扩容，输注血管活性药物维持血压。

（4）合并代谢酸中毒者，给予 5% 碳酸氢钠纠正酸中毒。

八、神经损伤

（一）临床表现

（1）穿刺时误刺神经、药液外漏损伤神经、夹板固定不当使神经受压等可使受损神经支配的相应肢体出现发冷、发麻、发热、无力、刺痛感等。

（2）重者根据损伤神经的部位，还可出现相应肢体、关节活动功能受限。

（二）预防措施

（1）输入对血管、神经刺激性强的药液时，先用等渗盐水行静脉穿刺，确定针头在血管内后再更换要输注的液体。

（2）输液过程中加强巡视，严密观察药液有无外漏。

（3）选择手背静脉输液时，应熟悉手部神经与血管的解剖结构与走向，进针深度应根据患者体型、胖瘦及血管显露情况而定，尽可能一次成功。长期输液患者应有计划地更换穿刺部位，保护好血管。

（4）使用夹板时，应注意松紧适宜。

（三）处理措施

（1）穿刺中出现剧痛或触电感时，应立即拔针更换穿刺部位，并观察患者肢体有无麻木、疼痛、活动障碍等。

（2）穿刺部位发生红肿、硬结后，严禁热敷，可用冷敷，每天 2 次。

（3）神经损伤后，患肢不宜过多活动，可用理疗、红外线超短波照射，每天 2 次，也可遵医嘱予以营养神经的药物如维生素 B_{12}、维生素 B_1 肌内注射。

九、静脉穿刺失败

（一）临床表现

（1）针头未刺入静脉，无回血，滴注药物有阻力；输液点滴不畅，甚至不滴。

（2）针头斜面滑出血管外或一半在血管外，药液注入皮下，局部疼痛及肿胀。

（二）预防措施

（1）同第十章静脉注射静脉穿刺失败的预防及处理措施。

（2）严格检查静脉留置针包装及质量，包装有破损或过期者不能使用。

（3）穿刺时动作要稳，进针要快、准，避免反复穿刺，妥善固定，防止穿刺过程中脱出。

（4）穿刺时观察有无回血，并体会针尖刺入血管时的"落空感"以判断是否进入血管；不要盲目进针或退针。

（5）见回血后平行缓慢顺血管的方向进针约 0.1～0.2cm，使外套管的尖端进入血管，再轻轻边退针芯边向血管内送入外套管，但不能将外套管全部送入；如遇阻力，不要强行向内推送，观察静脉走向及有无静脉瓣等，如确定外套管在血管内，即可固定。

（三）处理措施

同静脉注射的静脉穿刺失败的处理措施。

十、药液外渗性损伤

药液外渗性损伤的"临床表现""预防措施"及"处理措施"，参见第十章第七节静脉注射技术操作并发症的预防及处理。

十一、导管阻塞

（一）临床表现

静脉滴注不畅或不滴，有时可见导管内凝固的血块。

（二）预防措施

（1）穿刺前连接好输液装置，避免导管折叠。

（2）输液过程中加强巡视，防止因输液压力过小或输液管路弯曲、反折导致滴注不畅及血液回流时间过长而凝固在输液管内导致堵塞。

（3）如遇局部肌肉痉挛的患者，避免在此部位输液；全身抽搐发作的患者静脉输液时应及时控制抽搐。

（三）处理措施

导管或针头阻塞时，重新选择静脉进行穿刺。

十二、注射部位皮肤损伤

（一）临床表现

胶贴周围发红、小水疱；部分患者皮肤外观无异常改变，但在输液结束揭去胶带时可见表皮撕脱。

（二）预防措施

（1）使用一次性输液胶贴。

（2）水肿及皮肤敏感者，穿刺成功后，针尖处压一无菌棉球，再改用消毒后的弹力自黏性绷带固定，松紧以针头不左右移动为宜。

（3）输液结束揭去胶贴时，动作缓慢、轻柔，一手揭胶贴，一手按住与胶贴粘贴的皮肤慢慢分离，防止表皮撕脱。如揭除困难，用生理盐水浸湿后再揭。

（三）处理措施

（1）水疱小于5mm时，保留水疱，用生理盐水将皮肤清洗干净，无菌干纱布擦干后覆盖水胶体敷料，每3～4天更换敷料1次。

（2）水疱大于5mm时，络合碘消毒皮肤后用无菌针头抽出水疱内液体，用无菌干纱布擦干后覆盖水胶体敷料，每3～4天更换敷料1次。

（3）表皮撕脱时，用生理盐水清洗创面，并以水胶体敷料覆盖并封闭创面，每3～4天更换敷料1次。

（徐善玉）

第二节　头皮静脉输液法操作并发症的预防及处理

头皮静脉输液法常适应于小儿。小儿头皮静脉丰富且分支多、互相沟通交错成网状、表浅易见，穿刺后易于固定，且便于患儿的肢体活动。头皮静脉输液法可能发生的并发症包括误入动脉、发热反应、静脉穿刺失败等。

一、误入动脉

（一）临床表现

（1）穿刺时患儿尖叫，呈痛苦貌。

（2）推药时阻力大，且局部迅速可见呈树枝分布状苍白。

（3）滴注时液体滴入不畅或不滴，甚至血液回流至输液管内造成堵塞。

（二）预防措施

（1）加强基本知识学习，熟悉解剖位置，加强技术操练。

（2）尽量在患儿安静或熟睡的情况下穿刺。

（3）输液过程中加强巡视，密切观察患儿反应。

（三）处理措施

发现误入动脉，立即拔针另选血管重新穿刺。

二、发热反应

（一）临床表现

输液过程中或输液后，患儿出现面色苍白、发冷、发热和寒战，体温可达40～42℃，伴有呼吸加快、脉速、皮肤出现花纹。

（二）预防措施

（1）严格掌握患儿输液指征。

（2）注意患儿体质，早产儿、体弱儿、重度肺炎、痢疾等患儿，输液前应采取适当的保护、隔离措施。

（3）其余预防措施参见本章第一节中发热反应的预防措施。

（三）处理措施

参见本章第一节中发热反应的处理措施。

（徐善玉）

第三节　输液泵输液法操作并发症的预防及处理

输液泵输液法是一种通过微电脑控制机械推动液体经输液管路进入体内的方法。输液泵是一种电子机械装置，可精确控制输入液体的速度和单位时间内的总量，并能对输液过程中出现的异常情况通过报警提示，且能及时自动切断输液通路。其临床应用提高了用药的安全性和准确性，减少了临床医护人员的工作强度，提高了工作效率和质量。根据输液泵控制原理可分为蠕动控制型输液泵与针筒微量注射式注射泵。对需快速补液或需严格控制输液量的患者均可应用输液泵，其可能发生的并发症包括：泵管堵塞、药液滴入失控、漏液、触电损伤等。

一、导管阻塞

（一）临床表现

输液泵的各种报警未及时处理而致泵停止工作时间较长，血液回流堵塞导管。此时液体不滴或输注不畅，导管内可见凝固的血块。

（二）预防措施

（1）熟练掌握各种报警指示标识、报警原因及处理方法。

（2）输液过程中加强巡视，及时处理各种报警状态。

（3）告知患者及家属输液泵出现报警时应及时使用呼叫器通知医护人员。

（三）处理措施

（1）查找输液导管、输液泵、患者三方面原因，排除故障。

（2）导管或针头阻塞时，重新选择静脉进行穿刺。

二、药液滴入失控

（一）临床表现

药液滴入快于或慢于病情、药液所要求的速度。

（二）预防措施

（1）使用输液泵时先检查仪器的各功能状态，确保各功能良好后方可使用。

（2）告知患者不要随意触摸输液泵面板，以防改变输液速度。

（3）设置各参数后及时将面板锁定。

（4）输液过程中随时查看输液泵的工作状态，发现问题及时处理。

（三）处理措施

（1）检查输液泵或注射泵的功能是否完好，必要时予以及时更换输液泵。

（2）按要求重设输液速度。

（3）向患者及家属讲解控制输液速度的重要性，嘱其不宜擅自调节控制面板。

三、漏液

（一）临床表现

患者穿刺部位、管路连接处有液体漏出。

（二）预防措施

（1）适当调节输液泵的注入压力，防止压力过高而致管道连接处漏液或管道破裂。

（2）因输液泵无漏液报警提示，较长时间使用输液泵输液加之患者翻身或其他活动易使管道连接处脱落，故应经常检查管路。

（3）输液前应仔细检查各管路及连接部位是否紧密连接。

（三）处理措施

（1）发生漏液后应先查找原因。

（2）更换输液管路。

（徐善玉）

第四节　皮内注射技术操作并发症的预防及处理

皮内注射技术是将小量药液注入表皮与真皮之间的方法。主要用于药物过敏试验、预防注射、镇痛治疗及局部麻醉的先驱步骤。皮内注射可能发生的并发症包括注射部位疼痛、局部组织反应、注射失败、过敏性休克等。

皮内注射操作并发症的主要临床表现、预防及处理措施如下。

一、疼痛

（一）临床表现

（1）注射部位疼痛，呈刺痛，推注药物时加重，注射后逐渐减轻。

（2）有时伴全身疼痛反应，如肌肉收缩、呼吸加快、出汗、血压下降，严重者出现晕针、虚脱。

（二）预防措施

1. 向患者进行注射前告知和心理护理　向患者说明注射的目的、可能出现的并发症及注意事项，消除紧张心理，取得患者的配合。

2. 尽可能避免产生疼痛的因素　如下所述。

（1）避免使用对组织刺激性较强的药物。

（2）一般选用无菌生理盐水作为溶媒。

（3）准确配制药液，避免药液浓度过高刺激机体而产生疼痛。

（4）选用大小型号适宜的注射器和针头。

（5）注射在皮肤消毒剂干燥后进行。

（6）提高注射技巧，实施无痛注射。

（三）处理措施

（1）评估疼痛：如与注射进针的角度、手法等有关，及时调整手法、角度等。

（2）疼痛轻者：嘱患者全身放松、深呼吸，帮助患者分散注意力，减轻疼痛。

（3）疼痛剧烈者：立即报告医生，予以对症处理。发生晕针或虚脱者，按晕针或虚脱处理。

二、局部组织反应

（一）临床表现

注射部位红肿、疼痛、瘙痒、水疱、溃烂、破损及色素沉着。

（二）预防措施

交代患者，注射后不可随意搔抓或揉按局部皮丘，如有异常不适，随时告知医护人员。

（三）处理措施

（1）局部皮肤瘙痒者，交代患者勿抓、挠，用0.5%聚维酮碘（碘伏）溶液外涂。

（2）局部皮肤出现水疱者，先用1%聚维酮碘溶液消毒，再用无菌注射器将水疱内液体抽出。

（3）注射部位发生溃烂、破损，则按外科换药处理。

（4）发生其他局部组织反应者，进行对症处理，预防感染。

三、注射失败

（一）临床表现

无皮丘或皮丘过大、过小，药液外漏，断针，注射针眼出血，或皮肤上产生两个针眼。

（二）预防措施

（1）评估患者的合作程度：对不合作者，肢体要充分约束和固定，以免发生断针、注射失败等。

（2）充分暴露注射部位：穿衣过多或袖口狭窄者，可在注射前协助患者将选择注射的一侧上肢衣袖脱出；婴幼儿可选用前额皮肤上进行皮内注射。

（3）评估和选择合适的注射部位：避免在硬结、瘢痕、血管丰富、神经末梢多的部位注射。

（三）处理措施

（1）无皮丘，皮丘过大、过小，药液外漏，注射部位两个针眼，可重新进行注射。

（2）注射针眼出血，用无菌干棉签轻拭血迹，切不可用力压迫。

四、虚脱

（一）临床表现

头晕、面色苍白、心悸、出汗、乏力、眼花、耳鸣、心率加快、脉搏细弱、血压下降，严重者意识丧失。多见于体质衰弱、饥饿和情绪高度紧张的患者。

（二）预防措施

询问患者饮食情况，避免在饥饿状态下进行治疗。对以往有晕针史、体质衰弱、饥饿、情绪紧张的患者，注射时宜采用卧位。

（三）处理措施

（1）一旦发现患者出现虚脱临床表现，及时停止注射，立即判断，区别是药物过敏还是虚脱。如果是药物过敏，按过敏处理。

（2）确认患者发生虚脱，将患者取平卧位、保暖，一般休息片刻后缓解，恢复正常。如与饥饿有关，清醒后给予口服糖水等。如休息片刻后未缓解，则给予吸氧，必要时静脉注射50%葡萄糖注射液等措施，症状可逐渐缓解。

（3）安抚患者和家属，保持情绪镇定，减轻恐惧心理。

五、过敏反应

（一）临床表现

（1）胸闷、气促、哮喘与呼吸困难，与喉头水肿、支气管痉挛、肺水肿有关。

（2）面色苍白、出冷汗、口唇发绀、脉搏细弱、血压下降，因周围血管扩张而导致有效循环血量不足引起。

（3）意识丧失、抽搐、大小便失禁等表现，因脑组织缺氧导致。

（4）其他过敏反应表现有荨麻疹、恶心、呕吐、腹痛及腹泻等。

（二）预防措施

（1）注射前充分了解拟注射药物的性质、作用及可能的副作用。

（2）详细询问患者药物过敏史，避免使用过去引发过敏反应的药物，尤其是有青霉素、链霉素等过敏史者，禁止做青霉素或链霉素过敏试验。有其他药物过敏史或变态反应疾病史者应慎用。进行过敏试验时，应携带盛有肾上腺素、砂轮等的急救盒。

（3）注射过程中随时观察患者病情变化；皮试期间，嘱患者不可随意离开；注意观察患者有无异常不适反应，正确判断皮试结果；若过敏试验结果为阳性，则不可使用该药（破伤风抗毒素除外，可采用脱敏注射）。

（三）处理措施

（1）一旦确认患者发生过敏性休克，立即停药，将患者平卧，就地抢救。同时报告医生。

（2）立即皮下或肌内注射0.1%肾上腺素0.5～1mg，小儿酌减。症状不缓解，遵医嘱隔20～30分钟再皮下或静脉注射肾上腺素0.5mg，直至脱离危险期。

（3）建立静脉输液通道。保暖，防止寒冷加重致循环衰竭。

（4）吸氧，改善缺氧状况；呼吸受抑制时，遵医嘱注射尼可刹米（可拉明）、洛贝林；呼吸停止，行人工呼吸；有条件者可插入气管导管，借助人工呼吸机辅助通气；喉头水肿引起窒息时，应尽快施行气管切开。

（5）遵医嘱静脉注射地塞米松5～10mg或氢化可的松琥珀酸钠200～400mg加入5%～10%葡萄糖溶液500mL内静脉滴注；应用抗组胺类药物，如肌内注射盐酸异丙嗪25～50mg或苯海拉明40mg。

（6）遵医嘱静脉滴注10%葡萄糖溶液或平衡溶液扩充血容量。如血压仍不回升，可按医嘱加入多巴胺或去甲肾上腺素静脉滴注。如为链霉素引起的过敏性休克，可同时使用钙剂，如10%葡萄糖酸钙或稀释5%氯化钙溶液静脉注射。

（7）若心搏骤停，应立即给予心肺复苏术。

（8）密切观察病情，记录患者呼吸、脉搏、血压、神志和尿量变化。

（9）不断评估治疗与护理的效果，为进一步处置提供依据。

六、疾病传播

（一）临床表现

传播不同的疾病出现相应的症状。如细菌污染反应，患者出现畏寒、发热等症状；又如乙型肝炎，患者出现厌油、上腹饱胀不适、精神不振、乏力等症状。

（二）预防措施

严格遵循无菌技术操作原则及消毒隔离要求。

（1）严格执行一人一针一管，不可共用注射器、注射液和针头。

（2）使用活疫苗时，防止污染环境。用过的注射器、针头及用剩的疫苗均采取焚烧处理。

（3）操作者为一个患者完成注射后，需进行手消毒后方可为下一个患者进行注射治疗。

（三）处理措施

对已出现疾病传播者，报告医生，对症治疗。

（徐善玉）

第五节　皮下注射技术操作并发症的预防及处理

皮下注射技术是将少量药液注入皮下组织的方法。适用于不宜口服给药、要求较口服给药作用快或较静脉注射吸收慢的情况。如胰岛素注射、局部麻醉、术前给药、预防接种。皮下注射可发生疼痛、出血、局部组织反应、硬结形成、低血糖反应、虚脱等并发症。由于疼痛、局部组织反应、虚脱的临床表现、预防及处理措施与皮内注射的同类并发症基本相同，在此不重复叙述，请参考本章第一节。

一、出血

（一）临床表现

（1）拔针后少量血液自注射部位针口流出。

（2）对于迟发性出血者，可见注射部位皮下血肿、肿胀、疼痛、皮肤瘀血。

（二）预防措施

（1）注射前，评估患者凝血状况，做好注射后按压准备；正确选择注射部位，避免刺伤血管。

（2）注射时，如针头刺破血管，立即拔针，按压注射部位。更换注射部位重新注射。

（3）注射完毕后，做好局部按压。按压部位要准确、时间要充分，尤其对凝血机制障碍者，适当延长按压时间。

（三）处理措施

（1）拔针后，注射部位少量出血者，再次延长按压时间。

（2）皮下血肿者，可根据血肿的大小采取相应的处理措施。皮下小血肿早期采用冷敷促进血液凝固；48小时后应用热敷，促进瘀血的吸收和消散；血肿较大者，早期可采取消毒后无菌注射器穿刺抽出血液，加压包扎；血液凝固后，可行手术切开清除血凝块。

二、硬结形成

（一）临床表现

（1）轻者：局部稍隆起，皮下可扪及硬结。

（2）重者：皮下可扪及硬性肿块，因皮下纤维组织变性、增生、脂肪萎缩引起，更严重者，可出现肿块部位坏死。

（二）预防措施

（1）注射前，仔细评估注射部位，避免皮肤硬结、瘢痕、炎症、皮肤破损处注射。

（2）选择注射点要分散，轮流使用，避免在同一处多次反复注射。

（3）严格执行无菌技术原则，做好皮肤消毒，严格执行一人一针一管，不可共用注射器、注射液和针头，防止注射部位感染。

（4）熟练掌握注射技术：注射时，针头斜面向上与皮肤呈30°～40°角快速刺入皮下，深度为针梗的1/2～2/3。

（5）注射药量以少于2mL为宜。推药时，速度缓慢，用力均匀，以减少对局部的刺激。

（三）处理措施

（1）对有硬结形成倾向者，注射后可给予局部热敷或按摩，以促进局部血液循环，加速药物吸收，防止硬结形成（胰岛素注射除外）。

（2）对已形成硬结者，可给予局部热敷，如50%硫酸镁溶液湿热敷。

三、低血糖反应

（一）临床表现

突然出现饥饿感、头晕、心悸、出冷汗、软弱无力、心率加快，重者虚脱、昏迷、甚至死亡。

（二）预防措施

（1）注射前，做好患者进餐及餐饮准备的评估，避免因进食不及时致低血糖反应。尤其对于糖尿病患者，做好胰岛素注射有关知识指导。

（2）严格遵守给药时间、剂量、方法。

（3）根据患者注射部位的局部组织状况，正确把握进针深度，避免误入肌肉组织。对于体质消瘦、局部皮下脂肪少的患者，应捏起注射部位皮肤并减少进针角度注射。

（4）避免注入皮下血管：推药前要回抽，无回血方可推注。

（5）注射后勿剧烈运动、按摩、热敷、日光浴、洗热水澡等。

（6）注射胰岛素后，密切观察患者情况。

（三）处理措施

（1）如发生低血糖症状，立即监测血糖，同时口服糖水、馒头等易吸收的糖类。

（2）严重者，报告医生，遵医嘱静脉注射50%葡萄糖40~60mL。

（3）症状仍不改善者，积极进行抢救。

四、针头弯曲或针体折断

（一）临床表现

（1）患者感觉注射部位疼痛。

（2）若针体折断，部分针体遗留于注射部位，患者出现情绪紧张、恐惧。

（二）预防措施

（1）注射前，仔细评估注射部位，避免皮肤硬结、瘢痕。

（2）选择型号合适、质量可靠的针头，严格执行针头一次性使用。

（3）协助患者取舒适体位。

（4）熟练掌握皮下注射技术，避免用力过度、进针过深、进针方向不妥等。

（三）处理措施

1. 若出现针头弯曲　处理措施如下。

（1）终止使用弯针继续注射。

（2）分析引起针头弯曲的原因，采取避免再次发生的措施。

（3）更换针头，重新注射。

2. 若发生断针　处理措施如下。

（1）医护人员保持镇静，安抚患者，避免紧张。

（2）立即用一手捏紧局部肌肉，嘱患者放松，保持原体位，勿移动肢体或做肌肉收缩动作，以免残留的针体随肌肉收缩而移动。

（3）迅速用止血钳将断针拔出。

（4）若针体已完全没入体内，需在X线定位后通过手术将残留针体取出。

（徐善玉）

第六节　肌内注射技术操作并发症的预防及处理

肌内注射技术是将少量药液注入肌肉组织内的方法。主要用于由于药物或病情因素不宜口服给药者；要求药物在短时间内发生疗效而又不适于或不必采用静脉注射者；药物刺激性较强或药量较大，不适于皮下注射者。肌内注射可发生的并发症有疼痛、神经性损伤、局部或全身感染、疾病传播、硬结形成、针头堵塞及过敏性休克等，有关过敏性休克、虚脱、疾病传播、硬结形成、针头弯曲或断针等并发症与皮内注射、皮下注射的同类并发症基本相同，其临床表现、预防和处理措施请参考本章第一、二节。

一、疼痛

（一）临床表现

注射局部疼痛、酸胀、肢体无力、麻木。可引起下肢及坐骨神经疼痛，严重者可引起足下垂或跛行，甚至可出现下肢瘫痪。

（二）预防措施

（1）注射前，评估和选择好注射部位，避开神经、血管丰富之处。

（2）尽可能避免产生疼痛的因素

1）避免使用对组织刺激性强的药物。

2）一般选用无菌生理盐水作为溶媒。

3）选用大小型号适宜的注射器和针头。

4）一次注射量以 2mL 为宜，最多不超过 5mL。

5）熟练掌握无痛注射技术，做到"两快一慢"。

（三）处理措施

（1）注射过程中，评估疼痛：如与注射技术有关，及时改进注射技术，减轻注射时疼痛。

（2）疼痛轻者：嘱患者全身放松、深呼吸，帮助患者分散注意力，减轻疼痛。

（3）疼痛严重者：注射后，给予湿热敷、局部按摩，缓解疼痛。

二、神经性损伤

（一）临床表现

（1）注射过程中，出现神经支配区麻木、放射痛。

（2）注射后，除局部麻木外，可出现肢体功能部分或完全受损，下肢受累可发生下肢活动受限或跌倒，上肢受累可出现局部红肿、疼痛，肘关节活动受限，手部有运动和感觉障碍。

（二）预防措施

（1）注射前，评估和选择好注射部位，避开神经、血管丰富之处。

（2）避免注射刺激性强的药物，尽量选用刺激性小、等渗、pH 接近中性的药物。

（3）熟练掌握注射技术，杜绝进针部位、深度、方向等不当的现象。

（三）处理措施

（1）注射过程中，及时评估患者的反应，若发现神经支配区麻木或放射痛，应考虑注入神经内的可能性，须立即改变进针方向或停止注射。

（2）对可能有神经损伤者，早期行理疗、热敷，促进炎症消退和药物吸收，同时可使用神经营养药物治疗，促进神经功能的恢复。

（3）对理疗、热敷一段时间无改善，中度以上完全性神经损伤，则采用外科治疗，如手术探查，进行神经松解术。

三、局部或全身感染

（一）临床表现

（1）在注射后数小时局部感染，局部出现红、肿、热和疼痛。

（2）若感染扩散，导致全身菌血症、脓毒血症，患者出现高热、畏寒、谵妄等。

（二）预防措施

预防措施与皮下注射相同。

（三）处理措施

若有全身感染的可能，进行血培养及药物敏感试验，而后选用敏感抗菌药物抗感染。

四、针口渗液

（一）临床表现

推注药液阻力大，注射时有液体自针眼流出，拔针后液体流出更明显。

（二）预防措施

（1）注射前，选择合适注射部位，避开硬结、瘢痕、皮损等部位。多次注射者，每次轮换部位，避免同一部位反复注射。

（2）一次注射量接近5mL时，可采用"Z"字形途径注射法预防药物渗漏至皮下组织或表皮，以减轻疼痛及组织受损。

（三）处理措施

（1）注射后立即用无菌干棉签轻压注射部位数秒，至不渗为止。

（2）对于有硬结的注射部位，注射前后适当给予热敷，加速局部血液循环，促进药液吸收。

五、针头堵塞

（一）临床表现

推药阻力大，无法将注射器内的药液推入体内。

（二）预防措施

（1）根据药液的性质选用粗细合适的针头和肌肉丰富的注射部位。

（2）对于需要混合的注射药物，注射前充分混合药液、检查针头是否通。

（3）注射有可能发生针头堵塞的药物，注射时保持一定的速度，避免停顿导致药液沉积在针头内。

（三）处理措施

注射过程中，发现推药阻力大或无法将药液注入体内，应拔针，更换针头另选部位进行注射。

（樊秀丽）

第七节　静脉注射技术操作并发症的预防及处理

静脉注射技术是指用无菌注射器将一定量的无菌药液注入静脉的方法。因药物可直接进入血液而达到全身，所以是作用最快的给药方法。静脉注射法适用于：药物不宜口服、皮下或肌内注射，需迅速发生药效时；药物浓度高、刺激性大、量多而不宜采取其他注射方法；药物注入静脉进行诊断试验检查；输液和输血；静脉营养治疗。静脉注射可能出现的并发症有：静脉穿刺失败、药液外渗性损伤、血肿、过敏性休克、静脉炎等。其中，药物过敏性休克并发症的预防及处理措施参考本章第四节。

一、静脉穿刺失败

（一）临床表现

（1）针头未进入静脉，无回血，推注药物时有阻力，局部疼痛、肿胀。

（2）针头斜面一半在血管内、一半在血管外，有回血，推注药物时有阻力，局部疼痛、肿胀。

（3）针头穿破血管且针头在血管外，无回血，推注药物有或无阻力，局部疼痛、肿胀。

（二）预防措施

1. 做好注射前评估　具体如下。

（1）选择暴露好、较直、弹性好、清晰的浅表静脉进行静脉注射。

（2）适用型号合适、质量可靠的针头。

（3）评估患者的合作程度，取得患者良好的配合。

2. 熟练掌握静脉注射技术，提高穿刺成功率　具体如下。

（1）穿刺时，当感觉针头进入血管不见回血时，可试抽回血，以防进针过度刺穿血管壁。

（2）对于静脉硬化、弹性差者，穿刺时应压迫静脉上下端，固定后于静脉上方成 30°斜角直接进针，回抽见回血后，轻轻松开止血带，避免弹力过大针头脱出造成失败。

（3）对于四肢末梢循环不良者，注射前可行局部热敷、饮热饮料等保暖措施，促进血管扩张。

（4）对于水肿患者，应先行局部顺血管方向轻柔推压，使血管暴露后穿刺。

（5）对于肥胖患者，应用手摸清血管方向或按解剖方位，沿血管方向穿刺。

（6）对血液呈高凝状态或血液黏稠的患者，可以连接有肝素盐水的注射器，试穿刺时注射器应保持负压，一旦刺入血管即可有回血，因针头内充满肝素，不易凝血。

（7）对于小儿，行头皮静脉穿刺时，选择较小的针头，采取二次进针法，见回血后不松止血带，推药少许，使静脉充盈，再稍进 0.5cm 后松止血带，妥善固定。

（三）处理措施

（1）评估穿刺失败为针头未进入静脉，无回血时，可针头稍退出但不退出皮肤，调整进针角度和方向，穿刺入血管，见回血，无肿胀，则穿刺成功。

（2）评估穿刺失败为针头斜面一半在血管内、一半在管腔外，或者穿破血管，针头在血管外时，立即拔针，局部按压止血。重新选择合适血管穿刺。

二、药液外渗性损伤

（一）临床表现

注射部位出现局部肿胀、疼痛，皮肤温度低。

（二）预防措施

（1）选择合适的血管，避免注射药物外渗。

（2）熟练掌握静脉注射技术，避免因穿刺失败而造成药液外渗。

（三）处理措施

（1）注射时，注意观察有无药液外渗：如发生药液外渗，立即终止注射。拔针后局部按压。另选血管重新穿刺。

（2）因外渗造成局部疼痛、肿胀者，应根据注射药液的性质不同分别进行处理

1）血管收缩药（如去甲肾上腺素、多巴胺、间羟胺）外渗：可采用肾上腺素拮抗剂酚妥拉明 5 ~ 10mg 溶于 20mL 生理盐水中作局部浸润，以扩张血管；同时给 3% 醋酸铅局部湿热敷。

2）高渗药液（20% 甘露醇、50% 葡萄糖）外渗：可用 0.25% 普鲁卡因 5 ~ 20mL 溶解透明质酸酶 50 ~ 250U，注射于渗液局部周围，因透明质酸酶有促进药物扩散、稀释和吸收作用。

3）对于抗肿瘤药物外渗：应尽早抬高患肢，局部冰敷，使血管收缩并减少药物吸收。

4）阳离子（氯化钙、葡萄糖酸钙）溶液外渗：可用 0.25% 普鲁卡因 5～10mL 作局部浸润注射，可减少药物刺激，减轻疼痛。同时用 3% 醋酸铅和 50% 硫酸镁溶液交替局部湿热敷。

5）药物外渗超过 24 小时未恢复，局部皮肤由苍白转为暗红，禁止热敷。

（3）如上述处理无效，组织发生坏死，则由外科处理，预防感染。

三、血肿

（一）临床表现

皮下肿胀、疼痛。2～3 天后皮肤变青紫。1～2 周后血肿开始吸收。

（二）预防措施

（1）注射前评估患者有无凝血功能障碍。

（2）选择合适的血管，避免注射药物外渗。

（3）熟练掌握静脉注射技术，避免因穿刺失败而造成药液外渗。

（4）拔针后，注意用无菌棉签或纱布按压注射部位 3～5 分钟。对新生儿、血液病、有出血倾向者，适当延长按压时间，以不出现青紫为宜。

（三）处理措施

（1）血肿早期（24 小时内），予以冷敷，以减少出血。

（2）抬高患肢。

（3）24 小时后局部给予 50% 硫酸镁溶液湿热敷，每天 2 次，每次 30 分钟，以加速血肿的吸收。

（4）若血肿过大难以吸收，可常规消毒后，用注射器抽吸不凝血液或切开清除血块，防止感染。

四、静脉炎

（一）临床表现

沿静脉走向出现条索状红线，局部组织发红、肿胀、灼热、疼痛，全身畏寒、发热。

（二）预防措施

（1）选择合适的血管，避免采用同一血管反复注射。

（2）掌握药物的性能，尽可能减少药物对血管的不良刺激，如稀释成合适的浓度后注射、缓慢注射、注射刺激性强的药物前后用生理盐水或 5% 葡萄糖溶液快速输注，冲洗静脉等。

（3）输注化疗药物过程中，常规给予硫酸镁沿血管方向湿敷，持续时间 7～8 小时。湿敷应距穿刺处上方 2～3cm，每 4 小时更换 1 次，预防静脉炎。

（4）熟练掌握静脉注射技术，严格无菌技术原则，避免外渗、感染等。

（三）处理措施

（1）一旦发生静脉炎，停止在患肢静脉输液并将患肢抬高、制动。

（2）根据情况行局部湿热毛巾或药物热敷，如 50% 硫酸镁溶液行湿热敷、中药如意黄金散外敷等。

（3）使用微波治疗仪，局部外涂复方七叶皂苷凝胶（利百素）、多磺酸黏多糖乳膏（喜辽妥）等软膏防治静脉炎。

（4）如合并全身感染，遵医嘱应用抗菌药物治疗。

（樊秀丽）

第三章

灌肠和导尿技术

第一节　灌肠技术

肠道是人体参与排便活动的重要器官，主要起到消化、吸收、排出代谢产物的作用。当肠道发生功能或形态改变时，会导致一系列病理变化，出现相应的临床症状，包括腹胀、腹泻、便秘等。灌肠技术（enema）是将一定量的溶液，由肛门经直肠灌入结肠，以帮助患者清洁肠道、排便、排气或由肠腔供给药物，达到确定诊断和治疗目的的方法。根据灌肠目的的不同，可分为不保留灌肠（non-retention enema）和保留灌肠（retention enema），其中，不保留灌肠又可分为大量不保留灌肠、小量不保留灌肠和清洁灌肠。此外，还有简易的肠道清洁技术，包括口服高渗溶液，如口服硫酸镁法、口服甘露醇法等，以及患者可以自行进行的简易通便术，如肥皂栓法、开塞露法等。随着科技的发展，目前临床上广泛应用先进的仪器进行肠道灌洗，如大肠水疗仪、结肠灌洗机等，同样也能达到肠道清洁和治疗的目的。

一、不保留灌肠

（一）大量不保留灌肠

1. 目的

（1）刺激肠蠕动，软化和清除粪便，驱除肠内积气，减轻腹胀。

（2）清洁肠道，为手术、检查或分娩做准备。

（3）稀释和清除肠道内的有害物质，减轻中毒。

（4）灌入低温液体，为高热患者降温。

2. 用物

（1）治疗盘内备灌肠筒1套、肛管24～26号，血管钳或调节夹、弯盘、棉签、润滑剂。

（2）卫生纸、橡胶单及治疗巾、水温计、量杯。

（3）输液架、便器及便器巾、屏风。

3. 常用溶液

（1）0.1%～0.2%肥皂液、生理盐水。

（2）液量：成年人500～1 000mL，小儿200～500mL，1岁以下小儿50～100mL。

（3）温度：39～41℃；降温用28～32℃；中暑降温4℃。

4. 操作方法

（1）备齐用物，携至患者床旁，核对患者并解释，以取得合作。嘱患者排尿，关闭门窗，用屏风遮挡。

（2）助患者脱裤至腿部，取左侧卧位，两腿屈膝，臀部移至床沿。垫橡胶单及治疗巾于臀下，盖好盖被仅露出臀部。左侧卧位有利于液体借助重力作用从直肠流至结肠。肛门括约肌失去控制者，可取仰卧位，臀下垫便器。

（3）挂灌肠筒于输液架上，筒内液面距肛门 40～60cm，弯盘置于臀边。肛管前端涂润滑剂，并与灌肠筒连接。排出肛管内空气，用血管钳夹紧橡胶管。分开臀部露出肛门，嘱患者作排便动作或张口深慢呼吸，同时将肛管轻轻插入直肠内 7～10cm，小儿插入 4～7cm，固定肛管，松开血管钳，使溶液缓缓流入。

（4）观察筒内液面下降和患者的反应，若溶液流入受阻，可前后旋转移动肛管或挤捏肛管。患者如有便意，可将灌肠筒放低，减慢流速，并嘱其做深呼吸，以降低腹压，或夹闭肛管，暂停灌肠 30 秒钟，再缓慢进行。

（5）待溶液将要流完时，夹紧橡胶管，用卫生纸包裹肛管轻轻拔出放入弯盘。擦净肛门，助患者穿裤平卧，并尽可能保留 5～10 分钟，以利粪便软化。

（6）不能下床的患者，给予便器，将卫生纸及呼叫器放于易取处。排便后及时取出便器。

（7）整理床单，开窗通气，整理用物。

（8）观察粪便性状，并做记录，必要时留取标本送检。记录于当天体温单的排便栏内。灌肠的缩写符号为 E，0/E 表示灌肠后无排便，1/E 表示灌肠后排便 1 次，1 1/E 表示自行排便 1 次，灌肠后排便 1 次。

5. 注意事项

（1）灌肠溶液的温度、浓度、液量、流速（压力）要适宜，插管动作应轻而稳，有肛门疾病者应小心，以免损伤黏膜。

（2）妊娠、急腹症、消化道出血、严重心血管疾病患者禁忌灌肠。

（3）肝性脑病患者禁用肥皂液灌肠，以减少氨的产生和吸收。充血性心力衰竭和水、钠潴留患者禁用生理盐水灌肠。

（4）伤寒患者灌肠时筒内液面不得高于肛门 30cm，灌入液体量不得超过 500mL。

（5）注意保护患者隐私。操作中随时观察病情，发现患者有脉速、面色苍白、出冷汗或剧烈腹痛、心慌、气急等症状，应立即停止，并及时与医生取得联系，给予处理。

（6）指导患者养成良好的排便习惯，多食蔬菜、水果，多饮水和加强运动。

（7）若为降温灌肠，应保留 30 分钟后排便，排便 30 分钟后测温并记录。

（二）小量不保留灌肠

1. 目的

（1）软化粪便，解除便秘。

（2）排除肠道内的气体，减轻腹胀。

2. 用物

（1）治疗盘内备注洗器或小容量灌肠筒、肛管 20～22 号，止血钳，润滑剂，棉签，温开水 5～10mL。遵医嘱准备灌肠液。

（2）弯盘、卫生纸、橡胶单、治疗巾。

（3）输液架、便器及便器巾、屏风。

3. 常用溶液

（1）"1、2、3"溶液：50% 硫酸镁 30mL，甘油 60mL，温开水 90mL。

（2）甘油或液状石蜡加等量温开水。

（3）温度：38℃。

4. 操作方法

（1）备齐用物携至患者床旁，核对患者并解释。

（2）协助患者取左侧卧位，双膝屈曲，退裤至膝部，臀部移至床沿，置橡胶单及治疗巾于患者臀下。

（3）将弯盘置于患者臀边，用注洗器抽吸药液或用小容量灌肠筒代替注洗器，连接肛管，润滑肛管前端，排气夹管。

（4）用卫生纸分开患者肛门，显露肛门口，嘱患者做排便动作或深呼吸，将肛管轻轻插入直肠 7～10cm。

（5）固定肛管，松开血管钳缓缓注入溶液。注毕后夹管，取下注洗器后再吸取溶液，松夹后再行灌注，如此反复直至溶液注完。若使用小容量灌肠筒，则筒内液面距肛门30cm，使液体缓缓流入。

（6）注入温开水 5～10mL，抬高肛管尾端，使管内溶液全部灌入，夹管或反折肛管，用卫生纸包裹肛管，轻轻拔出，擦净肛门。

（7）助患者平卧，嘱其尽量保留溶液 10～20 分钟再排便。

（8）余同大量不保留灌肠。

（三）清洁灌肠

1. 目的

（1）彻底清除肠腔内粪便，为直肠、结肠检查和手术做肠道准备。

（2）协助排除体内毒素。

2. 用物　同大量不保留灌肠。

3. 常用溶液　0.1%～0.2%肥皂液、生理盐水。

4. 操作方法　反复多次使用大量不保留灌肠，首次用肥皂水，以后用生理盐水，直至排出液澄清无粪质为止。每次灌入的溶液量为500mL，灌肠时压力要低，液面距离肛门高度不超过40cm。

二、保留灌肠

（一）目的

向直肠内或结肠内灌入药物，通过肠黏膜的吸收达到治疗的目的。常用于镇静、催眠、治疗肠道感染。

（二）用物

同小量不保留灌肠。选用较细肛管，肛管为20号以下或用导尿管代替。

（三）常用溶液

1. 镇静催眠　10%水合氯醛等。

2. 肠道抗感染　2%小檗碱（黄连素）液、0.5%～1%新霉素液、5%大蒜浸液或其他抗生素溶液。

3. 灌肠溶液量　不超过200mL。

4. 温度　38℃。

（四）操作方法

（1）备齐用物携至患者床旁，核对患者并解释。

（2）嘱患者先排便排尿，以利药液吸收。

（3）协助患者垫高臀部 10～15cm，使药液易于保留。

（4）根据病情决定卧位：慢性细菌性痢疾病变部位多在直肠及乙状结肠，取左侧卧位；阿米巴痢疾病变多在回盲部，取右侧卧位。

（5）嘱患者深呼吸，轻轻插入肛管 15～20cm，筒内液面距肛门30cm，按小量不保留灌肠操作方法将药液注入。

（6）药液注入完毕，拔出肛管，用卫生纸在肛门处轻轻按揉片刻，嘱患者卧床休息，保留灌肠溶液在 1 小时以上。

（7）整理床单位，清理用物，观察患者反应，并做好记录。

（五）注意事项

（1）肠道抗感染以晚上睡眠前灌肠为宜，此时活动减少，药液易于保留吸收，达到治疗目的。

（2）排便后休息 30～60 分钟，再行灌肠。

（3）为保留药液，减少刺激，应做到肛管细、插入深、注入药液速度慢、量少，液面距肛门不超过 30cm。

（4）肛门、直肠、结肠等手术后的患者或排便失禁的患者均不宜做保留灌肠。

三、简易肠道清洁技术

（一）口服高渗溶液

1. 目的　利用高渗溶液在肠道内形成高渗环境，使肠道内水分大量增加，从而软化粪便，刺激肠蠕动，加速排便，清洁肠道。适用于直肠、结肠检查和手术前肠道准备。

2. 常用溶液　甘露醇、硫酸镁。

3. 方法

（1）甘露醇法：患者术前 3 日进半流质饮食，术前 1 日进流质饮食，术前 1 日下午 2：00 ~ 4：00 口服甘露醇溶液 1 500mL（20% 甘露醇 500mL + 5% 葡萄糖溶液 1 000mL 混匀）。一般服用 15 ~ 20 分钟，即反复自行排便。

（2）硫酸镁法：患者术前 3 日进半流质饮食，每晚口服 50% 硫酸镁 10 ~ 30mL。术前 1 日进食流质饮食，术前 1 日下午 2：00 ~ 4：00 口服 25% 硫酸镁 200mL（50% 硫酸镁 100mL + 5% 葡萄糖盐水 100mL），然后再口服温开水 1 000 ~ 1 500mL。一般口服 15 ~ 30 分钟，即可反复自行排便，2 ~ 3 小时可排便 2 ~ 5 次。

4. 注意事项

（1）密切观察患者的一般情况及反应。

（2）注意排便的次数及粪便的性状，确定是否达到清洁肠道的目的，并及时记录。

（二）简易通便法

1. 目的　采用通便剂协助患者排便，是一种简便、经济、有效的方法，经过指导患者也可自行完成，适用于老年、体弱久病的便秘者。

2. 常用通便剂　通便剂为高渗液和润滑剂制成，具有吸出水分，软化粪便和润滑肠壁、刺激肠蠕动的作用。常用的通便剂有：开塞露、甘油栓、肥皂栓。

3. 方法

（1）开塞露法：开塞露由甘油或山梨醇制成，装于塑料胶壳内。使用时协助患者取左侧卧位，将开塞露顶端剪去，先挤出少量溶液润滑肛门口，嘱患者深呼吸，放松肛门括约肌，将开塞露的前端轻轻插入肛门后再将药液挤入直肠内，成年人用量 20mL，小儿 10mL。嘱患者平卧，保留 5 ~ 10 分钟排便。

（2）甘油栓法：甘油栓是由甘油和明胶制成的栓剂。使用时手垫纱布或戴手套，嘱患者深呼吸，捏住甘油栓底部轻轻插入肛门至直肠，用示指推入 6 ~ 7cm，并用纱布抵住，轻轻按揉，保留 5 ~ 10 分钟后排便。

（3）肥皂栓法：将普通肥皂削成圆锥形（底部直径 1cm，长 3 ~ 4cm），使用时手垫纱布或戴手套，嘱患者深呼吸，将肥皂栓蘸热水后轻轻插入肛门至直肠，用示指推入 6 ~ 7cm，并用纱布抵住，轻轻按揉，保留 5 ~ 10 分钟排便。注意：肛门黏膜溃疡、肛裂及肛门有剧烈疼痛的患者禁用。

（三）人工取便术

1. 目的　用手指插入直肠，破碎并取出嵌顿粪便的方法，常用于粪便嵌塞的患者采用灌肠等通便术无效时，以解除其痛苦。

2. 方法　患者取左侧卧位，双腿屈曲，臀下垫尿垫。操作者戴清洁手套，倒 1 ~ 2mL 的 2% 利多卡因于右手示指端，插入肛门停留 5 分钟。右手示指指套涂润滑油，嘱患者张口呼吸，轻轻插入肛门，沿直肠壁进入直肠。手指轻轻摩擦，碾松粪块，放入便器，反复进行。取便过程中观察患者反应，如发现患者有面色苍白、出汗、疲惫等表现，暂停取便，休息片刻。取便完毕，清洗且擦干肛门及臀部，若患者病情允许还可行热水坐浴，以促进排便。

四、灌肠技术的研究进展

由于传统的灌肠方法存在肠道清洁不彻底、患者难以耐受等缺点，随着科技的进步，灌肠技术得到长足发展，出现了新的灌肠技术及方法，如结肠灌洗技术，并在临床上得到广泛的应用。

结肠灌洗技术是利用专门的灌洗仪器，如使用结肠灌洗机，从肛门插入一细小软管至直肠，然后注入无菌温水，对大肠进行分段冲洗。充灌时，患者平躺，维持水温为 $32 \sim 37℃$，压力为 $375 \sim 525mmHg$（$50 \sim 70kPa$），流速为每分钟 $100 \sim 1\ 300mL$，逐段清洁直肠、乙状结肠、降结肠、横结肠和升结肠，作用于整个结肠。当患者有便意时，注入的温水通过污水管排出，当排出物澄清或肠腔压力减轻后再重复充灌。通过反复向肠腔内注水和排水，可使干硬的粪便逐渐软化、松散，同时促进肠黏膜分泌黏液润滑肠道，有助于排便。由于不断注入液体，直肠内压力达到排便阈值后，刺激直肠壁的牵张感受器，产生神经冲动，上传至延髓中的排便中枢，交换信号后，发出传出神经冲动至效应器，引起降结肠、乙状结肠和直肠收缩，从而将粪便排出，这一过程与正常排便反射一致，同样是依靠结肠蠕动收缩将粪便排出，有利于帮助结肠恢复正常功能。

灌肠溶液可以根据灌肠目的的不同而有所选择，目前，临床上较常用的口服灌肠溶液有复方聚乙二醇电解质散。这是一种非渗透性的全肠灌洗液，是以聚二乙醇的多个羟基与水分子形成综合分子，使肠道内的液体保存量增多，粪便的体积增大，从而刺激排便反射，使肠蠕动增加而排出粪便，通常在 $1 \sim 2$ 小时致腹泻，快速清洁肠道，相比于传统的口服灌肠液，其服用时间快、不良反应小。此外，还可以选用抗生素灌肠，配合治疗肠道感染，如采用诺氟沙星、复方磺胺甲噁唑保留灌肠治疗细菌性痢疾，磷酸钠用于术前肠道准备以及针灸配合中药灌肠等，都能起到很好的临床疗效。

（樊秀丽）

第二节　导尿技术

排尿活动是一种受大脑皮质控制的反射活动，正常情况下是无痛、无障碍、可自主随意进行的，而在某些疾病或创伤情况下，常会出现各种排尿异常，需要运用导尿、留置导尿或膀胱冲洗等护理技术，以协助诊断、治疗疾病和预防并发症的发生。

一、导尿术/留置导尿管术

导尿术（catheterization）是指在严格无菌操作下，将导尿管自尿道插入膀胱，引流尿液的方法。留置导尿管术（retention catheterization）是指在导尿后，将导尿管保留在膀胱内，引流尿液的方法，以避免多次插管引起感染以及反复插管造成患者的痛苦。

（一）目的

1. 导尿术　如下所述。

（1）为尿潴留患者引流出尿液，以减轻痛苦。

（2）协助临床诊断，如留取未受污染的尿标本做细菌培养；测量膀胱容量、压力及残余尿；进行尿道或膀胱造影等。

（3）为膀胱肿瘤患者进行膀胱内化疗。

2. 留置导尿管术　如下所述。

（1）抢救危重、休克患者时正确记录每小时尿量、测量尿比重，以密切观察患者的病情变化。

（2）盆腔脏器手术前排空膀胱，使膀胱持续保持空虚状态，避免术中误伤膀胱。

（3）某些泌尿系统疾病手术后留置导尿管，便于引流和冲洗，减轻手术切口的张力，有利于切口愈合。

（4）昏迷、瘫痪、尿失禁或会阴部有伤口的患者留置导尿管，以保持会阴部的清洁干燥。

（5）为尿失禁患者行膀胱功能训练。

（二）操作前准备

1. 护士　衣帽整洁，修剪指甲、洗手、戴口罩。

2. 评估患者并解释　如下所述。

（1）评估患者：了解患者身体状况（如病情、临床诊断、生命体征等）、导尿的目的、患者的意识状态、合作程度、心理状况、生活自理能力、膀胱充盈度及会阴部皮肤黏膜情况。根据患者的自理能力，指导清洁外阴。

（2）向患者及家属解释导尿的目的、方法、注意事项及配合要点。

3. 患者准备　清洁外阴，留置普通导尿管者剃去阴毛。

4. 用物准备　如下所述。

（1）无菌导尿包：①外阴初步消毒包：弯盘或治疗碗1个，小药杯1个（内盛棉球6个），止血钳或镊子1把，手套1个（左手）。②导尿包：弯盘1个，导尿管10号、12号各1根，小药杯1个（内盛棉球4个），止血钳或镊子2把，内有润滑油的小瓶1个，标本瓶1个，洞巾1个，治疗巾1个，小纱布1块。

（2）其他：治疗盘、弯盘，无菌持物镊2把、无菌手套1副，消毒溶液、消毒棉签，橡胶中单1条、治疗垫1块、浴巾1条，便器及便器巾，治疗车、屏风。

（3）留置导尿管术另备：型号合适的气囊导尿管1根，20mL注射器1副，一次性无菌尿袋1个、橡皮筋1个、安全别针1个。使用普通导尿管者需备宽胶布、剃刀。

5. 环境准备　酌情关闭门窗，保持合适的室温，屏风保护患者。

（三）操作方法

1. 治疗室准备物品　洗手，准备用物，将用物置于治疗车上层，便器及便器巾置于治疗车下层。治疗车推至患者处。

2. 患者准备　核对患者并给予解释，检查环境，保护隐私。操作者站于患者右侧，松床尾盖被，肩部保暖，垫橡胶中单和治疗巾于患者臀下，协助患者脱去对侧裤腿，盖于近侧腿上，并盖浴巾保暖。对侧腿用盖被遮盖。患者取仰卧屈膝位，两腿外展显露外阴。

3. 打开导尿包　无菌导尿包置于患者两腿间，无菌持物镊整理无菌导尿包内的外阴消毒包和导尿包，倒氯己定溶液于外阴消毒包小药杯内。

4. 消毒、导尿　根据男、女患者尿道的解剖特点进行消毒、导尿。

（1）女患者导尿术：成人女性尿道短，长4~5cm，富有扩张性，直径0.6cm左右，尿道外口位于阴蒂下方，呈矢状裂。

1）初步消毒：操作者左手戴手套，右手持血管钳夹取消毒液棉球消毒阴阜、大阴唇，左手分开大阴唇，依次消毒小阴唇和尿道口。消毒顺序为由外向内，自上而下，一个棉球限用一次。污棉球置于弯盘内。消毒后脱手套置于弯盘内，弯盘移至床尾。

2）整理用物：持物镊打开导尿包，按操作顺序摆放用物，倒消毒液于药杯内，浸湿棉球。

3）润滑导管：戴无菌手套，垫治疗巾于患者臀下，铺洞巾于会阴部，使洞巾口正对尿道口，并与导尿包包布形成一无菌区。选合适的导尿管，含有润滑油的棉球润滑导尿管前段。

4）消毒尿道口：盛消毒液棉球的小药杯置患者大腿间外阴处。左手分开并固定小阴唇，右手持血管钳/镊子夹取消毒棉球，由内向外，自上而下依次消毒尿道口、左右小阴唇、尿道口，每个棉球限用1次。污棉球、血管钳/镊子置于床尾弯盘内。

5）导尿：左手继续固定小阴唇，无菌弯盘置于洞巾口，嘱患者张口呼吸，血管钳夹持导尿管对准尿道口轻轻插入4~6cm，见尿液后再插入1cm，松开左手，下移固定导尿管，将尿液引流至弯盘内。

（2）男患者导尿术：男性尿道长18~20cm，有2个弯曲，即活动的耻骨前弯和固定的耻骨下弯，有 3 个狭窄部，即尿道内口、膜部和尿道外口。

1）初步消毒：操作者左手戴手套，右手持血管钳夹取消毒液棉球依次消毒阴阜、阴茎、阴囊。左手取纱布裹住阴茎略提起，将包皮向后推，暴露尿道口，右手持血管钳夹棉球自尿道口向外向后旋转擦拭尿道口、龟头、冠状沟。一个棉球限用 1 次。污棉球置于弯盘内。消毒后脱手套置于弯盘内，弯盘移至床尾。

2）整理用物：持物镊打开导尿包，按操作顺序摆放用物，倒消毒液于小药杯内，浸湿棉球。

3）润滑导管：戴无菌手套，垫治疗巾于患者臀下，铺洞巾于会阴部，使洞巾口正对尿道口，并与导尿包包布形成一无菌区。选合适的导尿管（使用气囊导尿管时检查气囊完整性），用含有润滑油的棉球润滑导尿管前段。

4）消毒尿道口：盛消毒液棉球的小药杯置患者大腿间。左手用纱布裹住阴茎并提起，使之与腹壁成 60°，将包皮向后推露出尿道口，右手血管钳夹棉球如前法消毒尿道口及龟头。每个棉球限用 1 次。污棉球、血管钳/镊子置于床尾弯盘内。

5）导尿：左手继续固定阴茎，无菌弯盘置于洞巾口，嘱患者张口呼吸，血管钳夹持导尿管前端对准尿道口轻轻插入 20～22cm，见尿液后再插入 1～2cm（留置导尿管者见尿液后再插入 7～10cm），将尿液引流至弯盘内。

5. 留取尿标本　如需做尿液培养，用无菌试管接取适量尿液，盖好瓶盖，连同小药杯放于治疗车上层。

6. 夹管、倒尿　弯盘内尿液达 2/3 时，血管钳夹住导尿管末端，将尿液倒入便器内，再打开导尿管继续放尿。注意询问患者感觉，观察患者反应。

7. 根据需要拔管或固定导尿管　如下所述。

（1）一次性导尿者：倒尿完毕，纱布包裹尿管，轻轻拔出导管，并擦拭尿道口，置于弯盘内，撤洞巾、治疗巾，脱手套，整理导尿包，置于治疗车下层；撤除患者臀下橡胶中单和治疗垫，放于治疗车。协助患者穿裤子，整理床单位。

（2）留置导尿管术者

1）固定导尿管：①气囊导尿管固定法：取注射器向气囊内注入液体 5～10mL，轻拉尿管证实导尿管固定于膀胱内。②普通导尿管胶布固定法：男性患者取长 12cm，宽 2cm 的胶布，在一端的 1/3 处两侧各剪一小口，折叠成无胶面，制成蝶形胶布。将 2 条蝶形胶布的一端粘贴在阴茎两侧，再用两条细长胶布做大半环形固定蝶形胶布于阴茎上，开口处向上，在距离尿道口 1cm 处用胶布环形固定蝶形胶布的折叠端与导尿管上。女性患者：将 1 块宽 4cm、长 12cm 的胶布的一端剪成 3 条，长约胶布的 2/3，将未剪的一端贴于阴阜上，另一端 3 条的中间 1 条螺旋形粘贴于导尿管上，其余 2 条分别交叉贴在对侧大阴唇上。

2）连接集尿袋：取集尿袋连接于导尿管末端，使集尿袋位置低于膀胱高度，用橡皮筋和安全别针将集尿袋的引流管固定于床单上。注意引流管留出足够的长度，防止因翻身牵拉使尿管脱出。

3）撤洞巾、治疗巾，脱手套，整理导尿包，置于治疗车下层；撤除患者臀下橡胶中单和治疗垫，放于治疗车。协助患者穿裤子，整理床单位。

8. 整理　清理用物，测量尿量，尿标本贴标签后送检。洗手，记录。

（四）注意事项

（1）必须执行查对制度和无菌操作技术原则。

（2）操作过程中注意保护患者隐私，注意保暖。

（3）老年女性尿道口回缩，插管时应仔细观察、辨认，避免误入阴道。如误插入阴道，应另换无菌导尿管重新插管。

（4）膀胱高度膨胀及极度虚弱的患者，第 1 次放尿不可超过 1 000mL。大量放尿可使腹腔内压急剧下降，血液大量滞留于腹腔内，导致血压下降而虚脱；膀胱内压突然降低，还可导致膀胱黏膜急剧充血，出现血尿。

（5）为避免尿道损伤和导致泌尿系统感染，应掌握男性和女性尿道的解剖特点。

二、膀胱冲洗法

膀胱冲洗（bladder irrigation）是将溶液经导尿管灌注入膀胱，再利用虹吸原理将灌入的液体引流出来的方法。

膀胱冲洗的目的：①保持留置导尿管患者尿液引流通畅；②清除膀胱内的血凝块、黏液等异物，预防感染；③治疗某些膀胱疾病，如膀胱炎、膀胱肿瘤。

膀胱冲洗的常用冲洗液：生理盐水、冲洗用水、0.02%呋喃西林、3%硼酸溶液、0.1%新霉素溶液、氯己定溶液。

（一）开放式膀胱冲洗术

1. 用物　冲洗液、安尔碘、棉签、血管钳、无菌膀胱冲洗器、弯盘、一次性换药碗2个、纱布2块。无留置导尿管者另备导尿用物。另备橡胶中单和治疗垫。

2. 操作方法

（1）在留置导尿管的基础上，铺橡胶中单和治疗垫于导尿管接头下方，弯盘置近旁。

（2）血管钳夹闭导尿管，分离导尿管和引流管接头，无菌纱布包裹引流管接头，防止污染。

（3）消毒导尿管口（由内自外），取膀胱冲洗器抽吸冲洗液200～300mL，接导尿管匀速注入膀胱。

（4）取下冲洗器，冲洗液引流至弯盘内或使用冲洗器轻轻抽吸引流。如此反复冲洗，直至流出液澄清为止。

（5）冲洗完毕，取下冲洗管，消毒导尿管口接引流袋，固定导尿管，引流袋位置低于膀胱，以利于尿液的引流。

（6）协助患者取舒适卧位，整理床单位。

（7）整理用物，洗手，记录冲洗液名称、冲洗量、引流量、引流液性质及冲洗过程中患者的反应。

3. 注意事项

（1）每次冲洗均应遵守无菌操作原则。

（2）冲洗抽吸时不宜用力过猛，以免造成黏膜损伤，吸出的液体不得再注入膀胱。

（3）冲洗时注意观察膀胱的充盈度以及患者的反应，冲洗中若患者感到剧痛等不适或引流液中有鲜血时，应停止冲洗，通知医生处理。

（二）密闭式膀胱冲洗术

1. 用物　冲洗液、冲洗导管、安尔碘、棉签、输液架、弯盘，集尿袋。无留置导尿管者另备导尿用物。另备橡胶中单和治疗垫。

2. 操作方法

（1）消毒冲洗液，冲洗用导管连接冲洗液，排气。

（2）连接冲洗。使用三腔气囊导尿管时冲洗导管与导尿管侧腔连接，引流袋与主腔连接；使用双腔气囊导尿管时需使用Y形管，一端连接导尿管，另一端连接引流管。

（3）打开冲洗管冲洗，调节滴速。双腔气囊导尿管者先夹闭引流管，开放冲洗管。患者有尿意或滴入200～300mL溶液后，关闭冲洗管，开放引流管直至引流出冲洗液量。按需要反复冲洗。

（4）余同开放式膀胱冲洗术。

3. 注意事项

（1）严格执行无菌操作，防止医源性感染。

（2）冲洗时液面距引流管约60cm，以便产生一定的压力，利于液体的流入。根据引流液的颜色调节冲洗速度，一般为80～100滴/分，冲洗速度过快可增加患者膀胱刺激感，膀胱收缩导致冲洗液从导尿管侧溢出尿道外。如果冲洗液为药液，需在膀胱内保留15～30min后再引流出体外。

（3）冲洗过程中注意观察冲洗、引流的通畅度，评估冲洗液入量和出量。

（4）注意观察患者的反应，若患者出现腹胀、腹痛、膀胱剧烈收缩等不适症状应减缓冲洗速度，必要时停止冲洗，通知医生处理。

（5）寒冷季节，冲洗液应加温至35℃左右，以免过冷液体刺激膀胱，引起膀胱痉挛。

（樊秀丽）

第四章

心血管科疾病的护理

第一节　心律失常

一、窦性心律失常

窦性心律是指心脏冲动起源于窦房结的心律。当心律仍由窦房结所发出的冲动所控制，但频率过快、过慢或不规则时称为窦性心律失常。包括窦性心动过速、窦性心动过缓、窦性心律不齐、窦房结折返性心动过速、窦性停搏、窦房传导阻滞及病态窦房结综合征等类型。

（一）窦性心动过速

在正常情况下，窦性心律的频率为 60～100 次/分，成人窦性心律的频率超过 100 次/分，为窦性心动过速。

1. 临床表现　如下所述。

（1）无明显自觉症状或有心悸、出汗、头晕、眼花、乏力，或有原发疾病的表现。

（2）可诱发其他心律失常或心绞痛。

（3）心率多为 100～150 次/分，偶有高达 200 次/分。大多心音有力，或有原发性心脏病的体征。

（4）心电图显示窦性心律，P 波形态正常，心率 >100 次/分，PR 间期 0.12～0.20 秒，P－P 间期小于 0.60 秒。

2. 心电图检查（图 4-1）　①窦性 P 波。②P 波频率 >100 次/分（P-P 间隔 <0.6 秒）。③通常逐渐开始与终止。

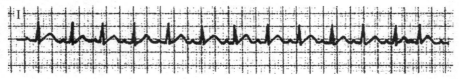

图 4-1　窦性心动过速

3. 治疗原则　如下所述。

（1）治疗原则

1）消除诱因，治疗原发病。

2）对症治疗。

（2）用药原则

1）由生理或心外因素引起者，大多数无须特殊治疗。窦性心动过速的治疗应主要治疗原发病，必要时辅以对症治疗。由充血性心力衰竭引起的窦性心动过速，应用洋地黄制剂、利尿药和血管扩张药等。窦性心动过速的纠正，常作为左心衰竭控制的指标之一。

2）非心力衰竭所致窦性心动过速的治疗：如甲状腺功能亢进症所引起的窦性心动过速，应用洋地黄不能使心率减慢。注意：洋地黄过量也可引起窦性心动过速。以交感神经兴奋和儿茶酚胺增高为主所致的窦性心动过速患者，可选用 β 受体阻断药、镇静药等。

3）急性心肌梗死患者的治疗：在无明确的心功能不全时，窦性心率持续 >110 次/分时，为减慢心率，可临时试用小剂量 β 受体阻断药（如口服美托洛尔）或钙拮抗药（如口服地尔硫草），需要时可 8～12 小时服 1 次。继发于左心衰竭的窦性心动过速，应主要处理心力衰竭。

4. 护理诊断　如下所述。

（1）活动无耐力：与心律失常导致心悸或心排血量减少有关。

（2）焦虑：与心律失常反复发作、疗效欠佳有关。

（3）潜在并发症：心力衰竭。

5. 护理措施　如下所述。

（1）休息：患者休息时应尽量避免左侧卧位，以防加重不适。

（2）饮食：给予高热量、高维生素而易消化的食物，平时可服用益气养心的药膳，如人参粥、大枣粥、莲子粥等。应戒烟忌酒，避免食用过硬不消化及刺激性的食物。

（3）病情观察：密切观察患者的呼吸、心率、心律的变化，若患者出现心悸、头晕、眼花或心律失常等及时通知医生处理。

（4）药物护理：窦性心动过速通常不需特殊治疗，主要是针对病因进行处理。如患者心悸等症状明显，可选用以下药物。

1）利舍平：①作用：利舍平能使交感神经末梢囊泡内的神经递质（去甲肾上腺素）释放增加，并能阻止神经递质进入囊泡，因此囊泡内的神经递质逐渐减少或耗竭，使交感神经冲动的传导受阻，因而可使心率减慢。②用法及剂量：0.125～0.25mg 口服，2～3 次/天。

2）普萘洛尔：①作用：普萘洛尔为 β 受体阻断药，可阻断心肌的 β 受体，故可使心率减慢。②用法及剂量：5～10mg，口服，3 次/天。

3）维拉帕米：①作用：能抑制窦房结及房室交界区的自律性，延长房室结传导（A－H 间期延长），使心率减慢。②用法及剂量：40～80mg 口服，3 次/天。此外，尚可配合应用镇静药物。

（5）心理护理：嘱患者保持情绪稳定，必要时应遵医嘱给予镇静剂，保证患者充分的休息和睡眠。

（6）治疗过程中的应急护理措施

1）急性肺水肿：立即将患者扶起坐在床边，两腿下垂或半卧位于床上，以减少静脉回流。同时注意防止患者坠床跌伤。立即高流量鼻导管吸氧，病情特别严重者可用面罩呼吸机持续加压给氧，也可用 50% 的乙醇湿化，以降低肺泡内泡沫的表面张力，使泡沫破裂，改善通气功能。根据医嘱应用相关药物。

2）心力衰竭：立即协助患者取坐位，双腿下垂，以减少静脉回流，减轻心脏负担。立即高流量鼻导管给氧，对病情特别严重者应采用面罩呼吸机治疗。迅速开放两条静脉通道，遵医嘱正确使用强心、利尿、扩血管的药物，密切观察用药疗效与不良反应。医护人员在抢救时必须保持镇静、操作熟练、忙而不乱，使患者产生信任与安全感。护士应安慰患者，解除患者的恐惧心理。严密监测血压、呼吸、血氧饱和度、心率、心电图，检查电解质、血气分析等，观察呼吸频率和深度、意识、精神状态、皮肤颜色及温度、肺部湿啰音的变化。

3）心源性休克

a. 先扩充血容量，若并发代谢性酸中毒，应及时给予 5% 碳酸氢钠 150～300mL，纠正水、电解质紊乱。根据心功能状态和血流动力学监测资料估计输液量和输液速度，一般情况下，每天补液总量宜控制在 1 500～2 000mL。

b. 若休克仍未解除，应考虑使用血管活性药物，常用的如多巴胺、多巴酚丁胺、间羟胺、去甲肾上腺素、硝酸甘油和硝普钠等。

c. 心电监护和建立必要的血流动力学监测，留置尿管以观察尿量，积极对症治疗和加强支持疗法。采用休克卧位，镇静，密切观察患者病情变化。

（二）窦性心动过缓

成人窦性心律的频率低于 60 次/分，称为窦性心动过缓。

1. 临床表现 窦性心动过缓如心率不低于 50 次/分，通常无明显症状。当严重心动过缓引起心排出量下降并造成各脏器和组织供血不足时，患者会出现头晕、乏力、心悸、胸闷等症状，甚至出现黑蒙、晕厥或诱发心绞痛、心功能不全。

心电图显示窦性 P 波，心率低于 60 次/分，PR 间期一般正常（0.12～0.20 秒）。

2. 心电图检查（图 4-2） ①窦性 P 波。②P 波速率<60 次/分（P-P 间隔>1.0 秒）。

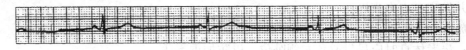

图 4-2 窦性心动过缓

3. 治疗原则 如下所述。

（1）治疗原则

1）窦性心动过缓如心率不低于 50 次/分，无症状者，则无须治疗。

2）若心率低于 50 次/分，且出现症状者可用提高心率药物（如阿托品、麻黄碱或异丙肾上腺素），或可考虑安装起搏器。

3）显著窦性心动过缓伴窦性停搏且出现晕厥者应安装人工心脏起搏器。

4）针对原发病的治疗。

5）对症、支持治疗。

（2）一般治疗

1）对窦性心动过缓者均应注意寻找病因，大多数窦性心动过缓无重要的临床意义，不必治疗。

2）对器质性心脏病（特别是急性心肌梗死）患者，由于心率很慢可使心排血量明显下降而影响心、脑、肾等重要脏器的血液供应，症状明显，此时应使用阿托品（注射或口服），甚至可用异丙肾上腺素静脉滴注，以提高心率。也可口服氨茶碱。

3）对窦房结功能受损所致的严重窦性心动过缓的患者，心率很慢、症状明显，甚至有晕厥发生，药物治疗效果欠佳者，需要安装永久性人工心脏起搏器，以防突然出现窦性停搏。

4）对器质心脏病伴发窦性心动过缓又并发窦性停搏或较持久反复发作窦房阻滞而又不出现逸搏心律、发生过晕厥或阿-斯综合征、药物治疗无效者，应安装永久性人工心脏起搏器。

5）由颅内压增高、药物、胆管阻塞等所致的窦性心动过缓应首先治疗原发病，结合心率缓慢程度以及是否引起心排血量的减少等情况，适当采用提高心率的药物。

4. 护理诊断 如下所述。

（1）活动无耐力：与心律失常导致心排血量减少有关。

（2）头晕：与心排血量下降引起脑供血不足有关。

（3）焦虑：与心律失常反复发作、疗效欠佳有关。

5. 护理措施 如下所述。

（1）休息：合理的运动锻炼能促进侧支循环的建立，提高体力活动的耐受量而改善症状，最大活动量以不发生心绞痛症状为度，要避免竞赛活动及屏气用力动作（如排便时过度屏气）。活动中一旦出现异常情况，应立即停止活动。

（2）饮食：给予低热量、低脂肪、低胆固醇和高纤维的饮食，要避免饱食，禁烟酒，避免食用过硬不易消化及带刺激的食物。

（3）病情观察：密切观察患者的呼吸、心率、心律的变化，若患者出现心悸、头晕、眼花或心律失常等及时通知医生处理。

（4）药物护理：器质性心脏病（特别是急性心肌梗死）患者由于心率很慢可使心排血量明显下降而影响心、脑、肾等重要脏器的血液供应，症状明显，此时应使用阿托品（注射或口服），甚至可用异丙肾上腺素静脉滴注（1mg 加入到 5% 葡萄糖液 50mL 中缓慢静滴，应根据心率快慢而调整剂量），以提高心率。亦可口服氨茶碱 0.1g，3 次/天。使用阿托品时常有口干、眩晕，严重时出现瞳孔散大、皮肤潮红、心率加快等不良反应，应密切观察，患者如有不适立即通知医生并及时处理。

（5）心理护理：嘱患者保持情绪稳定，必要时遵医嘱给予镇静剂，保证患者充分的休息和睡眠。

（6）治疗过程中的应急护理措施

1）晕厥：患者一旦发生晕厥，应立即通知医生，将患者平卧，抬高下肢，解开衣领，保持呼吸道通畅，防止其他人员围观，保持患者周围空气流通。根据临床症状迅速作出判断，遵医嘱行相关实验室检查，包括：静脉采血查血细胞计数及血生化，了解有无贫血、低血糖或电解质紊乱，查心肌酶谱；行 12 导联心电图了解有无心律失常、传导阻滞等。配合医师进行急救处理：立即给予氧气吸入；建立静脉通道，根据医嘱快速有效地给予药物治疗，如低血糖者静脉注射高渗葡萄糖，高血压者应用降血压药物；行心电监护监测心律、心率、血压及血氧饱和度。病情观察：专人护理，注意观察有无心律失常，监测心率、血压、血氧饱和度、面色、呼吸等，并做好记录；观察发病的频度、持续时间、缓解时间、伴随症状及有无诱发因素等；观察急救处置效果。护理人员要保持镇静，技术操作要熟练，操作中随时观察患者，询问有无不适症状。医护人员有条不紊且行之有效的工作对患者是最好的心理支持。

2）心绞痛：患者心绞痛发作时立刻停止活动，一般休息后症状即缓解；缓解期一般不需卧床休息，遵医嘱使用药物；不稳定型心绞痛者，应卧床休息，并密切观察。减少和避免诱因，不吸烟，不受凉等。

6. 健康教育　如下所述。

（1）积极治疗原发病，消除诱因，是减少心动过缓发作的关键。

（2）避免精神紧张，戒烟酒，减少本病诱发因素；起居有常，饮食适宜，勿过劳；适当体育锻炼，防止感冒。

（3）教会患者自测脉搏的方法以利于自我监测病情。告知患者药物可能出现的不良反应，如有异常及时就诊。

（三）窦性心律不齐

窦性心律周期长短不一，同一导联最长 P－P 间期减去最短 P－P 间期之差 >120 毫秒即为窦性心律不齐。

1. 临床表现　窦性心律不齐常见于年轻人，特别是心率较慢或迷走神经张力增高时。窦性心律不齐随年龄增长而减少。窦性心律不齐很少出现症状，但有时两次心搏之间相差较长时，可致心悸感。

2. 治疗原则　窦性心律不齐大多没有明显的临床意义，一般无须特殊治疗，活动后心率增快则消失。如严重的窦性心动过缓并发窦性心律不齐者，可对症相应处理。

3. 护理诊断　如下所述。

（1）活动无耐力：与心律失常导致心悸或心排血量减少有关。

（2）头晕：与心排血量下降引起脑供血不足有关。

（3）焦虑：与心律失常反复发作、疗效欠佳有关。

（4）潜在并发症：窦房阻滞。

4. 护理措施　如下所述。

（1）生活护理：要生活规律，养成按时作息的习惯，保证睡眠，因为失眠可诱发心律失常。运动要适量，量力而行，不勉强运动或运动过量，不做剧烈及竞赛性活动，可做气功、打太极拳。洗澡水不要太热，洗澡时间不宜过长。养成按时排便习惯，保持大便通畅。饮食要定时定量。避免着凉，预防感冒。不从事紧张工作，不从事驾驶员工作。

（2）重点护理：观察患者没有出现其他不适症状，不需要特别治疗。部分患者可伴有窦性心动过缓，如心率不低于 50 次/分，无须治疗。如心率低于 40 次/分，且出现症状者可用提高心率药物（如阿托品、麻黄碱或异丙肾上腺素）。严重患者可植入心脏起搏器。

（3）心理护理：保持平和稳定的情绪，精神放松，不要过度紧张。精神因素中尤其紧张的情绪易诱发心律失常，患者要以平和的心态去对待，避免过喜、过悲、过怒，不看紧张刺激的电视、比赛等。

（4）治疗过程中的应急护理措施

1）窦房阻滞：一般一度房室传导阻滞不会对心脏功能产生影响，通常也不需要特殊处理，注意定期复查；严重的二度Ⅱ型和三度房室传导阻滞心室率显著缓慢，可能会影响到心脏功能，引起缺血、缺氧等症状，此时需要考虑植入起搏器。

2）心动过缓：合理的运动锻炼可促进侧支循环的建立，提高体力活动的耐受量而改善症状，最大活动量以不发生心绞痛症状为度。饮食给予低热量、低脂肪、低胆固醇和高纤维的食物，要避免饱食，禁烟酒，避免食用过硬不易消化及带刺激的食物。患者保持情绪稳定，必要时遵医嘱给予镇静剂，保证患者充分的休息和睡眠。积极治疗原发病，消除诱因，是减少心动过缓发作的关键。

5. 健康教育 如下所述。

（1）积极防治原发病，及时消除原发病因和诱因是预防该病发生的关键。

（2）若窦性心律失常以窦性心动过缓为主，应警惕病态窦房结综合征的发生，进一步检查以明确诊断。

（3）注意生活规律，合理膳食，保持心情舒畅。

（四）窦房结折返性心动过速

窦房折返性心动过速（SNRT）也称窦房结折返性心动过速，是指折返激动发生在窦房结内及其毗邻的心房组织之间，特别是窦房结有病变的患者。该病可见于任何年龄，好发年龄在40～60岁。常见于老年人，男性较多。心动过速发作呈阵发性，即突然发生、突然终止，每次发作持续时间不等。

1. 临床表现 窦房折返性心动过速可见于任何年龄，老年患者更多见。心动过速发作呈阵发性，即突然发生、突然终止，每次发作持续时间不等，发作时心率为100～200次/分，多数为100～130次/分。常因情绪激动、紧张、运动等诱发，部分病例无明显诱因。其临床症状与心动过速时的心率、持续时间有关，心率较慢时可无症状或症状较轻，而心率较快时（>120次/分）可出现心悸、气短、头晕甚至晕厥等表现。

2. 治疗原则 窦房结折返性心动过速在临床虽不少见，但因发作时频率不快、持续时间较短，因此，多数患者无明显症状不需治疗，少数症状明显者可应用β受体阻断药、维拉帕米等药物治疗。极少数药物疗效不佳而症状明显者，可考虑射频消融术。

3. 护理诊断 如下所述。

（1）活动无耐力：与心律失常导致心悸或心排血量减少有关。

（2）焦虑：与心律失常反复发作、疗效欠佳有关。

（3）潜在并发症：心力衰竭。

4. 护理措施 如下所述。

（1）生活护理：饮食应限制高脂肪、高胆固醇食物，如动物内脏、动物油、肥肉、蛋黄、螃蟹、鱼子等，禁用刺激心脏及血管的物质，如烟酒、浓茶、咖啡及辛辣调味品。谨慎食用胀气的食物，如生萝卜、生黄瓜、圆白菜、韭菜、洋葱等，以免胃肠胀气，影响心脏活动。患者适宜多吃富含B族维生素、维生素C及钙、磷的食物，以维持心肌的营养和脂类代谢。应多食用新鲜蔬菜及水果，以供给维生素及无机盐，同时还可防止大便干燥。合理适度活动。

（2）重点护理

1）β受体阻断药：一般选用口服制剂即可。例如：普萘洛尔（心得安）每次10～20mg，3次/天，口服；阿替洛尔（氨酰心安）12.5～25mg，2～3次/天；美托洛尔（倍他乐克）12.5～25mg，2～3次/天。β受体阻断药对一部分患者有较好的治疗效果，服用后能够预防发作，但治疗一段时间后需增加药物剂量才能维持原来疗效。长期服用β受体阻断药者，不能突然停药，应逐渐减量维持才能停药。

2）钙拮抗剂、洋地黄、胺碘酮等：钙拮抗药（维拉帕米）、洋地黄、胺碘酮等药物对多数患者有稳定的疗效。①维拉帕米（异搏定）每次40～80mg，3次/天；②地高辛每次0.125～0.25mg，1次/天；③胺碘酮200mg，3次/天，口服，心动过速控制后减至200mg，1～2次/天，3天后每周服5天，1

次/天，每次 200mg。

3）腺苷：腺苷 6mg 或 ATP 10mg 迅速静脉推注，若用药 2～3 分钟无效，可再按前述剂量迅速静注。ATP 单剂量不宜超过 30mg。腺苷对其他类型的房性心动过速终止无效。

（3）心理护理：避免精神紧张和过度劳累，做到生活规律、起居有常、精神乐观、情绪稳定。

（4）治疗过程中的应急护理措施

1）窦性心动过速：积极治疗原发病消除诱因，是减少窦性心动过速发作的关键。避免精神紧张，戒烟酒，减少本病诱发因素；生活规律，饮食适宜，勿过劳；适当体育锻炼，防止感冒。

2）房室结折返性心动过速：患者宜多吃对心脏有益的食物，如全麦、燕麦、糙米、扁豆、洋葱、蒜头、香菇、茄子等。宜多吃鹅肉、鸭肉等。多吃纤维类食物。少吃油炸食品、忌烟酒。慢性治疗期间，药物治疗可能通过直接作用于折返环，或通过抑制触发因素，如自发性期前收缩而控制复发，药物慢性治疗的适应证包括发作频繁、影响正常生活或症状严重而又不愿或不能接受导管射频消融治疗的患者。对于偶发、发作短暂或者症状轻的患者可不必用药治疗，或在心动过速发作需要时给予药物治疗。

5. 健康教育　如下所述。

（1）应避免精神紧张和过度劳累，做到生活规律、起居有常、精神乐观、情绪稳定，均可减少该病的复发。

（2）忌食辛辣、刺激性食物；戒烟酒、咖啡；食宜清淡。

（3）慢性治疗期间，遵医嘱按时服药，定期复查。

（五）窦性停搏

窦性停搏或窦性静止是指窦房结在一个不同长短的时间内不能产生冲动。导致心房及心室电活动和机械活动停或中断的现象。

1. 临床表现　过长时间的窦性停搏如无逸搏发生，可令患者出现晕眩、黑蒙或短暂意识障碍，严重者甚至发生抽搐。

多数窦性心动过缓，特别是神经性因素（迷走神经张力增高）所致者心率在 40～60 次/分，由于血流动力学改变不大，所以可无症状。但当心率持续而显著减慢，心脏的每搏量又不能增大时，每分钟的心排血量即减少，冠状动脉、脑动脉及肾动脉的血流量减少，可表现气短、疲劳、头晕、胸闷等症状，严重时可出现晕厥，冠心病患者可出现心绞痛，这多见于器质性心脏病。

心率持续而显著减慢还使室性异位节律易于产生，器质性心脏病患者，尤其是急性心肌梗死患者容易发生。

心电图特征：在较正常 PP 间期显著长的间期内无 P 波发生，或 P 波与 QRS 波群均不出现，长的 PP 间期与基本的窦性 PP 间期无倍数关系。长间歇后可有交界性或室性逸搏。

2. 心电图检查（图 4-3）　①很长一段时间内无 P 波发生，或 P 波与 QRS 波群均不出现。②长的 P-P 间期与基本的窦性 P-P 间期无倍数关系。③长时间的窦性停搏后，下位的潜在起搏点，如房室交界处或心室可发出单个逸搏或逸搏性心律。

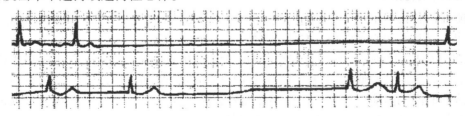

图 4-3　窦性停搏

3. 治疗原则　若病因为可逆性，少数窦性停搏患者可以转为正常，但因其有致心脏性猝死的可能性，应早期、积极地采取相应治疗措施。偶尔出现或无症状的窦性停搏无须治疗，有症状者应针对病因治疗，如纠正高钾血症、停用引起心动过缓的药物。药物治疗可尝试使用异丙肾上腺素、阿托品等。对反复发作晕厥或阿-斯综合征者应植入人工心脏起搏器。

4. 护理诊断 如下所述。

（1）活动无耐力：与心律失常导致心排血量减少有关。

（2）头晕：与心排血量下降引起脑供血不足有关。

（3）焦虑：与心律失常反复发作、疗效欠佳有关。

（4）潜在并发症：猝死。

5. 护理措施 如下所述。

（1）一般护理：注意劳逸结合，保证睡眠充足。不吸烟，不饮酒，饮食不宜过饱，少吃刺激性食物。

（2）重点护理：活动后无症状的慢性患者可适当活动，伴有严重心脏病或有明显症状者需服用抗心律失常药物。

（3）治疗过程中的应急护理措施

1）晕厥：患者一旦发生晕厥，应立即通知医生，将患者平卧，抬高下肢，解开衣领，保持呼吸道通畅，防止其他人员围观，保持患者周围空气流通。根据临床症状迅速作出判断，遵医嘱行相关实验室检查，包括：静脉采血查血细胞计数及血生化，了解有无贫血、低血糖或电解质紊乱，查心肌酶谱；行12 导联心电图了解有无心律失常、传导阻滞等。配合医师进行急救处理。立即给予氧气吸入；建立静脉通道，根据医嘱快速有效地给予药物治疗，如低血糖者静脉注射高渗葡萄糖，高血压者应用降血压药物；行心电监护监测心律、心率、血压及血氧饱和度。病情观察：专人护理，注意观察有无心律失常，监测心率、血压、血氧饱和度、面色、呼吸等，并做好记录；观察发病的频度、持续时间、缓解时间、伴随症状及有无诱发因素等；观察急救处置效果。护理人员要保持镇静，技术操作要熟练，操作中随时观察患者，询问有无不适症状。医护人员有条不紊且行之有效的工作对患者是最好的心理支持。

2）猝死：对心源性猝死的处理是立即进行有效的心肺复苏。①识别心脏骤停：出现较早并且方便可靠的临床征象是意识突然丧失，呼吸停止，对刺激无反应。②呼救：在心肺复苏术的同时，设法（呼喊或通过他人应用现代通信设备）通知急救系统，使更多的人参与基础心肺复苏和进一步施行高级复苏术。③心前区捶击复律：一旦肯定心脏骤停而无心电监护和除颤仪时，应坚决地予以捶击患者胸骨中下 1/3 处，若 1~2 次后心跳未恢复，则立即行基础心肺复苏。④基础心肺复苏：畅通气道、人工呼吸、人工胸外心脏按压。⑤高级心肺复苏：心肺复苏成功后，需继续有效地维持循环和呼吸稳定，防止心脏再次骤停，处理脑缺氧、脑水肿、肾功能不全和继发性感染等，纠正酸中毒。要积极查明心源性猝死的原因并加以处理，预防再次发生猝死。

6. 健康教育 如下所述。

（1）经常定期用仪器检测心率，注意相关指标与自觉症状的变化，及时就医诊治。

（2）保持心情愉快，避免情绪激动；合理饮食，忌饱餐；忌烟酒及辛辣刺激食物；劳逸结合，慎防感冒。

（六）窦房传导阻滞

窦房传导阻滞简称窦房阻滞，是因窦房结周围组织病变，使窦房结发出的激动传出到达心房的时间延长或不能传出，导致心房心室停搏。

1. 临床表现 窦房传导阻滞可暂时出现，也可持续存在或反复发作。窦房阻滞患者常无症状，也可有轻度心悸、乏力感以及心搏"漏跳"，心脏听诊可发现心律不齐、心动过缓、"漏跳"（长间歇）。如果反复发作或长时间的阻滞，可发生连续心搏漏跳，而且无逸搏（心脏高位起搏点延迟或停止发放冲动时，低位起搏点代之发放冲动而激动心脏的现象）出现，则可出现头晕、晕厥、昏迷、阿-斯综合征等。另外，尚有原发病的临床表现。

2. 辅助检查 体表心电图不能显示一度和三度窦房阻滞。二度窦房阻滞：①莫氏Ⅰ型：P-P 间期渐短，直至出现一长 P-P 间期，长 P-P 间期短于 2 个基本 P-P 间期；②莫氏Ⅱ型：长 P-P 间期为基本 P-P 间期的整数倍，P-R 间期固定。

3. 治疗原则　如下所述。

（1）治疗窦房传导阻滞时，主要是针对原发病进行治疗。

（2）对暂时出现又无症状者可进行密切观察，不需要特殊治疗，患者多可恢复正常。

（3）对频发、反复、持续发作或症状明显者，可口服或静脉注射、皮下注射阿托品。另外，可口服麻黄碱或异丙肾上腺素（喘息定）。

（4）严重病例可将异丙肾上腺素加于5%葡萄糖溶液中静脉泵入。

（5）对发生晕厥、阿－斯综合征并且药物治疗无效者应及时植入人工心脏起搏器。

4. 护理诊断　如下所述。

（1）活动无耐力：与心律失常导致心排血量减少有关。

（2）头晕：与心排血量下降引起脑供血不足有关。

（3）焦虑：与心律失常反复发作、疗效欠佳有关。

（4）潜在并发症：血压下降。

5. 护理措施　如下所述。

（1）一般护理：注意休息；饮食清淡；少肉多素；戒烟戒酒；无特殊禁忌；适度活动。

（2）重点护理：对暂时无症状可进行密切观察，无须特殊治疗，患者多可恢复正常。对频发、反复、持续发作或症状明显者可口服阿托品0.3~0.6mg，3次/天；或静脉注射、皮下注射阿托品0.5~1mg。口服麻黄碱25mg，3次/天；口服异丙肾上腺素（喘息定）10mg，3次/天。严重病例可将异丙肾上腺素1mg加于5%葡萄糖50mL溶液中静脉泵入。遵医嘱正确使用药物并密切观察药物的不良反应。

（3）治疗过程中的应急护理措施

1）阿－斯综合征：发现晕厥患者时应采取以下护理措施。①应立即将患者置于头低足高位，使脑部血供充分。将患者的衣服纽扣解松，头转向一侧，以免舌头后倾堵塞气道。②局部刺激，如向头面部喷些凉水或额部放上湿的凉毛巾，有助于清醒。如房间温度太低，应保暖。③在晕厥发作时不能喂食、喂水。意识清醒后不要让患者马上站立，必须等患者全身无力好转后才能在细心照料下逐渐站立和行走。

2）低血压：建议少食多餐，避免饱食，防止因饱食而使血液淤积于胃肠而诱发低血压。餐后不宜立即活动，休息20~40分钟后活动为宜。若在运动时出现眩晕、视物模糊等情况，说明运动量过大，应立即停下，并加以限制或停止。老年人常并发有高血压、冠心病、抑郁症等，用药不当，也会诱发药物性低血压。

6. 健康教育　如下所述。

（1）告知患者发病的原因，积极治疗原发病，及时控制、消除原发病因是预防本病发生的关键。

（2）遵医嘱按时服用洋地黄制剂、奎尼丁等抗心律失常药物，不自行停药或更改药物剂量，定期复查。

（3）生活要规律，合理饮食，保持心情舒畅，适当活动，注意保暖，防止感冒。

（七）病态窦房结综合征

病态窦房结综合征是由于窦房结或其周围组织的器质性病变，导致窦房结起搏和（或）传导功能障碍，引发以心动过缓为主要特征的多种心律失常，并引起相应症状体征的临床综合征。病窦综合征时，除窦房结的病理改变外，还可并发心房、房室交界处及心脏全传导系统的病理改变。其中，大多数患者在40岁以上出现症状，以60~70岁最多见。

1. 临床表现　临床表现轻重不一，可呈间歇发作。多为心率缓慢所致的脑、心、肾等脏器供血不足引起的症状，尤其是脑供血不足引起的症状为主。

轻者可出现乏力、头晕、眼花、失眠、记忆力差、反应迟钝或易激动等，常易被误诊为神经症，特别是老年人还易被误诊为脑卒中或衰老综合征。

严重者可引起短暂黑蒙、先兆晕厥、晕厥或阿－斯综合征发作。部分患者并发短阵室上性快速性心律失常发作，也称慢－快综合征。当快速性心律失常发作时，心率可突然加速达 100 次/分以上，持续时间长短不一，而当心动过速突然中止后可有心脏暂停伴或不伴晕厥发作。

严重心动过缓或心动过速除引起心悸外，还可加重原有心脏病症状，引起心力衰竭或心绞痛。除此，心排出量过低时还严重影响肾脏等的灌注而致尿少、消化不良。慢－快综合征还可能导致血管栓塞症状。

2. 心电图检查（图 4－4）　①持续而显著的窦缓（50 次/分以下），非药物引起，阿托品不易纠正。②窦性停搏（＞2 秒）。③窦房传导阻滞、房室传导阻滞（双结病变）。④慢－快综合征。

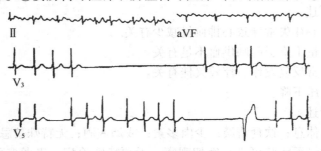

图 4－4　病态窦房结综合征

3. 治疗原则　如下所述。

（1）治疗原则：对于病态窦房结综合征，药物治疗常比较困难。其中，治疗快速性心律失常的药物可诱发过缓性心律失常，如洋地黄、奎尼丁、普鲁卡因胺及 β 受体阻断药等；而治疗缓慢性心律失常的药物常可诱发快速心律失常，包括快速室性心律失常，如异丙肾上腺素或麻黄碱等，且常缺乏长期治疗作用。各种抗心律失常药物常有明显和不能耐受的不良反应，因此在药物治疗中要把握时机及控制剂量。

（2）病因治疗：首先应尽可能地明确病因，如冠状动脉明显狭窄者可行经皮穿刺冠状动脉腔内成形术、应用硝酸甘油等改善冠脉供血。对于急性心肌炎，则可用能量合剂、大剂量维生素 C 静脉滴注或静注。

（3）对症治疗

1）对不伴快速性心律失常的患者：可试用阿托品、麻黄碱或异丙肾上腺素，以提高心率。此外，可用烟酰胺加入 10% 葡萄糖液中静滴，以及避免使用减慢心率的药物，如 β 受体阻断药及钙拮抗剂等。

2）植入按需型人工心脏起搏器：最好选用心房起搏或频率应答型起搏器，在此基础上可加用抗心律失常药以控制快速性心律失常。

4. 护理诊断　如下所述。

（1）活动无耐力：与心律失常导致心排血量减少有关。

（2）头晕：与心排血量下降引起脑供血不足有关。

（3）焦虑：与心律失常反复发作、疗效欠佳有关。

（4）潜在并发症：与植入人工心脏起搏器有关的相关并发症，如切口感染、起搏器综合征等。

5. 护理措施　如下所述。

（1）一般护理

1）休息：注意休息，适当活动，症状明显者应卧床，避免跌倒。

2）饮食：清淡、易消化、高维生素饮食，少量多餐。

3）心理护理：向患者介绍有关疾病的知识，做好心理疏导，避免一切医源性刺激。

（2）重点护理

1）病情观察：持续心电监护，心率缓慢显著或伴自觉症状者遵医嘱应用 β_1 受体激动剂、M 受体阻断剂和非特异性兴奋传导促进剂等（如阿托品、异丙肾上腺素）提高心率，避免使用减慢心率的药物，必要时植入人工起搏器。对药物应用受限、药物治疗无效、有明显的临床症状（如晕厥、阿－斯综合征、慢－快综合征等）及停搏时间过长（＞3 秒长间歇）者宜首选植入永久人工起搏器。应用起搏治疗后，若患者仍有心动过速发作，可同时应用抗心律失常药物。

2）术前护理：①向患者及家属介绍手术目的、简要过程、注意事项及可能的并发症，消除疑虑。②起搏器植入部位清洗干净，但避免擦伤皮肤，在对侧肢体建立静脉通路。③训练床上大小便。

（3）治疗过程中的应急护理措施

1）晕厥：当窦性心动过缓比较严重时，患者可出现眩晕、性格改变、记忆力减退、无力、失眠等症状，应嘱患者卧床休息，尽量减少活动。发现晕厥患者时应注意以下几点。①应立即将患者置于头低足高位，使脑部血供充分。将患者的衣服纽扣解松，头转向一侧，以免舌头后倾堵塞气道。②局部刺激，如向头面部喷些凉水或额部放上湿的凉毛巾，有助于清醒。如房间温度太低，应保暖。③在晕厥发作时不能喂食、喂水。意识清醒后不要让患者马上站立，必须等患者全身无力好转后才能在细心照料下逐渐站立和行走。

2）切口感染：局部伤口红、肿、热、痛，囊袋内有感染分泌物。原因：无菌操作不严格，导管难插，手术时间长，埋藏处皮肤过度紧张，术后囊内积血。处理：保持切口清洁干燥，术后次日切口换药时注意无菌操作，观察皮肤色泽，局部有无红肿、皮下气肿。

3）起搏器综合征：常见于心室起搏的患者，由于房室收缩不同步，可使心室充盈量减少，心排出量减少，血压降低，脉搏减弱。患者出现心慌、血管搏动、头胀、头昏等症状，通过程控调整起搏频率，尽可能恢复其自身心律或适当调高起搏器频率后症状好转。

6. 健康教育　如下所述。

（1）疾病知识指导：向患者及家属讲解病窦综合征的病因、诱因及防治知识，说明按医嘱服药的重要性，不可自行减量、停药或擅自改用其他药物。

（2）避免诱因：嘱患者注意劳逸结合，生活规律，保证充足的休息与睡眠；保持乐观、稳定情绪；戒烟酒，避免摄入刺激性食物如咖啡、浓茶等，避免饱餐。避免劳累、感染等，防止诱发心力衰竭。

（3）饮食指导：嘱患者多食纤维素丰富的食物，保持大便通畅，避免排便时过度屏气，以免兴奋迷走神经而加重心动过缓。

（4）家庭护理：教会患者自测脉搏的方法以利于自我监测病情。

二、房性心律失常

房性心律失常是指由心房引起的心动频率和节律的异常。房性心律失常包括房性期前收缩、房性心动过速、心房扑动、心房颤动。

（一）房性期前收缩

期前收缩是指窦房结以外的异位起搏点过早发出冲动控制心脏收缩。是临床上最常见的心律失常。按照部位可分为房性、室性（最多见）和交界性；按照频率可分为偶发和频发（＞5 次/分）；按照形态可分为多源性（多个异位起搏点，同导联上出现不同形态）和单源性（单个异位起搏点，同导联上出现形态相同）。期前收缩有时呈规律的出现，如每隔一个或两个正常心搏后出现一个期前收缩（或每隔一个后出现两个期前收缩），且周而复始连续发生，即称之为二（三）联律。

1. 临床表现　如下所述。

（1）偶发可无症状，部分可有漏跳或心跳暂停感。

（2）频发使心排出量减少，出现重要器官供血不足症状，如头晕、晕厥、心悸、胸闷、憋气、心绞痛。

（3）听诊：心律不齐，基本心律在期前收缩后出现较长的停歇，期前收缩的 S_1 增强，而 S_2 相对减弱甚至消失，短绌脉。

2. 心电图检查　如下所述。

（1）房性期前收缩的心电图特征（图 4 - 5）

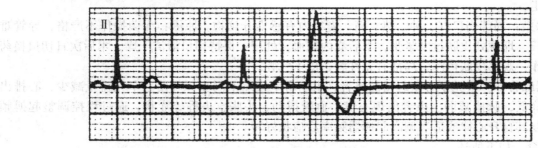

图 4 - 5　房性期前收缩

1）提前出现的 P 波，形态与窦性 P 波稍有差别。

2）P - R 间期≥0.12 秒。

3）P 波后的 QRS 波多正常。

4）P 波后代偿间歇多不完全。

（2）室性期前收缩的心电图特征（图 4 - 6）

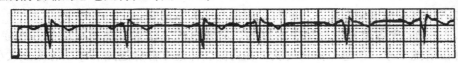

图 4 - 6　室性期前收缩

1）提前出现的 QRS 波群宽大畸形，QRS 时限≥0.12 秒。

2）提前出现的 QRS 波群前无相关 P 波。

3）ST 段、T 波与 QRS 主波方向相反。

4）大多有完全性代偿间歇。

3. 治疗原则　如下所述。

（1）积极治疗原发病，解除诱因。

（2）室上性期前收缩一般不需要治疗，严重可选维拉帕米（异搏定）、镇静剂、β 受体阻断剂等。

（3）室性期前收缩首选利多卡因，口服美西律（慢心律）、普罗帕酮（心律平）等。

4. 护理诊断　如下所述。

（1）活动无耐力：与心律失常导致心悸或心排血量减少有关。

（2）焦虑：与心律失常反复发作、疗效欠佳有关。

（3）潜在并发症：心房颤动、房性心动过速。

5. 护理措施　如下所述。

（1）一般护理：消除各种诱因，如精神紧张、情绪激动、吸烟、饮酒、过度疲乏、焦虑、消化不良、腹胀等。应避免过量饮用咖啡或浓茶等。必要时可服用适量的镇静药。

（2）重点护理

1）β 受体阻断药：常为首选药物。

阿替洛尔（氨酰心安）：每次 12.5 ~ 25mg，1 ~ 2 次/天；老年人宜从小剂量开始，12.5mg，1 次/天。然后剂量逐渐加大到每天 50 ~ 100mg。房性期前收缩被控制或心率降至 50 ~ 55 次/分或运动后心率无明显加快，即为达到定量的标志。当患有急性左心衰竭、急性肺水肿、心率缓慢或房室传导阻滞、慢性支气管炎、支气管哮喘、雷诺现象、糖尿病等不宜使用。

美托洛尔（甲氧乙心胺、倍他乐克）：每次 12.5 ~ 25mg，1 ~ 3 次/天，逐渐增加剂量，维持量可达 100 ~ 300mg/d。β 受体阻断药需停用时，应逐渐减量后再停用，不能突然停用。

2）钙离子拮抗药：对房性期前收缩也有明显疗效。

维拉帕米（异搏定）：每次 40~80mg，3~4 次/天。不良反应有低血压、房室传导阻滞、严重窦性心动过缓，甚至窦性停搏等，应密切观察。心力衰竭、休克、房室传导阻滞及病态窦房结综合征患者禁用。

地尔硫䓬（硫氮䓬酮）：每次 30~60mg，3~4 次/天。钙离子拮抗药不宜与洋地黄合用，因为其可显著提高洋地黄血中浓度，易导致洋地黄中毒。

3）胺碘酮：每次 0.2g，3 次/天，2 周有效后改为每天 0.1~0.2g 维持量。注意勤查 T_3、T_4 以排除药物性甲状腺功能亢进。口服胺碘酮起效慢，不良反应较多，仅用于上述药物疗效不佳或症状明显的患者。

4）洋地黄：过量洋地黄可引起室性期前收缩，但适量的洋地黄可治疗房性期前收缩，特别是由心力衰竭引起的房性期前收缩。服洋地黄后可使期前收缩减少或消失。地高辛每次 0.25mg，1~2 次/天，连服 2~3 天，再改为维持量 0.125~0.25mg，1 次/天。

（3）治疗过程中的应急护理措施

1）心房颤动：心房颤动患者急性发作期应绝对卧床休息，如发作程度较轻时，可以根据原发心脏病的状况及体力状态而进行适当的活动或休息。消除患者的思想顾虑和恐惧感，保持心情平和，增强其治疗疾病的信心，避免长期精神紧张、思虑过度。积极治疗原发病：当出现心律不齐时，应考虑其他疾病因素，积极采取相应的治疗措施。心房颤动患者要经常观察心率和血压，观察心脏节律的变化，如突然出现心率过快、过慢、不齐或有明显心悸、气短、心前区不适、血压下降等，应及时发现，立即前往医院就诊。在服药期间应定期复查心电图，并密切注意其不良反应。如出现身体不适，明显头晕、言语不清、胸闷、不能平卧等症状，应警惕有血栓脱落造成栓塞及心力衰竭的可能，及时到医院检查并及早处理。

2）房性心动过速：密切观察生命体征及心电图的变化，发现频发、多源性、成对的或呈 R on T 现象的室性期前收缩、阵发性室性心动过速等应立即报告医生，协助采取积极的处理措施，电极放置部位避开胸骨右缘及心前区，以免影响做心电图和紧急电复律。做好抢救准备，准备静脉通道，备好纠正心律失常的药物及其他抢救药品，除颤器。指导患者进食清淡易消化饮食，避免摄入刺激性食物如浓茶、咖啡等，多食纤维素丰富的食物，保持大便通畅。与患者保持良好的沟通，关注患者心理动态，及时满足患者需要。向患者讲明良好心理状态的重要性，避免情绪激动，向他们讲解疾病的知识，鼓励患者树立战胜疾病的信心，配合医护人员做好各项治疗。

6. 健康教育　如下所述。

（1）避免诱发因素：一旦确诊后患者往往高度紧张、焦虑、忧郁，过度关注，频频求医，迫切要求用药控制心律失常，而完全忽略病因、诱因的防治。常见诱因：吸烟、酗酒、过劳、紧张、激动、暴饮暴食，消化不良，感冒发热，摄入盐过多，血钾、血镁低等。

（2）保持情绪稳定：保持平和稳定的情绪，精神放松，不过度紧张。精神因素尤其紧张的情绪易诱发心律失常。所以患者要以平和的心态去对待，避免过喜、过悲、过怒，不计较小事，遇事能自我宽慰，不看紧张刺激的电视、比赛等。

（3）生活要规律：养成按时作息的习惯，保证睡眠，因为失眠可诱发心律失常。运动要适量，量力而行，不勉强运动或运动过量，不做剧烈运动及竞赛性活动，可做太极拳等运动。洗澡水不要太热，洗澡时间不宜过长。养成按时排便习惯，保持大便通畅。饮食要定时定量；不饮浓茶不吸烟。避免着凉，预防感冒。

（4）合理用药：心律失常治疗中强调用药个体化，而某些患者常常愿意接受病友的建议而自行改药、改量，这样做是危险的。患者必须按医生要求服药，并注意观察用药后的反应。有些抗心律失常药有时能导致心律失常，所以，应尽量少用药，做到合理配伍。

（5）定期检查：定期复查心电图、电解质、肝功能、甲状腺功能等，因为抗心律失常药可影响电解质及脏器功能，用药后应定期复诊及观察用药效果和调整用药剂量。

（二）房性心动过速

房性心动过速简称房速，根据发生机制与心电图表现的不同，可分为自律性房性心动过速、折返性房性心动过速与紊乱性房性心动过速三种。自律性与折返性房性心动过速常可伴有房室传导阻滞，被称为伴有房室传导阻滞的阵发性房性心动过速。

1. 临床表现　房速患者可出现心悸、头晕、疲乏无力、胸痛、呼吸困难及晕厥等症状。发作可呈短暂、阵发性或持续性。局灶性房速的频率多在 130 ~ 250 次/分，受儿茶酚胺水平和自主神经张力的影响。当房室传导比率发生变动时，听诊心律不齐，第一心音强度不等。

2. 心电图检查　如下所述。

（1）心房率通常为 150 ~ 200 次/分。

（2）P 波形态与窦性者不同，根据心房异位激动灶的部位或房速发生的机制不同而形态各异。

（3）常出现二度 I 型或 II 型房室传导阻滞，呈现 2 : 1 房室传导者亦属常见。

（4）P 波之间的等电线仍存在（与典型心房扑动时等电线消失不同）。

（5）刺激迷走神经不能终止心动过速，仅加重房室传导阻滞。

（6）发作开始时心率逐渐加速。

3. 治疗原则　房速并发房室传导阻滞时，心室率一般不太快，不会导致严重的血流动力学障碍，患者通常不会有生命危险，因此无须紧急处理。若心室率达 140 次/分以上、由洋地黄中毒所致，或有严重充血性心力衰竭或休克征象，应进行紧急治疗。其处理方法如下。

（1）洋地黄中毒引起者

1）立即停用洋地黄。

2）如血钾水平不高，首选氯化钾口服或静脉滴注氯化钾，同时进行心电图监测，以避免出现高血钾。

3）已有高血钾或不能应用氯化钾者，可选用 β 受体阻断药。心室率不快者，仅需停用洋地黄。

（2）非洋地黄引起者

1）积极寻找病因，针对病因治疗。

2）洋地黄、β 受体阻滞药、非二氢吡啶类钙通道阻滞药可减慢心室率。

3）如未能转复窦性心律，可加用 I A、I C 或 III 类抗心律失常药。

4）持续性药物治疗无效的房速可考虑做射频消融。

4. 护理诊断　如下所述。

（1）活动无耐力：与心律失常导致心悸或心排血量减少有关。

（2）头晕：与心排血量下降引起脑供血不足有关。

（3）焦虑：与心律失常反复发作、疗效欠佳有关。

（4）潜在并发症：心房颤动。

5. 护理措施　如下所述。

（1）病情观察：密切观察生命体征及心电图的变化，患者心率过快时，通知医生，遵医嘱应用药物。

（2）饮食指导：指导患者采取清淡易消化饮食，避免摄入刺激性食物如浓茶、咖啡等，多食纤维素丰富的食物，保持大便通畅。

（3）心理支持：关注患者心理动态，及时满足患者需要。向患者讲明良好心理状态的重要性，避免情绪激动。向他们讲解疾病的知识，鼓励患者树立战胜疾病的信心，配合医护人员做好各项治疗。

（4）治疗过程中的应急护理措施：心房颤动患者急性发作期应绝对卧床休息，给予心理护理，消除患者思想顾虑和恐惧感。持续心电监护，注意心率、血压、节律变化，如突然出现心率过快、过慢、不齐或有明显心悸、气短、心前区不适、血压下降等应立即通知医生给予处理。密切注意患者反应，如出现身体不适、明显头晕、言语不清、胸闷、不能平卧等症状，应警惕有血栓脱落造成栓塞及心力衰竭的可能，及时通知医生处理。

6. 健康教育 如下所述。

（1）保持平和稳定的情绪，精神放松，不过度紧张。精神因素尤其紧张的情绪易诱发心律失常。

（2）运动要适量，量力而行，不勉强运动或运动过量，不做剧烈运动及竞赛性活动。

（3）避免常见诱因，如吸烟，过劳，紧张，暴饮暴食，消化不良，摄入盐过多，血钾、血镁低等。

（4）养成按时作息的习惯，保证睡眠，因为失眠可诱发心律失常。

（5）患者必须按医生要求服药，并注意观察用药后的反应，定期检查心电图、电解质、肝功能等，用药后应定期复诊及观察用药效果和调整用药剂量。

（三）心房扑动

心房扑动简称房扑，是一种快速异位心律失常，发生于心房内、冲动频率较房性心动过速更快的心律失常。

1. 临床表现 心房扑动的心室率不快时，患者可无症状。房扑伴有极快的心室率，可诱发心绞痛与充血性心力衰竭。体格检查可见快速的颈静脉扑动。房扑往往有不稳定的倾向，可恢复窦性心律或进展为心房颤动，但也可持续数月或数年。

2. 心电图检查（图4-7） 如下所述。

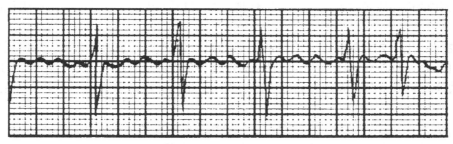

图4-7 房扑

（1）心房活动呈现规律的锯齿状扑动波称为 F 波，扑动波之间的等电线消失，在 Ⅱ、Ⅲ、aVF 或 V_1 导联最为明显。典型房扑的心房率通常为 250～300 次/分。

（2）心室率规则或不规则，取决于房室传导比率是否恒定。不规则的心室率系传导比率发生变化所致。

（3）QRS 波群形态正常，当出现室内差异传导或原先有束支传导阻滞时，QRS 波群增宽、形态异常。

3. 治疗原则 如下所述。

（1）病因治疗：针对病因进行治疗。

（2）控制心室率：房扑急性发作或持续发作心室率较快、症状明显者，宜选择维拉帕米、地尔硫䓬或 β 受体阻断药减缓心室率。

（3）转复窦性心律：可分为药物复律和体外同步心脏电复律。房扑心室率得到有效控制后，可根据具体情况选用抗心律失常药物如伊布利特等转复窦性心律；若患者心室率极快，药物控制不理想需及时体外同步心脏电复律。

（4）射频消融治疗：反复发作的阵发性房扑和持续性房扑，药物治疗无效或不能耐受且症状明显者，可选择射频消融治疗。

（5）预防血栓栓塞：应根据患者血栓栓塞危险评估恰当选择抗凝药物或阿司匹林预防。

4. 护理诊断 如下所述。

（1）活动无耐力：与心律失常导致心悸或心排血量减少有关。

（2）焦虑：与心律失常反复发作、疗效欠佳有关。

（3）潜在并发症：心力衰竭、脑梗死。

5. 护理措施 如下所述。

（1）休息：注意休息，适当活动，症状明显者应卧床，避免跌倒。

（2）病情观察：心房扑动患者要密切观察心率和血压变化，如突然出现心率过快、过慢、不齐或有明显心慌、胸闷、乏力等应立即通知医生，并及时给予处理。在服药期间应定期复查心电图。

（3）饮食指导：清淡、易消化、高维生素饮食，少量多餐。戒烟酒，忌浓茶、咖啡，保持大便通畅。

（4）心理护理：向患者介绍有关疾病的知识，做好心理疏导，避免一切医源性刺激。

（5）治疗过程中的应急护理措施：脑栓塞如患者出现突然失语、肢体瘫痪加重、意识逐渐不清、肢体皮肤变色、疼痛及所属动脉是否搏动等及时报告医师。急性期脑栓塞患者应绝对卧床休息，气体栓塞的患者取头低位并向左侧卧位，预防更多的空气栓子到脑部与左心室。恢复期视病情逐渐适当活动。饮食给予富有营养易于消化的食物，若并发心脏疾病应给予低盐饮食，如有吞咽障碍可给予鼻饲。

6. 健康教育 如下所述。

（1）心房扑动大多数见于器质性心脏病或器质性疾病的患者，因此，积极治疗原发病是预防房扑的主要措施，如改善心肌缺血、治疗高血压病和甲状腺功能亢进等。

（2）反复发作的房扑应预防性服药，对慢性持续性房扑应积极控制心室率，口服抗凝药以预防血栓栓塞。

（3）生活指导：生活要有规律，养成好的生活习惯，合理地安排休息时间，可以适当散步、练太极拳使经脉气血流通。但心室率过快的房扑以及原发病为急性心肌梗死、急性心肌炎等的患者，必须休息治疗。饮食清淡，宜以富含营养的、高蛋白饮食为主，辅以新鲜蔬菜、时令鲜果，避免过饱，保持大便通畅。

（4）教育患者要保持精神乐观、情绪稳定、避免精神刺激和疲劳，可减少本病的发作。

（5）定期进行检查，如果是反复发作的心房扑动应预防性服药，对于慢性持续性心房扑动要积极控制心室率。

（四）心房颤动

心房颤动简称房颤，是临床最常见的持续性心律失常。常见于器质性心脏病如冠心病、心力衰竭、先天性心脏病、肺心病等，尤其左心房明显扩大者；非器质性心脏病也可发生，如甲状腺功能亢进症、酒精及洋地黄中毒等；另有少数房颤找不到明确病因，称为孤立性（或特发性）房颤。房颤的发生率随年龄增大而增加，40岁为0.3%，60~80岁为5%~9%，80岁以上老年人约为10%。房颤对临床的主要危害是增加血栓栓塞的危险，房颤患者与非房颤患者比较，脑卒中的发生率增加5倍，病死率增加2倍。

1. 临床表现 房颤初始，患者恐惧不安、心悸不适，心室率极快时可出现心绞痛、昏厥或心功能不全的表现。慢性持续性房颤的症状因心室率、有无器质性心脏病和血栓栓塞并发症而异，心音强弱不等，心律极不规则和脉搏短绌是房颤的主要体征。

房颤症状的轻重受心室率快慢的影响。心室率超过150次/分，患者可发生心绞痛与充血性心力衰竭。心室率不快时，患者可无症状。房颤时心房有效收缩消失，心排血量比窦性心律时减少达25%或更多。房颤并发体循环栓塞的危险性甚大。栓子来自左心房，多在左心耳部，脑卒中的机会较无房颤者高出5~7倍。二尖瓣狭窄或二尖瓣脱垂并发房颤时，脑栓塞的发生率更高。心脏听诊第一心音强度变化不定，心律极不规则。当心室率快时可发生脉搏短绌。

2. 心电图检查（图4-8） 如下所述。

（1）窦性P波消失，代之以大小、形态、间隔不一的f波，频率350~600次/分。

（2）R-R间隔绝对不规则，心室率100~160次/分。

（3）QRS波群形态一般正常。

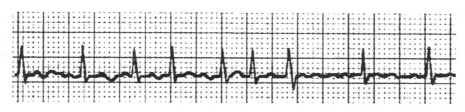

图 4-8 房颤

3. 治疗原则 如下所述。

（1）治疗原则

1）恢复窦性心律：是房颤治疗的最佳结果。只有恢复窦性心律（正常心律），才能达到完全治疗房颤的目的，所以对于任何房颤患者均应该尝试恢复窦性心律的治疗方法。

2）控制快速心室率：对于不能恢复窦性心律的房颤患者，可以应用药物减慢较快的心室率。

3）防止血栓形成和脑卒中：在房颤时如果不能恢复窦性心律，可以应用抗凝药物预防血栓形成和脑卒中的发生。

对于某些疾病如甲状腺功能亢进、急性酒精中毒、药物所致的房颤，在去除病因之后，房颤可能自行消失，也可能持续存在。

（2）药物治疗：从目前看，药物治疗依然是房颤治疗的重要方法，药物能恢复和维持窦性心律，控制心室率以及预防血栓栓塞并发症。

1）转复窦性心律（正常节律）的药物：对于新发房颤，因其在 48 小时内自行复窦的比率很高（24 小时内约 60%），可先观察，也可采用普罗帕酮（450～600mg）或氟卡胺（300mg）顿服的方法。房颤已经持续超过 48 小时而不足 7 天者，可用静脉用药物转律，如氟卡胺、多非利特、普罗帕酮、伊布利特和胺碘酮等，成功率可达 50%。房颤发作持续时间超过 1 周（持续性房颤）药物转律的效果大大降低，常用和证实有效的药物有胺碘酮、伊布利特、多非利特等。

2）控制心室率（频率控制）的药物：控制心室率可以保证心脏基本功能，尽可能降低房颤引起的心脏功能紊乱。常用药物如下。

A. β 受体阻断药：最有效、最常用和经常单独应用的药物。

B. 钙通道阻滞剂：维拉帕米和地尔硫䓬也可有效用于房颤时心室率的控制，尤其对于运动状态下心室率的控制优于地高辛，和地高辛合用的效果也优于单独使用。多用于无器质性心脏病或左室收缩功能正常以及伴有慢性阻塞性肺疾病的患者。

C. 洋地黄：是在紧急情况下控制房颤心室率的一线用药，目前临床上多用于伴有左心衰竭患者的心室率控制。

D. 胺碘酮：可降低房颤时的心室率，不建议用于慢性房颤时的长期心室率控制，只是在其他药物控制无效或禁忌时、在房颤并发心力衰竭需紧急控制心室率时可首选胺碘酮与洋地黄合用。

3）抗凝治疗：是预防房颤患者血栓形成和栓塞的必要手段，使用华法林抗凝治疗可以使发生脑卒中的危险性降低 68%。但是抗凝治疗并不能消除房颤，不能改善患者的临床症状如心悸、乏力、心力衰竭等。房颤患者如果有下列情况，应当进行抗凝治疗：年龄≥65 岁；以前有过脑卒中病史或者短暂脑缺血发作；充血性心力衰竭；高血压；糖尿病；冠心病；左心房扩大；超声心动图发现左心房血栓。抗凝治疗一定要有专科医师指导，抗凝过度可能导致出血，抗凝强度不够则没有预防作用。长期应用华法林需检测国际标准化比值（INR），特别是用药初期，需要反复抽血化验，许多患者不能长期坚持。华法林的作用很容易受到其他药物或饮食的影响，使剂量的调整不好掌握。对于一些不能耐受华法林的患者可以用阿司匹林和（或）氯吡格雷治疗。

（3）非药物治疗：房颤的非药物治疗包括电转复（转复窦性心律）、射频消融治疗和外科迷宫手术治疗（根治房颤）。

1）电复律是指用两个电极片放置在患者胸部的适当部位，通过除颤仪发放电流，重新恢复窦性心律的方法。电复律适用于：紧急情况的房颤（如心肌梗死、心率极快、低血压、心绞痛、心力衰竭等），房颤症状严重，患者难以耐受，上次电复律成功，未用药物维持而又复发的房颤。电复律不是一种根治房颤的方法，患者的房颤往往会复发，而且部分患者还需要继续服用抗心律失常药物维持窦性心律。

2）导管消融治疗适用于绝大多数房颤患者，创伤小，患者易于接受。

3）外科迷宫手术目前主要用于因其他心脏疾病需要行心脏手术治疗的房颤患者，手术效果好，但是创伤大。

4. 护理诊断　如下所述。

（1）活动无耐力：与心律失常导致心悸或心排血量减少有关。

（2）焦虑：与心律失常反复发作、疗效欠佳有关。

（3）潜在并发症：①心力衰竭、脑梗死；②心房颤动抗凝治疗引起出血的可能。

5. 护理措施　如下所述。

（1）休息：心房颤动患者急性发作期应绝对卧床休息，如发作程度较轻，可以根据原发心脏病的状况及体力状态而进行适当的活动或休息。

（2）重点护理

1）积极治疗原发病：当出现心律不齐时，应考虑其他疾病因素，积极采取相应的治疗措施。心房颤动患者要经常观察心率和血压，观察心脏节律的变化，如突然出现心率过快、过慢、不齐或有明显心悸、气短、心前区不适、血压下降等，应及时发现，立即通知医生并给予及时处理。在服药期间应定期复查心电图，并密切注意不良反应，如出现身体不适、明显头晕、言语不清、胸闷、不能平卧等症状，应警惕有血栓脱落造成栓塞及心力衰竭的可能，及时到医院检查以及早处理。

2）对症护理：①心悸、胸闷、气急等症状发作时，立即协助患者卧床休息。②给予吸氧、床边12导联心电图，注意心电图的变化，监测生命体征的变化，必要时心电监护。③患者症状缓解后，与其一起探讨诱因，如情绪激动、过度疲劳和屏气用力动作、饱餐、感染发热、心肌缺血、甲状腺功能亢进等，进行针对性治疗，采取适当的预防措施。

（3）饮食指导：多食富含蛋白质和维生素的食物，如瘦肉、鱼虾、蛋、奶类等；多食新鲜蔬菜和水果，如卷心菜、青菜、西红柿、柑橘、苹果、香蕉、柠檬等；不吸烟、少饮酒、少饮浓茶和咖啡等；忌食辛辣刺激性食物，如葱姜、咖喱、辣椒等；如果患者心功能欠佳，出现明显水肿时应限制钠盐摄入，每天摄入量应 <5g。

（4）心理护理：心房颤动患者心情多较忧郁、烦躁、情绪低落，要消除患者的思想顾虑和恐惧感，使其保持心情平和，增强其治疗疾病的信心，避免长期精神紧张焦虑。

（5）治疗过程中的应急护理措施

1）肺栓塞：患者的房间应该舒适、安静，空气新鲜。绝对卧床休息，防止活动促使静脉血栓脱落，发生再次肺栓塞。注意保暖。镇痛：胸痛轻，能够耐受，可不处理；但对胸痛较重、影响呼吸的患者，应给予镇痛处理，以免剧烈胸痛影响患者的呼吸运动。吸氧。监测重要生命体征：如呼吸、血压、心率、心律及体温等。定期复查动脉血气及心电图。观察用药反应。

2）心功能不全：观察记录心力衰竭的症状、体征及病情变化。监测生命体征、血气分析、心电图等，记录24小时出入量。提供合理体位，给予吸氧。保持呼吸道通畅。使用利尿剂，注意用药后的尿量及电解质变化。使用洋地黄，注意剂量，密切观察毒性反应，及时处理。卧床患者加强生活护理，预防并发症。

3）心源性猝死：对心源性猝死的处理就是立即进行有效的心肺复苏。①识别心搏骤停：出现较早并且方便可靠的临床征象是意识突然丧失，呼吸停止，对刺激无反应。②呼救：在心肺复苏术的同时，设法（呼喊或通过他人应用现代通信设备）通知急救系统，使更多的人参与基础心肺复苏和进一步施行高级复苏术。③心前区捶击复律：一旦肯定心搏骤停而无心电监护和除颤仪时，应坚决地予以捶击患者胸骨中下1/3处，若1~2次后心跳仍未恢复，则立即行基础心肺复苏。④基础心肺复苏：畅通气道、人工呼吸、人工胸外心脏按压。⑤高级心肺复苏：心肺复苏成功后，需继续有效地维持循环和呼吸稳定，防止心脏再次骤停，处理脑缺氧、脑水肿、肾功能不全和继发性感染等，纠正酸中毒。要积极查明心源性猝死的原因并加以处理，预防再次发生猝死。

6. 健康教育　如下所述。

（1）饮食指导

1）少吃脂肪和胆固醇含量较高的食物，如动物内脏、肥肉、蛋黄、动物油等，多吃新鲜水果、蔬菜和富含纤维素的食物。

2）进食清淡、高钾低钠饮食，忌食辛辣刺激性食品。戒除烟酒，不喝咖啡、浓茶。

3）华法林治疗期间禁忌食用含维生素K的食物，如许多绿色蔬菜和水果，包括菠菜、芦笋、花椰菜、包心菜、茼莴菜、芥蓝、奇异果、莴苣、生菜、西柚等。

（2）运动指导

1）以选择节奏比较舒缓、便于调节运动节拍的锻炼项目为宜，如散步、慢跑、打太极拳等。运动量应从小到大，时间从短到长，循序渐进，避免负重、屏气运动。运动量根据锻炼后的最高心率限度来计算，方法：（220 - 年龄）×0.75。

2）运动以无身体不适为原则，若出现头晕、头痛、心悸、恶心、呕吐等不适症状时，应立刻停止，必要时需就医。

三、房室交界区心律失常

房室交界区心律失常一般分为房室交界区期前收缩、交界区逸搏与逸搏心律、非阵发性交界区心动过速、与房室交界区相关的折返性心动过速、预激综合征。

（一）房室交界区期前收缩

房室交界区期前收缩是指起源于房室交界区异位起搏点的期前收缩，又称为房室交界区期前收缩，病因与房性期前收缩类似。

1. 临床表现　交界性期前收缩可有心悸、胸闷、恶心等症状，心脏听诊期前收缩第一心音增强，第二心音减弱或消失，其后有一长间歇。

2. 心电图检查　如下所述。

（1）提前出现的 QRS - T 波，其前面无窦性 P 波。

（2）逆行 P 波（Ⅱ、Ⅲ、aVF 导联倒置，aVR 导联直立）可位于 QRS 波之前（P′- R 间期 < 0.12 秒）、之中或之后（R - P 间期 < 0.20 秒）。

（3）QRS 波形可正常或变形。

（4）多数情况下为完全性代偿间歇。

3. 治疗原则　治疗病因和去除诱因，无须抗心律失常药物。

4. 护理诊断　如下所述。

（1）活动无耐力：与心律失常导致心悸或心排血量减少有关。

（2）焦虑：与心律失常反复发作、疗效欠佳有关。

（3）潜在并发症：阿 - 斯综合征。

5. 护理措施　如下所述。

（1）休息：适当活动，避免劳累；保持精神乐观，情绪稳定，避免精神紧张；戒烟酒，减少本病的诱发因素。

（2）病情观察：监测患者生命体征，密切观察患者心律、心率和血压的变化，如突然出现心悸、胸闷、恶心等，应及时发现立即通知医生，并及时给予处理。监测心电图，并密切注意药物的不良反应，如出现黑蒙、心慌、晕厥等应警惕脑缺血，及时通知医护人员。

（3）饮食指导：饮食宜清淡，平时宜进食容易消化的食物，以免造成消化不良，多吃富含蛋白质的食物，如牛肉、鱼、虾、蛋类等，多吃新鲜蔬菜和水果，如青菜、番茄、苹果、梨等。饮食不宜过饱，少吃刺激性食物如酸、辣等调味品，少喝浓茶或咖啡；尽量不吃有刺激性的食物如葱、姜、醋、胡椒等；少吃容易胀气的食品，如芋头、土豆、豆制品等。

（4）治疗过程中的应急护理措施：发现晕厥患者时，应采取以下护理措施。

1）应立即将患者置于头低足高位，使脑部血供充分。将患者的衣服纽扣解松，头转向一侧，以免舌头后坠堵塞气道。

2）局部刺激，如向头面部喷些凉水或额部放上湿的凉毛巾，有助于清醒。如房间温度太低，应保暖。

3）在晕厥发作时不能喂食、喂水，意识清醒后不要让患者马上站立，必须等患者全身无力好转后才能在细心照料下逐渐站立和行走。

6. 健康教育　如下所述。

（1）积极治疗原发病，消除期前收缩的原因，如纠正电解质紊乱，改善心肌供血，改善心脏功能等，按时服药。

（2）避免精神紧张，保持精神乐观，情绪稳定；适当活动，勿过劳，戒烟酒，减少本病的诱发因素；合理饮食，少食油腻的食品。

（二）房室交界区逸搏与逸搏心律

室上性激动在一定时间内不能下传到心室时，交界区起搏点便被动的发放 1 ~ 2 次激动，形成房室交界区逸搏，交界区逸搏连续出现 3 次或 3 次以上，称为房室交界区逸搏心律。

1. 临床表现　患者有心悸的症状，严重心动过缓时可伴有头晕、黑蒙的症状。房室交界区逸搏的频率通常为 40 ~ 60 次/分。

2. 心电图检查　如下所述。

（1）延迟出现的 QRS 波群形态为室上性。

（2）逆行 P 波（Ⅱ、Ⅲ、aVF 导联倒置，aVR 导联直立）可位于 QRS 波之前（P'- R 间期 < 0.12 秒）、之中或之后（R - P 间期 < 0.20 秒）。

（3）逸搏周期 1.0 ~ 1.5 秒，交界性逸搏心律的心室率为 40 ~ 60 次/分，通常节律整齐。

3. 治疗原则　取决于病因和基本心律。

（1）由于迷走神经张力增高，一过性窦性心动过缓引起的交界区逸搏及逸搏心律无重要的临床意义。

（2）药物引起者停用相关药物。

（3）持续的交界区逸搏心律提示有器质性心脏病，如显著心动过缓者应安装起搏器。

4. 护理诊断　如下所述。

（1）活动无耐力：与心律失常导致心排血量减少有关。

（2）头晕：与心排血量下降引起脑供血不足有关。

（3）焦虑：与心律失常反复发作、疗效欠佳有关。

（4）潜在并发症：血压下降。

5. 护理措施　如下所述。

（1）休息：适当活动，避免劳累；保持精神乐观，情绪稳定，避免精神紧张；戒烟酒，减少该病的诱发因素。

（2）病情观察：监测患者生命体征，密切观察患者心律、心率和血压的变化，如突然出现心悸、头晕等不适，应立即通知医生，并及时给予处理。监测心电图，并密切注意药物的不良反应，如出现黑蒙、心悸、晕厥等应警惕脑缺血，及时通知医护人员。

（3）生活指导：患者宜多食对心脏有益的食物，如全麦、燕麦、糙米、扁豆、洋葱、蒜头、蘑菇、茄子等；忌食有刺激性的食物，少吃油炸食品，忌烟酒，适度活动，以不引起心悸、头晕等不适为宜。

（4）治疗过程中的应急护理措施

1）晕厥：发现晕厥患者时应做以下护理。①应立即将患者置于头低足高位，使脑部血供充分。将患者的衣服纽扣解松，头转向一侧，以免舌头后坠堵塞气道。②局部刺激，如向头面部喷些凉水或额部放上湿的凉毛巾，有助于清醒。如房间温度太低，应保暖。③在晕厥发作时不能喂食、喂水。意识清醒后不要让患者马上站立，必须等患者全身无力好转后才能在细心照料下逐渐站立和行走。

2）低血压：当发生直立性低血压时，立即协助患者平卧，并帮助按摩四肢，数分钟后可缓解，严重低血压时，嘱患者绝对卧床，遵医嘱应用升压药物，并密切观察患者血压和心率的变化。

6. 健康教育　如下所述。

（1）告知患者交界区逸搏及交界区逸搏心律是一种生理性代偿机制，当其出现时要积极寻找引起其发生的原发疾病，查明病因，积极治疗，是预防此种心律失常的根本措施。

（2）避免精神紧张，保持精神乐观，情绪稳定，生活规律，勿过劳，戒烟酒，忌食有刺激性的食物，少吃油炸食品，定期进行检查。

（三）非阵发性交界区性心动过速

非阵发性房室交界区性心动过速也称加速的交界区性逸搏心律，是常见的主动性交界区性心律失常。加速的交界区性逸搏心律几乎总是发生于器质性心脏病患者，常见于洋地黄中毒，也可见于急性心肌梗死、心肌炎、心肌病、慢性肺源性心脏病，尤其并发感染、缺氧、低血钾等情况。

1. 临床表现　患者有心悸的症状，偶有胸闷、憋气、头晕等症状。心动过速起始与终止时心率逐渐变化，有别于阵发性心动过速。血流动力学无明显变化，多为暂时性，也不会引起心房颤动或心室颤动，属良性心律失常。

2. 心电图检查　如下所述。

（1）QRS波群形态正常，其前面无窦性P波。

（2）逆行P波（Ⅱ、Ⅲ、aVF导联倒置，aVR导联直立）可位于QRS波之前（P′-R间期＜0.12秒）、之中或之后（R-P间期＜0.20秒）。

（3）心室率60～100次/分，通常节律整齐。

（4）与窦性心律并存时可出现干扰性或阻滞性房室脱节。

3. 治疗原则　治疗主要针对原发疾病，洋地黄中毒者停用洋地黄，纠正缺氧、低血钾等临床情况。

4. 护理诊断　如下所述。

（1）活动无耐力：与心律失常导致心悸或心排血量减少有关。

（2）焦虑：与心律失常反复发作、疗效欠佳有关。

（3）潜在并发症：心力衰竭。

5. 护理措施　如下所述。

（1）休息与活动：嘱患者做适量活动，如有不适，应立即停止活动，就地休息。

（2）病情观察

1）因非阵发性交界区性心动过速多见于洋地黄中毒，所以在使用洋地黄药物时要掌握好适应证，治疗过程中要严密监测血药浓度和临床症状，一旦发现问题及时进行处理。

2）当非阵发性交界区性心动过速出现房室分离时，由于心房收缩不能帮助心室的充盈使心排血量降低，此时可考虑用阿托品使窦性心律增快，通过窦性-交界区心律的竞争，使非阵发性交界区性心动过速消失，房室分离消失，心排血量增加。

（3）饮食指导：患者应多食维生素丰富的新鲜蔬菜和水果，如萝卜、山楂、蘑菇等；饮食宜清淡，忌食有刺激神经兴奋的食物，比如辛辣食物、咖啡和可乐等；忌食油腻的食物，忌烟酒，少吃甜食。

（4）治疗过程中的应急护理措施

1）心力衰竭：患者取坐位，双腿下垂，以减少静脉回流。高流量氧气吸入（10～20L/min纯氧吸入），并在湿化瓶中放入酒精。遵医嘱应用吗啡，呋塞米（速尿）20～40mg静注，于2分钟内推完，亦是主要的治疗方法。应用血管扩张剂，可选用硝普钠或硝酸甘油静滴，毛花苷0.4mg以葡萄糖水稀释后，静脉注射，适用于心房颤动伴快速心室率或已知有心脏增大伴左心室收缩功能不全者，禁用于重度二尖瓣狭窄伴窦性心律者。氨茶碱0.25g以葡萄糖水稀释后缓慢静脉推注，对解除支气管痉挛特别有效，同时有正性肌力作用及扩张外周血管和利尿作用。四肢轮流结扎降低前负荷。

2）猝死：对心源性猝死的处理就是立即进行有效的心肺复苏。

6. 健康教育　如下所述。

（1）向患者介绍该病的病因、表现、治疗及用药方法，使用洋地黄药物时要掌握好适应证，治疗过程中要严密监测血药浓度和临床症状，一旦发现问题及时进行处理。

（2）嘱咐患者保持情绪稳定，避免诱因，生活饮食规律，保证良好睡眠，定期复查。

（四）与房室交界区相关的折返性心动过速

当异位兴奋灶自律性进一步增高或连续的折返激动时，突然发生连续 3 个或 3 个以上的期前收缩，称为阵发性心动过速，按激动的起源部位可分为室上性阵发性心动过速和室性阵发性心动过速。室上性阵发性心动过速 90% 以上为房室结折返性心动过速和房室折返性心动过速，因为这两种心动过速的折返环依赖于房室交界区的参与，故又称房室交界区相关的折返性心动过速。

1. 临床表现　该病多见于无器质性心脏病者，也可见于各种心脏病、甲状腺功能亢进、洋地黄中毒等患者。可因情绪激动、疲劳、突然用力、寒冷等刺激诱发，但也可无明显诱因而突然发病。本病呈阵发性发作，突发突止。发作时有心悸、焦虑、乏力，但在原有器质性心脏病者可诱发心绞痛、心功能不全、晕厥或休克。

2. 辅助检查　包括心电图和心内电生理检查。

（1）心电图：①突发突止；②发作时心室率 150～250 次/分；③QRS 波形态多正常，少数情况下也可宽大畸形；④无窦性 P 波，可见或不可见到逆行的 P 波。

（2）心内电生理检查：可以用来明确室上性心动过速的发生机制，指导导管消融治疗，并可评价室上性心动过速的预后。

3. 治疗原则　如下所述。

（1）发作时护理：发作时立即休息，刺激迷走神经的方法如按摩一侧颈动脉窦、用力屏气等常能迅速终止发作。

（2）抗心律失常药物治疗：Ⅰ～Ⅳ类抗心律失常药物均可选用，常用药物有腺苷或 ATP、异搏定、心律平、β 受体阻断剂等。

（3）食管起搏：如药物治疗无效或在射频消融术前停用抗心律失常药后发作室上性心动过速，可以用食管调搏的方法来终止。

（4）电复律：对伴有严重血流动力学障碍（如晕厥等）者应立即行电复律，对于药物或其他方法治疗无效者也可以使用电复律。

（5）射频消融术：是阵发性室上性心动过速的首选治疗方法。绝大部分阵发性室上性心动过速患者可以通过射频消融术得到根治。

4. 护理诊断　应与房性心动过速相鉴别；如为房室旁路前传或伴束支传导阻滞时 QRS 波可增宽，此时应与室性心动过速鉴别。

（五）预激综合征

预激综合征指室上性激动在下传过程中，通过旁路预先激动部分心室的综合征，又称 W－P－W 综合征。该病多见于无其他心脏异常者，少数人伴有器质性心脏病。

1. 临床表现　预激本身不引起症状。具有预激心电图表现者，心动过速的发生率为 1.8%，并随年龄增长而增加。其中大约 80% 心动过速发作为房室折返性心动过速，15%～30% 为心房颤动，5% 为心房扑动。频率过于快速的心动过速（特别是持续发作心房颤动），可恶化为心室颤动或导致充血性心力衰竭、低血压。

2. 心电图检查　①P－R 间期 < 0.12 秒；②QRS 波起始部位粗钝波（delta 波），终末部分正常；③继发性 ST－T 改变；④部分旁路无前传功能，仅有逆传功能，此时 P－R 间期正常，QRS 波起始部无 delta 波，但可反复发作室上性心动过速，此类旁路称为隐匿旁路。

3. 治疗原则　如下所述。

（1）若不并发其他心律失常则无须治疗。

（2）并发房室折返性心动过速时可用药物复律（如维拉帕米、普罗帕酮）。

（3）并发房扑或房颤时常有极快的心室率而导致血流动力学障碍，此时应立即电复律。

（4）经导管射频消融旁路是最佳治疗方法，根治率大于95％。

四、室性心律失常

（一）室性期前收缩

室性期前收缩又称室性早搏，是心室提前除极引起的心脏搏动。室性期前收缩是临床最常见的一种心律失常，既见于器质性心脏病患者，亦可见于无器质性心脏病的健康人，正常人发生室性期前收缩的机会随年龄的增长而增加。动态心电图监测发现，在大于25岁的健康人群中，50％的人可检出室性期前收缩；大于60岁的健康人群中，发生率高达100％。

1. 临床表现　患者可感到心悸不适，期前收缩后有较长的停歇，桡动脉搏动减弱或消失。如患者已有左室功能减退，室性期前收缩频繁发作可引起晕厥；频发室性期前收缩发作持续时间过长，可引起心绞痛与低血压。心脏听诊时，室性期前收缩的第一心音增强，第二心音减弱或消失，其后有一较长间歇。

2. 辅助检查　如下所述。

（1）心电图：①提前出现的 QRS－T 波前无相关 P 波；②提前出现的 QRS 波宽大畸形，时限＞0.12秒；③T 波方向与 QRS 主波方向相反；④常为完全性代偿间歇。也可以用 Holter 记录协助诊断，并指导治疗。

（2）特殊检查：心内电生理检查，可以用来确定室性早搏起源部位、指导射频消融治疗。

3. 治疗原则　如下所述。

（1）无器质性心脏病且无明显症状者不必使用抗心律失常药物治疗。如有明显症状应予治疗，首先是去除诱发因素，也可适当给予镇静剂；去除诱因仍然有明显症状者可首选 β 受体阻断剂，或口服美西律或普罗帕酮。应避免使用胺碘酮等。

（2）有器质性心脏病者首先应重视对原发疾病的治疗，同时要去除诱发因素，如感染、电解质及酸碱平衡失调、紧张、过度疲劳、过度烟酒、浓茶及咖啡等。药物治疗主要有 β 受体阻断剂（多数情况下可作为起始治疗药物）和胺碘酮，急性心梗后早期使用 β 受体阻断剂可明显减少致命性心律失常的发生率，但不主张常规预防性使用利多卡因。射频消融可用于治疗室性期前收缩。

（3）目前强调根据病史、室性期前收缩的复杂程度、左心室功能，并参考信号平均心电图及心率变异性等进行危险分层，心脏性猝死高危的患者要加强治疗。

4. 护理诊断　如下所述。

（1）活动无耐力：与心律失常导致心悸或心排血量减少有关。

（2）头晕：与心排血量下降引起脑供血不足有关。

（3）焦虑：与心律失常反复发作、疗效欠佳有关。

5. 护理措施　如下所述。

（1）病情观察：密切观察病情变化，监测患者生命体征，给予持续床旁心电监护，持续吸氧，严密观察患者的心率、心律，并做好记录，描记12导联心电图，为临床用药前做准备及用药提供依据，同时备好急救药品、除颤仪，以便抢救时使用。

（2）药物护理：遵医嘱将胺碘酮150mg 加葡萄糖水 20mL 充分溶解后，给患者静脉推注。推注药液时速度宜慢，一般10～15分钟推完，推注过快易造成低血压。在推注药液过程中，要注意观察心电示波上患者心率、心律的变化，同时询问患者的感受，发现异常及时报告医生处理。维持静滴时应用输液泵，以保证剂量准确。此外，静脉注射或静脉滴注时，宜选择粗而清楚的静脉血管给药，避免发生静脉炎。使用过程中除注意观察疗效和可能出现的不良反应外，应做好详细的使用记录。胺碘酮的不良反应是 Q－T 间期延长和心律失常。因此观察期间除需密切注视心电示波上的心电波形的变化外，应还定时复查心电图，测量 Q－T 间期。

（3）饮食指导：应嘱患者进食低脂肪、低胆固醇、清淡易消化的饮食，避免辛辣等刺激性食物，伴有心功能不全的患者宜进食低盐饮食，同时注意食物的色、香、味搭配，以增进患者的食欲。

（4）心理护理：加强心理护理及宣教指导，发生快速心律失常的患者绝大部分都伴有器质性心脏病，由于心率加快，尤其伴有血流动力学改变时，患者有恐惧、濒死的感觉。因此，护士应安慰患者，耐心做好解释，讲解该疾病的有关知识及治疗效果，药物可能出现的不良反应，消除患者的思想顾虑，使其积极配合治疗，以利于疾病的康复。

（5）治疗过程中的应急护理措施：对心源性猝死的处理就是立即进行有效的心肺复苏。

6. 健康教育　如下所述。

（1）积极治疗原发病，消除期前收缩的原因，如纠正电解质紊乱，改善心肌供血，改善心脏功能等。

（2）保持精神乐观、情绪稳定；起居有常，勿过劳；戒烟酒，减少本病的诱发因素；饮食有节，少食油腻的食品。积极进行体育锻炼，控制体重。

（3）预防诱发因素，一旦确诊后患者往往高度紧张、焦虑，迫切要求用药控制心律失常。常见诱因包括：吸烟、酗酒、过劳、紧张、激动、暴饮暴食、消化不良、感冒发热等。

（4）患者必须按医生要求服药，并注意观察用药后的反应，定期复查。

（二）室性心动过速

连续 3 个或 3 个以上的室性期前收缩称为室性心动过速，简称室速。如果室速持续时间超过 30 秒或伴血流动力学障碍则称为持续性室速。器质性心脏病是室速发生的最常见原因，尤其是缺血性心脏病、心肌病、心肌炎、二尖瓣脱垂综合征、先天性心脏病等。室速也可见于其他各种原因引起的心脏损害和药物中毒、电解质紊乱，极少数患者可为无明显器质性心脏病的"正常人"，称为特发性室速，约占室速的 10%。

1. 临床表现　取决于发作时的心室率快慢、持续时间、心功能及伴随疾病，如室速的心室率较慢，且持续时间较短，可自行终止，则患者的症状较轻，仅感心悸，甚至完全无症状；反之可出现血压下降，头晕或晕厥，甚至可发展为心力衰竭、肺水肿或休克、心室颤动，如不及时治疗有生命危险。

2. 辅助检查　如下所述。

（1）心电图：①发作时心室率 100～250 次／分；②QRS 波宽大畸形，时限 >0.12 秒，形态可一致（单形性室速）或不一致（多形性室速）；③P－R 间期无固定关系（房室分离）；④可有室性融合波。Holter 可用于捕捉短暂的室速发作。

（2）特殊检查：心内电生理检查，可以用来明确室速的诊断及发生机制、筛选抗心律失常药物及评价治疗效果、确定室速的起源部位并指导射频消融治疗，并可评价室速的预后。

3. 治疗原则　如下所述。

（1）终止室速发作：室速患者如无明显的血流动力学障碍，首先给予静脉注射利多卡因或普鲁卡因胺，同时静脉持续滴注。静注普罗帕酮不宜用于心肌梗死或心力衰竭的患者，其他药物治疗无效时可选用胺碘酮静注或同步直流电复律。若患者已发生休克、心绞痛、脑部血流灌注不足等症状，应迅速施行电复律。对尖端扭转型室速，应努力寻找和去除导致 QT 间期延长的病变和停用有关药物。治疗可试用镁盐、异丙肾上腺素，亦可使用临时心房或心室起搏。ⅠA 或Ⅲ类抗心律失常药物可使 QT 间期更加延长，属禁用。

（2）预防复发：应努力寻找及治疗诱发与维持室速的各种可逆性病变，如缺血、低血压、低血钾等。在药物预防效果大致相同的情况下，应选择其潜在不良反应较少的抗心律失常药。维拉帕米对大多数室速的预防无效，但可应用于"维拉帕米敏感性室速"患者。单一药物治疗无效时，可选用作用机制不同的药物联合应用，各自药量均可减少。抗心律失常药物亦可与埋藏式心室起搏装置合用，治疗复发性室速。植入式心脏复律除颤器、外科手术亦已成功应用于选择性病例。对于无器质性心脏病的特发性单源性室速，导管射频消融根除发作疗效甚佳。冠脉旁路移植手术对某些冠心病并发室速的患者可能有效。

4. 护理诊断 如下所述。

（1）活动无耐力：与心律失常导致心悸或心排血量减少有关。

（2）头晕：与心排血量下降引起脑供血不足有关。

（3）焦虑：与心律失常反复发作、疗效欠佳有关。

（4）潜在并发症：心力衰竭。

5. 护理措施 如下所述。

（1）饮食指导：指导患者采取清淡易消化饮食，避免摄入刺激性食物如浓茶、咖啡等，多食纤维素丰富的食物，保持大便通畅。

（2）心理护理：与患者保持良好的沟通，关注患者心理动态，及时满足患者需要。向患者讲明良好心理状态的重要性，避免情绪激动，向他们讲解疾病的知识，鼓励其树立战胜疾病的信心，配合医护人员做好各项治疗。

（3）重点护理

1）严密观察生命体征及心电图的变化，发现频发、多源性、成对的或呈 R on T 现象的室性期前收缩、阵发性室速等应立即报告医生，协助采取积极的处理措施。电极放置部位避开胸骨右缘及心前区，以免影响做心电图和紧急电复律。

2）做好抢救准备，准备静脉通道，备好纠正心律失常的药物及其他抢救药品、除颤仪等。

（4）治疗过程中的应急护理措施

1）猝死：对心源性猝死的处理就是立即进行有效的心肺复苏。

2）阿－斯综合征：患者发生阿－斯综合征时：①应立即将患者置于头低足高位，使脑部血供充分。将患者的衣服纽扣解松，头转向一侧，以免舌头后倾堵塞气道。②局部刺激，如向头面部喷些凉水或额部放上湿的凉毛巾，有助于清醒。如房间温度太低，应保暖。③在晕厥发作时不能喂食、喂水。意识清醒后不要让患者马上站立，必须等患者全身无力好转后才能在细心照料下逐渐站立和行走。

6. 健康教育 如下所述。

（1）预防诱发因素：常见诱因包括：暴饮暴食，消化不良，感冒发热，摄入盐过多，血钾、血镁低等。可根据以往发病的实际情况，总结经验，避免可能的诱因。

（2）稳定的情绪：保持平和稳定的情绪，精神放松，不过度紧张。避免过喜、过悲、过怒；不看紧张刺激的电视、比赛等。

（3）休息：患者应保证有充足的睡眠，饭后不宜立即就寝，睡眠的姿势应采取右侧卧位，双腿屈曲。不适合做剧烈运动，若有胸闷、胸痛、气慌、气短和咳嗽、疲劳等不适出现，应立即停止运动。

（4）合理饮食：饮食要清淡而富于营养，减少胆固醇的摄入量。吃新鲜水果和蔬菜。饮食要适量，不宜过饱。

（5）自我监测：有些心律失常往往有先兆症状，若能及时发现及时采取措施，则可减少甚至避免再发。有些患者对自己的心律失常治疗摸索出一套自行控制的方法，当发生时用以往的经验常能控制发病。

（三）心室扑动与心室颤动

心室扑动（室扑）及心室颤动（室颤）是极为严重的心律失常，室扑是极快而规则的心室收缩；室颤是极快而不规则的、不同步的心室收缩，二者将导致心室完全丧失收缩能力，其血流动力学效应与心室停搏相同，见于多数心脏骤停及心脏性猝死的患者，也可以为各种疾病临终前的心律，极个别见于健康的"正常人"，称为特发性室颤。

1. 临床表现 意识丧失、抽搐、呼吸停止、血压测不出、听诊心音消失并不能触及大动脉搏动，如不能得到及时有效的抢救即死亡。

2. 心电图检查 ①室扑发作时 QRS－T 波不能分辨，代之以连续快速的大幅正弦波图形，频率200～

250 次/分，常在短时间内蜕变为室颤；②室颤表现为 QRS - T 波完全消失，代之以波形、振幅与频率极不规则的细小颤动波。

3. 治疗原则　如下所述。

（1）非同步直流电复律：一旦发病应立即非同步电复律，能量选择单向波 360J，双向波 200J。同时准备好心肺复苏相关药物及仪器。电击开始时间越早，成功率越高，因此应争分夺秒。

（2）保持呼吸道通畅及人工心外按压。

（3）肾上腺素是心肺复苏最重要的药物之一，可使细颤转为粗颤，从而提高电复律的成功率。

（4）抗心律失常药物：利多卡因或胺碘酮静脉注射，有效后予维持量。如是洋地黄中毒引起的室颤，可用苯妥英钠静脉注射。

（5）纠正酸碱平衡失调及电解质紊乱。

（6）复律后应积极治疗原发病及诱发因素，如原发病不能治愈则应考虑安装植入式自动复律除颤器（ICD）。

4. 护理诊断　如下所述。

（1）活动无耐力：与严重的心律失常导致心排血量减少有关。

（2）焦虑：与严重心律失常导致的躯体及心理不适有关。

（3）有受伤的危险：与心律失常导致的晕厥有关。

（4）潜在并发症：心力衰竭、心搏骤停。

5. 护理措施　如下所述。

（1）一般护理

1）心律的监护：电击复律后应持续严格观察和记录心电变化，因电击转复时心肌有一定程度的损害，心电图可以出现一过性 ST 段降低，也可发生新的恶性心律失常，所以应有专人监护并及时记录。

2）确保充足氧供给：间断或持续吸氧 2～3 天，重者可以面罩给氧，必要时有机械通气适应证时，可用机械通气。另外，呼吸机的介入可不必担心深度镇静所产生的呼吸抑制，保证了患者充分氧供。

3）及时有效的营养供给：创伤后的应激反应可产生严重的分解代谢，使血糖增高、乳酸堆积，因此必须及时有效补充能量和蛋白质，以减轻机体损耗。早期可采用肠外营养供给，等肠蠕动恢复后，可采用肠内营养供给。如昏迷未醒者可给予鼻饲，每次鼻饲量不超过 200mL，间隔 3 小时，注食速度不宜过快。

4）大小便的护理管理：保持大小便通畅，有尿失禁或尿潴留患者，应在无菌操作下行导尿术。留置导尿时应加强会阴部的护理，并定时放尿以训练膀胱的功能。患者有便秘时，可少量服用缓泻剂，或每天早晨给予蜂蜜 20mL 加适量温开水同饮，并帮助患者做腹部环形按摩（按顺时针方向）或做低压温盐水灌肠。

5）加强基础护理的落实：如口腔护理、皮肤护理，使用胺碘酮时应加强脉管炎的预防护理等。

（2）重点护理

1）室颤的判断：监护导联示 QRST 波消失，代之以快速的不规则的振幅、形态各异的颤动波。其频率为 180～500 次/分。明确诊断首要并且关键，需要与寒冷所致的肌颤波、患者身体的抖动、导联线移动所致的干扰相鉴别。室颤发生时常伴随昏迷程度加重，脑外伤患者呼吸浅而弱以至暂停，瞳孔迅速扩大，光反射消失等危急征象。

2）室颤的急救：确诊室颤后，应争分夺秒积极组织抢救。立即行非同步直流电除颤，通常选择 300～360J 的能量。如无效则静脉推注肾上腺素 1～5mg，使细颤转为粗颤，再行电除颤 1 次，若未能转复使用利多卡因、胺碘酮继续复律，同时积极去除诱因及治疗原发疾病直到转为窦性心律。电除颤时，应严格掌握操作规程，防止局部皮肤灼伤。

3）尽早实施脑复苏：低温能使机体各重要组织代谢率降低，耗氧量减少，借以保护脑和其他重要器官，利于脑复苏。一般采用头部置冰枕或冰帽，各大动脉处使用冰袋，使肛温迅速控制在 33～34℃。降温过程中随时观察耳郭、指、趾等末梢部位皮肤，避免冻伤。

（3）治疗过程中的应急护理措施：对心源性猝死的处理就是立即进行有效的心肺复苏。

1）识别心脏骤停：出现较早且方便可靠的临床征象是意识突然丧失，呼吸停止，对刺激无反应。

2）呼救：在心肺复苏术的同时，设法（呼喊或通过他人应用现代通信设备）通知急救系统，使更多的人参与基础心肺复苏和进一步施行高级复苏术。

3）心前区捶击复律：一旦确定心脏骤停而无心电监护和除颤仪时，应坚决地予以捶击患者胸骨中下1/3处，若1~2次后心跳仍未恢复，则立即行基础心肺复苏。

4）基础心肺复苏：畅通气道、人工呼吸、人工胸外心脏按压。

5）高级心肺复苏：心肺复苏成功后，需继续有效地维持循环和呼吸稳定，防治心脏再次骤停，处理脑缺氧、脑水肿、肾功能不全和继发性感染等，纠正酸中毒。要积极查明心源性猝死的原因并加以处理，预防再次发生猝死。

6. 健康教育　如下所述。

（1）稳定情绪：保持平和稳定的情绪，精神放松，不要过度紧张。精神因素尤其紧张的情绪易诱发心律失常。所以患者要以平和的心态去对待，避免过喜、过悲、过怒，不看紧张刺激的电视、比赛等。

（2）自我监测：在心律失常不易被监测到时，患者自己最能发现问题。有些心律失常常有先兆症状，若能及时发现并采取措施，可减少甚至避免再发心律失常。

（3）合理用药：心律失常治疗中强调用药个体化，患者必须按医生要求服药，并注意观察用药后的反应。

（4）定期复查：患者定期复查心电图、电解质、肝功能等，因为抗心律失常药可影响电解质及脏器功能，用药后应定期复诊及观察用药效果和调整用药剂量。

（5）生活要规律：养成按时作息的习惯，保证睡眠，因为失眠可诱发心律失常。运动要适量，量力而行，不勉强运动或运动过量，不做剧烈运动及竞赛性活动，可做气功、打太极拳。洗澡水不要太热，洗澡时间不宜过长。养成按时排便习惯，保持大便通畅。饮食要定时定量。不饮浓茶，不吸烟。避免着凉，预防感冒。

五、心脏传导阻滞

（一）房室传导阻滞

房室传导阻滞指由于房室交界区不应期延长引起的房室间传导减慢或中断的现象，根据严重程度将房室传导阻滞分为一度、二度和三度。房室传导阻滞大多见于病理情况，如冠心病、心肌炎、心肌病、中毒、电解质紊乱、原发性传导束退化等；一度和二度Ⅰ型房室传导阻滞偶尔也见于正常人，此时多与迷走神经张力增高有关。

1. 临床表现　如下所述。

（1）症状：房室传导阻滞患者症状除受原有心脏病及心脏功能状态的影响外取决于阻滞的程度及部位。

1）无症状：见于一度房室传导阻滞（此型预后良好）、二度Ⅰ型房室传导阻滞或某些慢性间歇性房室传导阻滞者。

2）有症状：二度Ⅱ型房室传导阻滞时，如被阻滞的心房波所占比例较大（如房室3∶2传导），特别是高度房室传导阻滞时，因心室率下降出现心动过缓、头晕、乏力、胸闷、气短及心功能下降等症状。三度房室传导阻滞的症状较明显，其造成血流动力学的影响取决于心室逸搏频率的快慢。在希氏束分叉以上部位的三度房室传导阻滞对血流动力学的影响较小，患者虽有乏力、活动时头晕，但不致发生晕厥；发生于希氏束分叉以下的低位三度房室传导阻滞对血流动力学影响显著，患者可出现晕厥、心源性缺氧综合征，甚至猝死。

3）不典型症状：某些患者出现一些不典型症状，如全身乏力、疲劳或低血压状态等，需要进一步检查方可确诊。

（2）体征

1）一度房室传导阻滞：一些一度房室传导阻滞的患者可以无体征。有些患者体格检查可发现心尖部第一心音减弱，这是由于心室收缩的延迟使心脏内血液充盈相对较满，房室瓣在关闭前已漂浮在一个距闭合点较近的位置上，因此关闭时瓣叶张力较低，关闭所产生的振动较小所致。

2）二度房室传导阻滞：二度Ⅰ型房室传导阻滞，心脏听诊有间歇，但间歇前并无期前收缩，第一心音可随 PR 变化发生强弱改变。二度Ⅱ型房室传导阻滞可有间歇性漏搏，但第一心音强度恒定，房室呈 3：2 传导时，听诊可酷似成对期前收缩形成的二联律。

3）三度房室传导阻滞：其特异性体征是心室率缓慢且规则并伴有第一心音强弱不等，特别是可出现突然增强的第一心音即"大炮音"，第二心音可呈正常或反常分裂，如心房与心室收缩同时发生，颈静脉出现巨大"A"波。

2. 心电图检查　如下所述。

（1）一度房室传导阻滞：①窦性 P 波规律出现；②P－R 间期＞0.20 秒；③每个窦性 P 波后均有 QRS 波。

（2）二度房室传导阻滞：二度Ⅰ型房室传导阻滞：①窦性 P 波规律出现；②P－R 间期渐长，直至一个 P 波后 QRS 波脱漏；③R－R 间期渐短；④长 R－R 间期小于正常窦性 P－P 间期的两倍。

二度Ⅱ型房室传导阻滞：①窦性 P 波规律出现；②间歇性 P 波后 QRS 波脱漏；③P－R 间期保持固定（可以正常或延长）。

（3）三度房室传导阻滞：①P 波与 QRS 波各自有自身的节律，互不相关；②P 波频率快于 QRS 波频率，心室率缓慢；③起搏点在阻滞部位下方，QRS 可正常或畸形。

3. 治疗原则　如下所述。

（1）治疗原发疾病，去除诱因：常见导致房室传导阻滞的药物有 β 受体阻断剂、维拉帕米、地尔硫䓬、胺碘酮等。

（2）一度房室传导阻滞和二度Ⅰ型房室传导阻滞心室率不慢者，不需治疗。

（3）二度Ⅱ型房室传导阻滞和三度房室传导阻滞可试用 β 受体激动剂、M 受体阻断剂。

（4）二度Ⅱ型房室传导阻滞和三度房室传导阻滞如药物无效或症状明显、心室率缓慢者，应行心脏起搏治疗。

4. 护理诊断　如下所述。

（1）活动无耐力：与心律失常导致心排血量减少有关。

（2）焦虑：与心律失常反复发作、疗效欠佳有关。

（3）有受伤的危险：与心律失常导致的晕厥有关。

（4）潜在并发症：猝死。

5. 护理措施　如下所述。

（1）一般护理

1）休息：患者心律失常发作引起心悸、胸闷、头晕等症状时应保证患者充足的休息和睡眠，休息时避免左侧卧位，以防左侧卧位时感觉到心脏搏动而加重不适。

2）饮食：食用富含纤维素的食物，以防便秘；避免饱餐及摄入刺激性食物如咖啡、浓茶等。

（2）重点护理

1）病情观察：连接心电监护仪，连续监测心率、心律的变化，及早发现危险征兆。及时测量生命体征，测脉搏时间为 1 分钟，同时听心率。患者出现频发多源性室性期前收缩、R on T 室性期前收缩、室性心动过速、二度Ⅱ型及三度房室传导阻滞时，及时通知医师并配合处理。监测电解质变化，尤其是血钾。

2）抢救：配合准备抢救仪器（如除颤仪、心电图机、心电监护仪、临时心脏起搏器等）及各种抗心律失常药物和其他抢救药品，做好抢救准备。

3）用药护理：应用抗心律失常药物时，密切观察药物的效果及不良反应，防止毒副反应的发生。

4）介入治疗的护理：向患者介绍介入治疗如心导管射频消融术或心脏起搏器安置术的目的及方法，以消除患者的紧张心理，使患者主动配合治疗。做好介入治疗的相应护理。

（3）治疗过程中的应急护理措施

1）晕厥：患者发生晕厥时：①应立即将患者置于头低足高位，使脑部血供充分。将患者的衣服纽扣解松，头转向一侧，以免舌头后倾堵塞气道。②局部刺激，如向头面部喷些凉水或额部放上湿的凉毛巾，有助于清醒。如房间温度太低，应保暖。③在晕厥发作时不能喂食、喂水。意识清醒后不要让患者马上站立，必须等患者全身无力好转后才能在细心照料下逐渐站立和行走。

2）猝死：对心源性猝死的处理就是立即进行有效的心肺复苏。

6. 健康教育　如下所述。

（1）疾病知识指导：向患者讲解心律失常的原因及常见诱发因素，如情绪紧张、过度劳累、急性感染、寒冷刺激、不良生活习惯等。

（2）生活指导

1）指导患者劳逸结合，生活规律。

2）无器质性心脏病者应积极参加体育锻炼。

3）保持情绪稳定，避免精神紧张、激动。

4）改变不良饮食习惯，戒烟戒酒，避免浓茶、咖啡、可乐等刺激性食物。

5）保持大便通畅，避免排便用力而加重心律失常。

（3）用药指导：说明患者所使用药物的名称、剂量、用法、作用及不良反应，嘱患者坚持用药，不得随意增减药物的剂量或种类。

（4）自我监测指导

1）教会患者及家属测量脉搏的方法，告知患者及家属心律失常发作时如何采取适当措施，如有头晕、眼花等，立即平卧，指导学习简单的心肺复苏知识，以便自我监测病情和自救。

2）对植入心脏起搏器的患者，讲解自我检测与家庭护理方法。

（5）复诊：定期门诊复查心电图和随访，发现异常及时就诊。

（二）束支传导阻滞

束支传导阻滞是指希氏束分叉以下部位的传导阻滞，如心室内束支、束支分支及心肌广泛病变引起的传导阻滞，包括了右束支、左束支、左前分支和左后分支阻滞。右束支传导阻滞可见于器质性心脏病或正常人，左束支传导阻滞多见于器质性心脏病，有的患者可同时合并多支传导阻滞。

1. 临床表现　疾病本身多无明显症状，主要以原发病的临床表现为主，但严重的三分支阻滞和双侧束支阻滞可因心室停搏而出现头晕，甚至晕厥。

2. 辅助检查　心电图是主要诊断依据。

（1）右束支传导阻滞：①V_1 或 V_2 导联呈 rsR 或 M 形；②Ⅰ、V_6 导联 S 波宽深；③QRS 时限≥0.12 秒（完全性右束支传导阻滞）或 <0.12 秒（不完全性右束支传导阻滞）；④继发 ST－T 改变。

（2）左束支传导阻滞：①Ⅰ、V_6 导联 R 波宽大，顶部有切迹或粗钝；②V_1、V_2 导联呈 QS 或 rS 波型，$S_{V_2} > S_{V_1}$；③QRS 时限≥0.12 秒（完全性左束支传导阻滞）或 <0.12 秒（不完全性左束支传导阻滞）；④继发 ST－T 改变。

3. 治疗原则　如下所述。

（1）慢性束支传导阻滞如无症状，无须治疗。

（2）双分支与不完全性三分支阻滞有可能进展为完全性房室传导阻滞而需要植入起搏器。

（三）室内传导阻滞

室内传导阻滞是指心室内传导阻滞的部位弥漫，心电图上 QRS 时间延长，但又不完全符合左束支或右束支传导阻滞的特点。见于扩张性心肌病、心力衰竭全心扩大等。

1. 临床表现　该病临床表现取决于原发病。

2. 心电图检查 ①QRS 时限延长 ≥0.12 秒；②既不符合左束支传导阻滞又不符合右束支传导阻滞。

3. 治疗原则 该病以治疗原发病为主。

（樊秀丽）

第二节 感染性心内膜炎

一、自体瓣膜心内膜炎

自体瓣膜心内膜炎是指感染性心内膜炎，系微生物感染心内膜或邻近的大动脉内膜伴赘生物形成，主要由金黄色葡萄球菌引起，少数由肺炎球菌、淋球菌、A 族链球菌和流感杆菌所致。

（一）临床表现

1. 发热 发热是最常见的症状。亚急性者起病隐匿，可有全身不适、乏力、食欲减退和体重减轻等非特异性症状。可有弛张性低热，一般不超过 39℃，午后和晚上高热，常伴有头痛、背痛和肌肉关节痛。急性者呈暴发性败血症过程，有高热、寒战。突发心力衰竭者较为常见。

2. 心脏杂音 绝大多数患者有病理性杂音，可由基础心脏病和（或）心内膜炎导致瓣膜损害所致。急性者比亚急性者更易出现杂音强度和性质的变化，或出现新的杂音。

3. 周围体征 多为非特异性，近年已不多见。可能的原因是微血管炎或微栓塞，包括：①瘀点：可出现于任何部位，以锁骨以上皮肤、口腔黏膜和睑结膜常见；②指（趾）甲下线状出血；③Roth 斑：为视网膜的卵圆形出血斑，其中心呈白色，多见于亚急性感染；④Osler 结节：为指（趾）垫出现的豌豆大的红或紫色痛性结节，较常见于亚急性者；⑤Janeway 损害：为手掌和足底处直径 1～4mm 的无痛性出血红斑。

4. 动脉栓塞 可发生于机体的任何部位，常见于脑、心、脾、肺、肾、肠系膜和四肢。

5. 感染的非特异性症状 如贫血、脾大等，部分患者可见杵状指（趾）。

6. 并发症 如下所述。

（1）心脏并发症：心力衰竭为最常见并发症，其次可见心肌脓肿、急性心肌梗死、心肌炎和化脓性心包炎等。

（2）细菌性动脉瘤：多见于亚急性者，受累动脉依次为近端主动脉、脑动脉、内脏和四肢动脉。

（3）迁移性脓肿：多见于急性患者，常发生于肝、脾、骨髓和神经系统。

（4）神经系统并发症：患者可有脑栓塞、细菌性脑动脉瘤、脑出血、中毒性脑病、脑脓肿、化脓性脑膜炎等不同神经系统受累表现。

（5）肾脏并发症：大多数患者有肾损害，包括肾动脉栓塞和肾梗死、肾小球肾炎、肾脓肿等。

（二）治疗原则

1. 抗微生物药物治疗原则 在连续多次采集血培养标本后应早期、大剂量、长疗程地应用抗生素，一般需要达到体外有效杀菌浓度的 4～8 倍及以上，疗程至少 6～8 周，以静脉给药方式为主，以保持高而稳定的血药浓度。病原微生物不明时，急性者选用针对金黄色葡萄球菌、链球菌、革兰阴性杆菌均有效的广谱抗生素，亚急性者选用针对大多数链球菌有效的抗生素。可根据临床征象、体检及经验推测最可能的病原菌，选用广谱抗生素。已培养出病原微生物时，应根据药物敏感试验结果选择用药。

2. 药物选择 该病大多数致病菌对青霉素敏感，可作为首选药物。联合用药以增强杀菌能力，如氨苄西林、万古霉素、庆大霉素或阿米卡星等。真菌感染选两性霉素 B。

3. 手术治疗 对抗生素治疗无效、严重心脏并发症患者应考虑手术治疗。

（三）护理评估

1. 病史评估 详细询问患者起病情况，了解感染病史，了解患者既往健康状况及瓣膜手术病史，评估有无其他原因导致的感染性心内膜炎。

2. 身体状况　观察生命体征，注意监测体温变化，听诊心脏杂音情况；了解细菌赘生物的大小、位置等情况，评估有无栓塞、转移脓肿等。

3. 心理－社会评估　了解患者有无情绪低落、消沉、烦躁、焦虑、恐惧、绝望等心理；了解家属的心理压力和经济负担。

4. 辅助检查　常规心电图或 24 小时动态心电图检查，X 线检查评估心影大小，超声心动图明确诊断，血液生化检查行血培养指导抗生素的使用。

（四）护理诊断

（1）体温过高：与感染有关。

（2）潜在并发症：栓塞。

1. 主要诊断标准　如下所述。

（1）两次血培养阳性，而且病原菌完全一致，为典型的感染性心内膜炎致病菌。

（2）超声心动图发现赘生物，或新的瓣膜关闭不全。

2. 次要标准　如下所述。

（1）基础心脏病或静脉滥用药物史。

（2）发热：体温≥38℃。

（3）血管征象：栓塞、细菌性动脉瘤、颅内出血、结膜瘀点以及 Janeway 损害。

（4）免疫反应：肾小球肾炎、Osler 结节、Roth 斑及类风湿因子阳性。

（5）血培养阳性，但不符合主要诊断标准。

（6）超声心动图发现符合感染性心内膜炎，但不符合主要诊断标准。

（五）护理措施

1. 一般护理　如下所述。

（1）休息：高热患者应卧床休息，心脏超声可见巨大赘生物的患者应绝对卧床休息，防止赘生物脱落。

（2）饮食：发热患者给予清淡、高蛋白、高热量、高维生素、易消化的半流质或普通软食，以补充机体消耗。鼓励患者多饮水（有心力衰竭征象者除外）。贫血者遵医嘱服用铁剂。

2. 重点护理　如下所述。

（1）病情观察：严密观察体温、心律、血压等生命体征的变化，观察心脏杂音的部位、强度、性质及有无变化，如有新杂音的出现、杂音性质的改变往往与赘生物导致瓣叶破损、穿孔或与腱索断裂有关；注意观察脏器有无栓塞症状，如患者肢体活动情况、协调动作如何、神志意识变化等，当患者有可疑征象时，及时通知医师。

（2）用药护理：遵医嘱应用抗生素治疗，观察药物疗效及不良反应，并及时报告医生。告知患者抗生素是治疗本病的关键，需坚持大剂量长疗程的治疗。严格用药时间，以确保维持有效的血药浓度。应用静脉留置针，以保护静脉血管，减轻患者痛苦。用药过程中要注意观察用药效果及不良反应，如有发生，及时报告医生，调整用药方案。

（3）正确采集血标本：正确留取合格的血标本对于本病的诊断、治疗十分重要，而采血方法、培养技术及抗生素应用时间都可影响血培养阳性率。告诉患者反复多次抽血的必要性，取得患者的理解和配合。

3. 治疗过程中的应急护理措施　如下所述。

（1）发热

1）观察体温及皮肤黏膜变化，发热时每 4 小时测体温一次，注意患者有无皮肤瘀点、指甲下线状出血、Osler 结节和 Janeway 损害等及消退情况。

2）正确采集血标本：未经治疗的亚急性患者，第一天采血 1 次/h×3 次，次日未见细菌重复采血 3 次后开始治疗。已用抗生素者，停药 2～7 天后采血。急性患者入院后立即采血 1 次/h×3 次。每次采血 10～20mL，同时做需氧和厌氧培养。

  3）合理饮食：环境温湿度适宜，高热者给予物理降温，及时更换衣物，促进舒适。

  （2）潜在并发症——栓塞

  1）重点观察瞳孔、神志、肢体活动及皮肤温度。

  2）突然胸痛、气急、发绀、咯血，考虑肺栓塞。

  3）出现腰痛、血尿，考虑肾栓塞。

  4）神志和精神改变、失语、吞咽困难、肢体功能障碍、瞳孔大小不对称，甚至抽搐和昏迷，考虑脑血管栓塞。

  5）肢体突然剧烈疼痛，皮肤温度下降，动脉搏动减弱，考虑外周动脉栓塞。

（六）健康教育

  （1）告知患者该病的病因、发病机制，安抚患者，消除疑虑。坚持足量长疗程应用抗生素。

  （2）在进行口腔手术、内镜检查、导尿等操作前告知医生心内膜炎史，以预防性应用抗生素。

  （3）注意防寒保暖，避免感冒，加强营养，增强机体抵抗力，合理休息。保持口腔和皮肤清洁，少去公共场所。勿挤压痤疮、疖、痈等感染灶，减少病原体入侵机会。

  （4）指导患者自测体温，观察栓塞表现，定期门诊随访。

二、人工瓣膜和静脉药瘾者心内膜炎

  人工瓣膜心内膜炎：发生于人工瓣膜置换术后 60 天以内者为早期人工瓣膜心内膜炎，60 天以后发生者为晚期人工瓣膜心内膜炎。除赘生物形成外，常致人工瓣膜部分破裂、瓣周瘘、瓣环周围组织和心肌脓肿。最常累及主动脉瓣。术后发热，出现新杂音、脾大或周围栓塞征，血培养同一种细菌阳性结果至少两次，可诊断本病。本病预后不良，难以治愈。

  静脉药瘾者心内膜炎：多见于青年男性，致病菌常来源于皮肤，药物污染所致者少见。金黄色葡萄球菌为主要致病菌。大多累及正常心瓣膜。急性发病者多见，常伴有迁移性感染灶。

（一）治疗原则

  该病难以治愈。人工瓣膜术后早期（<12 个月）发生感染性心内膜炎，应积极考虑手术。药物治疗应在自体瓣膜心内膜炎用药基础上，将疗程延长为 6～8 周。任一用药方案均应加庆大霉素。对耐甲氧西林的表皮葡萄球菌致病者，应用万古霉素 15mg/kg，每 12 小时 1 次，静脉点滴；加利福平 300mg，每 8 小时 1 次，口服，用药 6～8 周；开始的 2 周加庆大霉素。

  有瓣膜再置换术适应证患者，应早期手术。已明确的适应证有：①因瓣膜关闭不全致中度至重度心力衰竭；②真菌感染；③充分抗生素治疗后持续有菌血症者；④急性瓣膜阻塞；⑤X 线透视发现人工瓣膜不稳定；⑥新发生的心脏传导阻滞。

  对甲氧西林敏感的金黄色葡萄球菌所致右心感染，用萘夫西林或苯唑西林 2g，每 4 小时 1 次，静脉注射或点滴，用药 4 周；加妥布霉素 1mg/kg，每 8 小时 1 次，静脉点滴，用药 2 周。其余用药选择与方案同自体瓣膜心内膜炎的治疗。

（二）护理评估

  1. 病史评估 详细询问患者起病情况，了解感染病史，了解患者既往健康状况及瓣膜手术病史，评估有无其他原因导致的感染性心内膜炎。

  2. 身体状况 观察生命体征，注意监测体温变化，听诊心脏杂音情况；了解细菌赘生物的大小、位置等情况，评估有无栓塞、转移脓肿等。

  3. 心理－社会评估 了解患者有无情绪低落、消沉、烦躁、焦虑、恐惧、绝望等心理；了解家属的心理压力和经济负担。

  4. 辅助检查 常规心电图或 24 小时动态心电图检查，X 线检查评估心影大小，超声心动图明确诊断，血液生化检查行血培养指导抗生素的使用。

（三）护理诊断

1. 体温过高　与感染有关。

2. 潜在并发症　栓塞。

（四）护理措施

1. 一般护理　如下所述。

（1）休息：高热患者应卧床休息，心脏超声可见巨大赘生物的患者应绝对卧床休息，防止赘生物脱落。

（2）饮食：发热患者给予清淡、高蛋白、高热量、高维生素、易消化的半流质或普通软食，以补充机体消耗。鼓励患者多饮水（有心力衰竭征象者除外）。有贫血者遵医嘱服用铁剂。

2. 重点护理　如下所述。

（1）病情观察：严密观察体温、心律、血压等生命体征的变化，观察心脏杂音的部位、强度、性质及有无变化，如有新杂音的出现、杂音性质的改变往往与赘生物导致瓣叶破损、穿孔或与腱索断裂有关；注意观察脏器有无栓塞症状，如患者肢体活动情况、协调动作如何、意识变化等，当患者有可疑征象时，应及时通知医师。

（2）用药护理：遵医嘱应用抗生素治疗，观察药物疗效及不良反应，并及时报告医师。告知患者抗生素是治疗本病的关键，需坚持大剂量长疗程的治疗。严格用药时间，以确保维持有效的血药浓度。应用静脉留置针，以保护静脉血管，减轻患者痛苦。用药过程中要注意观察用药效果及不良反应，如有发生，及时报告医师，调整用药方案。

（3）正确采集血标本：正确留取合格的血标本对于本病的诊断、治疗非常重要，而采血方法、培养技术及抗生素应用时间都可影响血培养阳性率。告诉患者反复多次抽血的必要性，取得患者的理解和配合。

3. 治疗过程中的应急护理措施　如下所述。

（1）发热

1）观察体温及皮肤黏膜变化：发热时每 4 小时测体温一次，注意患者有无皮肤瘀点、指甲下线状出血、Osler 结节和 Janeway 损害等及消退情况。

2）正确采集血标本：未经治疗的亚急性患者，第一天采血 1 次/h×3 次，次日未见细菌重复采血 3 次后开始治疗。已用抗生素者，停药 2～7 天后采血。急性患者入院后立即采血 1 次/h×3 次。每次采血 10～20mL，同时做需氧和厌氧培养。

3）合理饮食：环境温湿度适宜，高热者给予物理降温，及时更换衣物，促进舒适。

（2）潜在并发症——栓塞

1）重点观察瞳孔、意识、肢体活动及皮肤温度。

2）突然胸痛、气急、发绀、咯血，考虑肺栓塞。

3）出现腰痛、血尿，考虑肾栓塞。

4）意识改变、失语、吞咽困难、肢体功能障碍、瞳孔大小不对称，甚至抽搐和昏迷，考虑脑血管栓塞。

5）肢体突然剧烈疼痛，皮肤温度下降，动脉搏动减弱，考虑外周动脉栓塞。

（五）健康教育

（1）告知患者该病的病因、发病机制，安抚患者，消除疑虑。坚持足量长疗程应用抗生素。

（2）在进行口腔手术、内镜检查、导尿等操作前告知医师心内膜炎史，以预防性应用抗生素。

（3）注意防寒保暖，避免感冒，加强营养，增强机体抵抗力，合理休息。保持口腔和皮肤清洁，少去公共场所。勿挤压痤疮、疖、痈等感染灶，减少病原体入侵机会。

（4）指导患者自测体温，观察栓塞表现，定期门诊随访。

（王　平）

第五章

呼吸科疾病的护理

第一节 肺 炎

一、病因

包括多种致病原，病原谱因不同地区、时间和临床具体情况而异。

（一）CAP

1. CAP 的病原体以细菌性为最多见　Batlett 等报道肺炎链球菌占 20%～60%，流感嗜血杆菌占 3%～10%，金葡菌占 3%～5%，革兰阴性杆菌占 3%～10%，其他细菌占 3%～5%，军团菌属占 2%～8%，肺炎支原体占 1%～5%，肺炎衣原体占 4%～6%，呼吸道病毒占 2%～15%。近年我国曾进行 CAP 的病因学调查，如"中国城市成人社区获得性肺炎病原谱及预后流行病学调查"，肺炎链球菌占 27.5%，流感嗜血杆菌占 22.9%，副流感嗜血杆菌占 14.1%，肺炎克雷白杆菌占 10.4%，金葡菌占 5.2%，铜绿假单胞菌占 4.6%，卡他莫拉菌占 3.4%，血清学检查肺炎支原体阳性率为 38.9%，肺炎衣原体占 11.3%，嗜肺军团菌占 4%，细菌性和非典型病原体（肺炎支原体、肺炎衣原体）混合感染发生率高，分别达 30.7% 和 32.2%。

2. CAP 病原体受病情严重度及机体因素影响　如青壮年病情较轻、无基础疾病者常见肺炎链球菌、流感嗜血杆菌、肺炎支原体、肺炎衣原体和呼吸道病毒等；60 岁以上、病情较重、有基础疾病及住院治疗者，除上述病原体外，尚有革兰阴性杆菌、军团菌属、金葡菌和厌氧菌感染，且混合感染发生率亦较高。慢性阻塞性肺病（COPD）和吸烟者常见致病菌为肺炎链球菌、流感嗜血杆菌、嗜肺军团菌。老年护理院居民肺炎的常见致病菌为肺炎链球菌、革兰阴性杆菌、流感嗜血杆菌、金葡菌、肺炎衣原体、厌氧菌和结核杆菌。支气管扩张症患者肺炎的常见致病菌为铜绿假单胞菌、金葡菌、曲霉菌、鸟复合分枝杆菌。近期应用抗菌药物者肺炎的常见病原体为耐药肺炎链球菌和耐药铜绿假单胞菌（表 5-1）。

表 5-1　某些特定状态下 CAP 患者易感染的病原体

状态或并发症	易感染的特定病原体
酗酒	肺炎链球菌（包括耐药的肺炎链球菌）、厌氧菌、肠道革兰阴性杆菌、军团菌属
COPD/吸烟者	肺炎链球菌、流感嗜血杆菌、卡他莫拉菌
居住在养老院	肺炎链球菌、肠道革兰阴性杆菌、流感嗜血杆菌、金葡菌、厌氧菌、肺炎衣原体
患流感	金葡菌、肺炎链球菌、流感嗜血杆菌
接触鸟类	鹦鹉热衣原体、新型隐球菌
疑有吸入因素	厌氧菌
结构性肺病	铜绿假单胞菌、洋葱伯克霍尔德菌、金葡菌（支气管扩张、肺囊肿、弥漫性细支气管炎等）
近期应用抗生素	耐药肺炎链球菌、肠道革兰阴性杆菌、铜绿假单胞菌

3. 肺炎病原菌耐药性逐渐增高　据一项肺炎链球菌对青霉素耐药的连续监测，耐药率自 5% 升高至

35%，对阿奇霉素的耐药率亦自 21.2% 升高至 23.4%。又据"中国城市成人社区获得性肺炎病原谱及预后流行病学调查"，肺炎链球菌对青霉素的耐药率为 30.7%，对红霉素耐药率则高达 64.8%。

（二）HAP

病原体以革兰阴性杆菌为多见，院内感染革兰阴性杆菌占 60.7%，如大肠埃希菌、铜绿假单胞菌、肺炎克雷白杆菌、鲍曼不动杆菌、嗜麦芽窄食单胞菌、阴沟肠杆菌和奇异变形杆菌等；而革兰阳性球菌占 39.3%，如金葡菌、表皮葡萄球菌、粪肠球菌、溶血性葡萄球菌、屎肠球菌等。汪氏报道 HAP 感染大肠埃希菌占 23.6%，肺炎克雷白杆菌占 18.3%，铜绿假单胞菌占 16.5%，肠杆菌属占 9.3%，不动杆菌属占 13.3%，枸橼酸杆菌属占 1.6%，其他占 17.4%。

病原体分布受发病时间影响，早期 HAP 主要病原体为肺炎链球菌和流感嗜血杆菌等抗生素敏感菌；中期 HAP 主要病原体为耐甲氧西林金葡菌（MRSA）、肠杆菌属肺炎克雷白杆菌、大肠埃希菌、铜绿假单胞菌和不动杆菌属等抗生素耐药菌；晚期 HAP 主要病原体为铜绿假单胞菌、不动杆菌属和嗜麦芽窄食假单胞菌等多重耐药菌（MDR），且混合性感染发生率亦高。

病原菌和耐药菌分布亦受不同地区、机体状况及前期应用抗生素、免疫抑制剂等情况影响，应定期监测。

二、流行病学

肺炎是常见病，以冬季发病为高峰，美国每年肺炎患者 >400 万人，其中需住院者 80 万 ~ 100 万人。CAP 的住院率为 258/10 万人口，而年龄 ≥65 岁者则高达 962/10 万人口。英国每年 CAP 住院者占人群的 0.1%。CAP 死亡率为 2% ~ 3%，但重症肺炎病死率可高达 80%，高龄及并发慢性基础疾病者病死率高。

HAP 是美国第二常见医院获得性感染，发生率为 0.5% ~ 1.0%，住 ICU 者发病率为 15% ~ 20%，接受机械通气治疗者发生率增加 6 ~ 10 倍，机械通气时间延长者 VAP 发生率明显增高，病死率高达 30% ~ 70%，患者亦可死于基础疾病的加重和恶化。

三、发病机制

肺炎的发生、发展与机体防御功能、致病菌的毒力相关。

（一）病原体到达肺部途径

1. 吸入 为最常见途径：①吸入口咽部寄殖的病原菌，如肺炎链球菌和流感嗜血杆菌。②吸入悬浮空气中的含菌气溶胶微粒（0.5 ~ 1μm），如嗜肺军团菌、结核分枝杆菌和病毒。③误吸大量咽喉分泌物、胃食管反流液等，如革兰阴性杆菌和厌氧菌。

2. 血源播散 病原菌自体内各处感染病灶，经血液循环播散至肺部；各种导管感染亦常引起血源性肺部感染。

3. 其他 邻近脏器感染灶如纵隔脓肿、肝脓肿，可直接蔓延至肺部。此外，胸壁创伤等可直接导致肺部感染。

（二）防御机制

呼吸道机械清除功能如咳嗽反射、黏液纤毛机械和免疫清除功能，具有重要防御作用。吸烟和呼吸道疾病如 COPD、支气管扩张症等引起局部清除和免疫功能减弱，导致反复呼吸道感染。各种病原体如呼吸道病毒、肺炎支原体和衣原体等使纤毛上皮破坏、脱落，以及抑制纤毛活动，直接破坏呼吸道黏液纤毛的清除功能。

全身和呼吸道免疫防御功能减弱是引起肺炎和导致病情严重的重要原因，如高龄、基础疾病、低 γ 球蛋白血症、HIV 感染及长期应用糖皮质激素、其他免疫抑制剂者，肺泡巨噬细胞吞噬功能减弱，分泌细胞因子和趋化因子（如 TNFα、IL - 8）等功能亦减弱。各种病原体如肺炎链球菌和嗜肺军团菌亦抑制吞噬细胞功能。呼吸道分泌性免疫球蛋白 A（sIgA）和纤维连接蛋白，以及表面活性蛋白 A、表面活性蛋白 D 分泌功能减弱，均有利于病原体繁殖。TNFα 基因多态性与肺炎预后相关，如 TNFα238GA 基因型是肺炎死亡的独立危险因素，而淋巴毒素 a（LTa）+250AA 基因型是感染性休克的危险因素。

（三）环境因素

HAP 和 VAP 的发生与内外环境的污染有关，如医疗护理器械和操作，尤其是侵袭性呼吸器械（气道导管、呼吸机等）和医务人员手消毒不严格，病室内空气或用水污染。HAP 和 VAP 的主要发病机制为口咽部和胃肠道定植菌侵入肺部，患者因咳嗽和吞咽反射减弱，插管（气管、鼻胃插管）促使口咽部分泌物吸入。尤其经气管插管行机械通气治疗者，呼吸道黏液纤毛清除功能减弱和分泌物潴留、堵塞，以及插管气囊周围污染分泌物的吸入。应用 H_2 受体拮抗剂预防应激性溃疡或肠道营养，使胃液 pH 增高，有利于胃内定植菌大量繁殖，通过胃食管反流至咽部，继而吸入肺部。此外，炎症、休克、化疗使肠壁发生缺血损伤，黏膜完整性受损，肠道内细菌易位，达到区域淋巴结，进入门静脉系统而到肺部引起肺炎。长期留置静脉导管、泌尿道插管及其他导管亦可将局部感染的病菌通过血行播散而达到肺部。

四、临床表现

典型表现为起病急、畏寒、发热、头痛、乏力等全身症状，以及咳嗽、咳痰、胸闷、胸痛等呼吸道症状，严重者有气促、心动过速、低血压和低氧血症。胸部体检，病变部位触觉语颤减弱或增强，叩诊为浊音或实音，听诊闻肺泡呼吸音减弱或管样呼吸音，并有干、湿啰音，累及胸膜时可闻胸膜摩擦音。但病变早期或轻度时可无异常体征。起病前亦可能有受凉、劳累或有前驱症状如鼻塞、流涕、咽痛和干咳等。

高龄、体弱或有慢性基础病者临床表现不典型，可无高热等急性症状，仅表现为神萎、嗜睡、不思饮食等神经精神系统和消化系统症状。COPD 和慢性心脏功能障碍者表现为 COPD 病情加重（咳嗽、咳痰和气促加剧）或心力衰竭（喘促、水肿和尿少）。

五、相关检查

（一）胸部 X 线和 CT 检查

疑肺炎者应行胸部 X 线正、侧位检查，了解病变部位、范围、性质。若首次胸部 X 线检查未发现异常，但临床表现仍高度怀疑肺炎，则 24~48h 后重复胸部 X 线检查，或即进行胸部 CT 检查，能更清晰地显示病变，并更好地观察纵隔、肺门、膈肌及肺组织受覆盖的其他部位。

胸部 X 线表现为局限性或弥漫性浸润或实变影，呈小片状、结节状或大片融合，密度不均、边缘模糊。

X 线表现不能直接提供病原学诊断依据，但是某些 X 线影像可能为病原学诊断提供参考线索，如节段性或大叶性实变影，以肺炎链球菌肺炎可能较大；而炎症病灶内有空洞和液平面，则以金葡菌、肺炎克雷白杆菌和厌氧菌肺炎可能最大；金葡菌肺炎除表现单个或多个脓肿空洞外，亦常有肺大疱表现；此外，肺部病变呈弥漫性间质性浸润则以支原体、衣原体、嗜肺军团菌肺炎可能较大，各种呼吸道病毒性肺炎亦表现为迅速发展的弥漫性间质性阴影。但确切的诊断需根据进一步病原学检查。

（二）血常规检查

外周血白细胞总数通常增高（$>10 \times 10^9/L$），尤以中性粒细胞增高为主（$\geqslant 80\%$），可出现中毒颗粒或核左移，但支原体等非典型病原菌感染时白细胞计数可无变化或仅轻度升高。此外，高龄、体弱及免疫抑制者白细胞计数亦可不升高，外周血白细胞总数过高（$>30 \times 10^9/L$）或过低（$3 \times 10^9/L$）表示病情严重。

（三）生化检查

C 反应蛋白增加可作为感染的辅助诊断和疗效判断。重症肺炎患者可能累及多脏器，应进行血电解质、肝功能、肾功能检查和动脉血气分析。

（四）病原学检查

1. 细菌学检查　痰涂片染色、培养及药敏试验对确诊肺炎和指导治疗有重要作用。但是痰检阳性率不高，且不能及时得到检验结果，因此并不强调对所有门诊 CAP 患者均进行痰培养和药敏试验。但若怀疑某些特定菌感染如结核杆菌、真菌、肺孢子菌或嗜肺军团菌等，或怀疑耐药菌感染时，则应及时进行细菌学检查及药敏检测。

为提高痰检阳性率，除首次应在应用抗生素前采取标本外，送验痰标本的质量亦至关重要，应指导患者事前漱口，用力咳出下呼吸道分泌物，置于无菌容器内并立即送检。痰液涂片染色检查可作为筛选合格痰液标本，并初步判断病原菌，要求在镜检时每低倍视野鳞状上皮细胞 < 10 个、白细胞 ≥ 25 个；若在涂片染色条件良好时显示单个占优势菌，尤其在细胞内如革兰染色阳性荚膜球菌（肺炎链球菌），可考虑为致病菌。但涂片染色检查价值仍多争议。

由于痰检标本易受上呼吸道寄殖菌污染，以及部分患者不能有效咳出痰液，应根据病情需要采用侵袭性收集呼吸道分泌物标本的措施，如经纤支镜结合防污染毛刷或支气管肺泡灌洗收集标本，甚至经纤支镜肺活检、经胸壁穿刺肺活检或开胸肺活检采集标本。侵袭性检查可能发生多种并发症，因此应权衡利弊。痰培养和药敏试验结果应由医生结合临床资料判断和解释。半定量培养结果对区分污染菌和致病菌有一定参考价值，如细菌数量 ≥ 10^7 CFU/mL 多为感染致病菌；$10^5 \sim 10^6$ CFU/mL 为可疑污染或致病因，须重复培养；≤ 10^4 CFU/mL 则属污染菌。无污染标本（如胸液和血液）的培养结果亦需结合临床判断。

2. 免疫学检查　血清学检查包括补体结合试验、IFA、ELISA，对诊断肺炎支原体、肺炎衣原体、嗜肺军团菌、流感病毒、副流感病毒、腺病毒等有一定帮助。IgM 抗体滴度升高或恢复期 IgA 抗体滴度较急性期有 4 倍或以上升高有诊断价值，多用于回顾性诊断或流行病学调查。抗原的多克隆抗体反应影响其诊断的特异性。ELISA 法检测尿液嗜肺军团菌血清型 I 抗原已作为常用诊断方法。

3. PCR 检查　DNA 或 RNA 扩增技术用于如嗜肺军团菌、肺炎支原体、肺炎衣原体等分离培养困难或结核分枝杆菌等培养生长时间长的病原体的诊断，具快速和敏感的优点，但须注意操作过程避免污染而影响结果。

六、治疗

治疗原则为以抗感染为主的综合治疗，包括抗菌药物和对症、支持治疗等方面。

（一）对症支持治疗

（1）适当休息，补充液体以及营养支持。

（2）止咳、祛痰、平喘等对症治疗。

（3）维持水、电解质和酸碱平衡。

（4）有缺氧表现者给予氧疗，必要时机械通气治疗。

（5）有休克表现者抗休克治疗。

（6）处理并发症如脓胸引流。

（二）抗感染治疗

应及时、正确地使用抗菌药物治疗。初始经验治疗可采取广谱抗菌药物，具体方案应结合发病地点（社区或医院）、病情严重程度、有无并发症或某些病原菌的易感因素及耐药菌流行情况等加以综合考虑。经验治疗方案，可在治疗 2 ~ 3d 后根据病情演变或根据病原菌检查结果调整治疗方案，采用更具针对性的抗菌药物。CAP 或 HAP 诊断治疗指南根据循证医学资料提出治疗方案，具有普遍指导意义，但尚应结合地区具体情况和患者个人因素加以应用。

1. CAP 抗菌药物治疗　选择能覆盖肺炎链球菌、流感嗜血杆菌、肺炎支原体、肺炎衣原体和嗜肺军团菌属等常见病原体的药物，而对于老年、肺部有基础疾病的肺炎患者需考虑覆盖包括革兰阴性杆菌或金葡萄的药物（表 5 - 2）。

表 5 - 2　CAP 经验治疗

不同人群	常见病原体	初始经验性治疗的抗菌药物选择
青壮年、无基础疾病患者	肺炎链球菌、肺炎支原体、流感嗜血杆菌、肺炎衣原体等	（1）青霉素类（青霉素、阿莫西林等）。（2）多西环素（强力霉素）。（3）大环内酯类。（4）第一代或第二代头孢菌素。（5）呼吸喹诺酮类（如左旋氧氟沙星、莫昔沙星等）
老年人或有基础疾病患者	肺炎链球菌、流感嗜血杆菌、需氧革兰阴性杆菌、金葡菌、卡他莫拉菌等	（1）第二代头孢菌素（头孢呋辛、头孢丙烯、头孢克洛等）单用或联合大环内酯类。（2）β 内酰胺类/β 内酰胺酶抑制剂（如阿莫西林/克拉维酸、氨苄西林/舒巴坦）单用或联合大环内酯类。（3）呼吸喹诺酮类
需入院治疗、但不必收住 ICU 的患者	肺炎链球菌、流感嗜血杆菌、混合感染（包括厌氧菌）需氧革兰阴性杆菌、金葡菌、肺炎支原体、肺炎衣原体、呼吸道病毒等	（1）静注第二代头孢菌素单用联合静脉注射大环内酯类。（2）静脉注射呼吸喹诺酮类。（3）静注 β 内酰胺类/β 内酰胺酶抑制剂（如阿莫西林/克拉维酸、氨苄西林/舒巴坦）单用或联合静注大环内酯类。（4）头孢噻肟、头孢曲松单用或联合静注大环内酯类
需入住 ICU 的重症患者 A 组：无铜绿假单胞菌感染危险因素	肺炎链球菌、需氧革兰阴性杆菌、嗜肺军团菌、肺炎支原体、流感嗜血杆菌、金葡菌等	（1）头孢曲松或头孢噻肟联合静注大环内酯类。（2）静注呼吸喹诺酮类联合氨基糖苷类。（3）静注 β 内酰胺类/β 内酰胺酶抑制剂（如阿莫西林/克拉维酸、氨苄西林/舒巴坦）联合静注大环内酯类。（4）厄他培南联合静注大环内酯类
B 组：有铜绿假单胞菌感染危险因素	A 组常见病原体 + 铜绿假单胞菌	（1）具有抗假单胞菌活性的 β 内酰胺类抗生素（如头孢他啶、头孢吡肟、哌拉西林/他唑巴坦、头孢哌酮/舒巴坦、亚胺培南、美罗培南等）联合静注大环内酯类，必要时还可同时联用氨基糖苷类。（2）具有抗假单胞菌活性的 β 内酰胺类抗生素联合静注喹诺酮类。（3）静注环丙沙星或左氧氟沙星联合氨基糖苷类

2. HAP 抗菌药物治疗　应尽早开始针对常见病原菌的经验性治疗，如肠杆菌科细菌、金葡菌，亦可为肺炎链球菌、流感嗜血杆菌、厌氧菌等，重症患者及机械通气、昏迷、激素应用等危险因素的病原菌为铜绿假单胞菌、不动杆菌属及 MRSA，尽量在给予抗生素治疗前取痰标本做病原菌检查。根据病原菌检测结果选择抗生素治疗见表 5 - 3。

表 5 - 3　HAP 病原治疗

病原	宜选药物	可选药物	备注
金葡菌			
甲氧西林敏感	苯唑西林、氯唑西林	第一代或第二代头孢菌素、林可霉素、克林霉素	有青霉素类过敏性休克史者不宜用头孢菌素类
甲氧西林耐药	万古霉素或去甲万古霉素	磷霉素、利福平、复方磺胺甲噁唑与万古霉素或去甲万古霉素联合，不宜单用	
肠杆菌科细菌	第二代或第三代头孢菌素单用或联合氨基糖苷类	氟喹诺酮类、β 内酰胺酶抑制剂复方、碳青霉烯类	
铜绿假单胞菌	哌拉西林、头孢他啶、头孢哌酮、环丙沙星等氟喹诺酮类，联合氨基糖苷类	具有抗铜绿假单胞菌作用的 β 内酰胺酶抑制剂复方或碳青霉烯类 + 氨基糖苷类	通常需联合用药
不动杆菌属	氨苄西林/舒巴坦、头孢哌酮/舒巴坦	碳青霉烯类，氟喹诺酮类	重症患者可联合氨基糖苷类
真菌	氟康唑、两性霉素 B	氟胞嘧啶（联合用药）	
厌氧菌	克林霉素，氨苄西林/舒巴坦，阿莫西林/克拉维酸	甲硝唑	

美国胸科学会（ATS）和美国感染学会（IDSA）根据发病时间早晚、感染多重耐药菌（MDR）危险因素〔①抗生素治疗＞90d。近期住院≥5d。②社区或医院抗生素耐药率高。③免疫抑制性疾病和（或）治疗。④HCAP危险因素：前90d内住院＞2d；居住护理院；家庭输液（包括抗生素）；慢性透析（＜30d）。家庭创面处理；家庭成员多耐药菌〕的有无，提出HAP、VAP和HCAP经验性抗生素治疗方案，应用时应根据具体病情及各地条件加以考虑。HAP、VAP早期发病无多耐药危险因素初始经验性抗生素治疗，如可能病原菌为肺炎链球菌、流感嗜血杆菌、甲氧西林敏感金黄色葡萄球菌、抗生素敏感肠道革兰阴性杆菌、大肠埃希菌、肺炎克雷白杆菌、肠杆菌属、变形杆菌属、黏质沙雷菌，建议应用头孢曲松，或左氧沙星、莫昔沙星、环丙沙星，或氨苄西林/舒巴坦，或左他培南。HAV、VAP、HCAP晚期发病有多耐药危险因素初始经验性抗生素治疗，如可能致病菌为铜绿假单胞菌、肺炎克雷白菌（ESBL）、不动杆菌属，建议应用抗铜绿假单胞菌头孢菌素（头孢吡肟、头孢他啶）或抗铜绿假单胞菌碳青霉烯类（亚胺培南、美洛培南）或β内酰胺/β内酰胺酶抑制剂（哌拉西林/他唑巴坦），联合抗铜绿假单胞菌氟喹诺酮（环丙沙星或左氧氟沙星）或氨基糖苷类（阿米卡星、庆大霉素或妥布霉素）；如为多耐药金黄色葡萄球菌（MRSA）、嗜肺军团菌，联合万古霉素或利诺唑胺。治疗过程中应根据疗效或随后病原学检查结果调整用药，如使用针对特定病原菌的窄谱抗生素。

七、预防

应注意环境和个人卫生，如注意保暖、避免疲劳、适当锻炼、戒绝烟酒、注意营养及保持良好室内外环境。65岁以上人群或65岁以下有慢性心肺疾病、糖尿病、慢性肝病或居住于养老院等易感人群，可接种多价肺炎链球菌疫苗。流感疫苗亦有助于预防原发流感肺炎及继发细菌性肺炎。亦有一些非特异性免疫增强剂用于体弱易感人群。

HAP的预防应严格消毒隔离制度和执行无菌操作技术，注意病室空气流通，医疗器械严格消毒，工作人员接触患者和各项操作前要进行规范洗手、戴手套、戴口罩和穿隔离衣等。其他综合措施包括良好口腔护理、营养支持、纠正机体内环境失调等。呼吸机相关肺炎的预防应从减少或避免发病危险因素着手，推荐无创正压通气，争取早日撤机。创伤性机械通气治疗宜采用经口腔插管，注意呼吸道无菌操作护理，良好护理减少口咽部分泌物和胃内容物误吸；插管球囊压力应＞20mmHg，并持续吸引声门下分泌物，避免吸入到肺部；经常变动体位；推荐肠内营养；进食时取头高位；对于可能出现应激性溃疡的重危患者，可以考虑使用H_2受体拮抗剂或硫糖铝。

八、护理措施

（一）一般护理

（1）做好心理护理，消除患者烦躁、焦虑、恐惧的情绪。

（2）保持病室内空气新鲜，阳光充足，每日定时通风换气。有条件者可用湿化器，室内温度在18～20℃，湿度50%～70%。

（3）给予高蛋白、高热量、富含维生素、易消化的饮食，避免刺激性和产气的食物。

（4）正确留取痰标本，取样要新鲜，送检要及时，标本容器要清洁、干燥。

（5）严密观察病情，注意患者的体温、脉搏、呼吸、血压、意识等变化。观察咳痰的量、性质，呼吸困难的类型，胸闷气短的程度。

（二）症状护理

1. 咳嗽、咳痰的护理 如下所述。

（1）鼓励患者足量饮水，每天饮水2～3L。

（2）指导患者有效咳嗽、咳痰。

（3）遵医嘱给予祛痰药和雾化吸入。

（4）无力咳痰者可行机械吸痰，并严格执行无菌操作。

2. 胸痛的护理 如下所述。

（1）协助患者取舒适卧位，如患侧卧位。遵医嘱给予镇咳剂。注意防止坠床、跌倒。

（2）避免诱发及加重疼痛因素。

（3）指导患者使用放松技术或分散患者注意力。

3. 高热的护理 如下所述。

（1）卧床休息以减少氧耗量，注意保暖，避免受凉。

（2）加强口腔护理，去除口腔异味，使口腔舒适，既可增加食欲又能预防感染。

（3）寒战时注意保暖，以逐渐降温为宜，防止虚脱。

（4）遵医嘱给予抗生素，注意药物疗效及不良反应。

（5）做好皮肤护理，出汗多时应及时擦干并更换衣物，保持皮肤干燥。

4. 感染性休克的护理 如下所述。

（1）取仰卧中凹位，保持脑部血液供应。

（2）密切观察意识状态、基础生命体征、尿量、皮肤黏膜色泽及温湿度、出血倾向。

（3）遵医嘱给予高流量氧气吸入。

（4）迅速建立两条静脉通道，以补充血容量，保证正常组织灌注。

（5）遵医嘱给予有效抗生素，并观察疗效及有无不良反应。

九、健康教育

（1）积极预防上呼吸道感染，如避免受凉、过度劳累。天气变化时及时增减衣服，感冒流行时少去公共场所。

（2）减少异物对呼吸道刺激，鼓励患者戒烟。

（3）适当锻炼身体，多进营养丰富的食物。保持生活规律、心情愉快，增强机体抵抗力。

（4）慢性病、长期卧床、年老体弱者，应注意经常改变体位、翻身、叩背，咳出痰液，有感染迹象时及时就诊。

（王　平）

第二节　慢性支气管炎

慢性支气管炎是气管、支气管黏膜及其周围组织的慢性非特异性炎症。临床上以咳嗽、咳痰或伴有喘息及反复发作为主要症状，每年发病持续 3 个月，连续 2 年或 2 年以上，排除具有咳嗽、咳痰、喘息症状的其他疾病（如肺结核、肺尘埃沉着症、肺脓肿、心脏病、心功能不全、支气管扩张、支气管哮喘、慢性鼻咽炎、食管反流综合征等疾患）。

本病是常见病，多见于中老年人，随着年龄的增长，患病率递增，50 岁以上的患病率高达 15%。本病流行与吸烟、地区和环境卫生等有密切关系。吸烟者患病率远高于不吸烟者。北方气候寒冷患病率高于南方。工矿地区大气污染严重，患病率高于一般城市。

一、护理评估

1. 健康史 询问患者起病的原因及诱因，有无呼吸道感染及吸烟等病史，有无过敏原接触史；询问患者的工作生活环境，有无有害气体、烟雾、粉尘等的吸入史。有无受凉、感冒、过度劳累而引起急性发作或加重。

2. 身体评估 包括症状和体征的评估以及疾病的分型和分期。

（1）症状：缓慢起病，病程长，反复急性发作而病情加重。主要症状为咳嗽、咳痰，或伴有喘息。急性加重系指咳嗽、咳痰、喘息等症状突然加重。急性加重的主要原因是呼吸道感染，病原体可以是病毒、细菌、支原体和衣原体等。

1）咳嗽：一般晨间咳嗽为主，睡眠时有阵咳或排痰。

2）咳痰：一般为白色黏液和浆液泡沫痰，偶见痰中带血。清晨排痰较多，起床后或体位变动后可刺激排痰。伴有细菌感染时，则变为黏液脓性痰，痰量亦增加。

3）喘息或气急：喘息明显者称为喘息性支气管炎，部分可能伴支气管哮喘。若伴肺气肿时可表现为劳动或活动后气急。

（2）体征：早期多无异常体征。急性发作期可在背部或双肺底听到干、湿啰音，咳嗽后可减少或消失。如并发哮喘可闻及广泛哮鸣音并伴呼气期延长。

（3）分型：分为单纯型和喘息型两型。单纯型的主要表现为咳嗽、咳痰；喘息型除有咳嗽、咳痰外尚有喘息，常伴有哮鸣音，喘鸣于睡眠时明显，阵咳时加剧。

（4）分期：按病情进展分为三期。

1）急性发作期：指一周内出现脓性或黏液脓性痰，痰量明显增加，或伴有发热等炎症表现，或指一周内"咳""喘""痰"症状中任何一项明显加剧。

2）慢性迁延期：患者有不同程度的"咳""痰""喘"症状，迁延达一个月以上。

3）临床缓解期：经治疗或临床缓解，症状基本消失或偶有轻微咳嗽，痰液量少，持续 2 个月以上者。

3. 心理 - 社会状况　慢性支气管炎患者早期由于症状不明显，尚不影响工作和生活，患者往往不重视，感染时治疗也不及时。由于病程长，反复发作，患者易出现烦躁不安、忧郁、焦虑等情绪，易产生不利于恢复呼吸功能的消极因素。

4. 辅助检查　如下所述。

（1）血液检查：细菌感染时偶可出现白细胞总数和（或）中性粒细胞增多。

（2）痰液检查：可培养出致病菌涂片可发现革兰阳性菌或革兰阴性菌，或大量破坏的白细胞和已破坏的杯状细胞。

（3）胸部 X 线检查：早期无异常。反复发作引起支气管壁增厚，细支气管或肺泡间质炎症细胞浸润或纤维化。

（4）呼吸功能检查：早期无异常，随病情发展逐渐出现阻塞性通气功能障碍，表现为：第一秒用力呼气量占用力肺活量比值（FEV_1/FVC）<60%；最大通气量（MBC）<80% 预计值等。

二、治疗原则

急性发作期和慢性迁延期患者，以控制感染及对症治疗（祛痰、镇咳、平喘）为主；临床缓解期，以加强锻炼，增强体质，避免诱发因素，预防复发为主。

1. 急性加重期的治疗　如下所述。

（1）控制感染：根据病原菌类型和药物敏感情况选择药物治疗。

（2）镇咳、祛痰：常用药物有氯化铵、溴己新、喷托维林等。

（3）平喘：有气喘者可加用解痉平喘药，如氨茶碱和茶碱缓释剂，或长效 β_2 激动剂加糖皮质激素吸入。

2. 缓解期治疗　如下所述。

（1）戒烟：避免有害气体和其他有害颗粒的吸入。

（2）增强体质，预防感冒。

（3）反复呼吸道感染者，可试用免疫调节剂或中医中药。

三、护理措施

1. 环境　保持室内空气流通、新鲜，避免感冒受凉。

2. 饮食　合理安排食谱，给予高蛋白、高热量、高维生素、易消化的食物，多吃新鲜蔬菜、水果，避免过冷过热及产气食物，以防腹胀影响膈肌运动。注意食物的色、香、味。水肿及心力衰竭患者要限制钠盐的摄入，痰液较多者忌用牛奶类饮料，以防引起痰液黏稠不易排出。

3. 用药护理　遵医嘱使用抗炎、祛痰、镇咳药物，观察药物的疗效和不良反应。对痰液较多或年老体弱者以抗炎、祛痰为主，避免使用中枢镇咳药，如可待因，以免抑制咳嗽中枢，加重呼吸道阻塞，导致病情恶化。可待因有麻醉性中枢镇咳作用，适用于剧烈干咳者，有恶心、呕吐、便秘等不良反应，应用不当可能成瘾；喷托维林是非麻醉性中枢镇咳药，用于轻咳或少量痰液者，无成瘾性，有口干、恶心、头痛等不良反应；溴己新使痰液中黏多糖纤维断裂，痰液黏度降低，偶见恶心、转氨酶升高等不良反应，胃溃疡者慎用。

4. 保持呼吸道通畅　要教会患者排痰技巧，指导患者有效咳嗽的方法。每日定时给予胸部叩击或胸壁震颤，协助排痰。并鼓励患者多饮水，根据机体每日需要量、体温、痰液黏稠度，估计每日水分补充量，每日至少饮水 1 500mL，使痰液稀释，易于排出。痰多黏稠时可予雾化吸入，湿化呼吸道以促使痰液顺利咳出。

5. 改善呼吸状况　缩唇腹式呼吸；肺气肿患者可通过腹式呼吸以增强膈肌活动来提高肺活量，缩唇呼吸可减慢呼气，延缓小气道陷闭而改善呼吸功能，因而缩唇腹式呼吸可有效地提高患者的呼吸功能。患者取立位，亦可取坐位或卧位，一手放在前胸，另一手放在腹部，先缩唇，腹内收，胸前倾，由口徐徐呼气，此时切勿用力，然后用鼻吸气，并尽量挺腹，胸部不动。呼、吸时间之比为 2∶1 或 3∶1，7~8 次/min，每天锻炼 2 次，10~20min/次。

6. 心理护理　对年老患者应加强心理护理，帮助其克服年老体弱的悲观情绪。患者病程长加上家人对患者的支持也常随病情进展而显得无力，患者多有焦虑、抑郁等心理障碍。护士应聆听患者的倾诉，做好患者与家属的沟通、心理疏导，让患者进行适当的文体活动。引导其进行循序渐进的锻炼，如气功、太极拳、户外散步等，将有助于增强老年人的机体免疫能力。为患者创造有利于治疗、康复的最佳心理状态。

四、健康教育

1. 指导患者和家属　了解疾病的相关知识，积极配合康复治疗。

2. 加强管理　如下所述。

（1）环境因素：消除及避免烟雾、粉尘和刺激性气体的吸入，避免接触过敏原或去空气污染、人多的公共场所；生活在空气清新、适宜温湿度、阳光充足的环境中，注意防寒避暑。

（2）个人因素：制定有效的戒烟计划；保持口腔清洁；被褥轻软、衣服宽大合身，沐浴时间不宜过长，防止晕厥等。

（3）饮食营养：足够的热量、蛋白质、维生素和水分，增强食欲。

3. 加强体育锻炼，增强体质，提高免疫能力　锻炼应量力而行、循序渐进，以患者不感到疲劳为宜；可进行散步、慢跑、太极拳、体操、有效的呼吸运动等。

4. 防止感染　室内用食醋 2~10mL/m^2，加水 1~2 倍稀释后加热蒸熏，1h/次，每天或隔天 1 次，有一定的防止感冒作用。劝告患者在发病季节前应用气管炎疫苗、核酸等，从而增强免疫功能，以减少患者感冒和慢性支气管炎的急性发作。

5. 帮助患者加强身体的耐寒锻炼　耐寒锻炼需从夏季开始，先用手按摩面部，后用冷水浸毛巾拧干后擦头面部，渐及四肢。体质好、耐受力强者，可全身大面积冷水摩擦，持续到 9 月份，以后继续用冷水按摩面颈部，最低限度冬季也要用冷水洗鼻部，以提高耐寒能力，预防和减少本病发作。

（王　平）

第三节 支气管哮喘

支气管哮喘（bronchial asthma，简称哮喘）是由嗜酸性粒细胞、肥大细胞、T淋巴细胞等多种炎性细胞和细胞组分参与的气道慢性炎症性疾病。这种慢性炎症导致气道高反应性和广泛多变的可逆性气流受限，并引起反复发作性的喘息、气急、胸闷或咳嗽等症状，常在夜间和（或）清晨发作和加重，多数患者可自行缓解或治疗后缓解。支气管哮喘如贻误诊治，随病程的延长可产生气道不可逆性狭窄和气道重塑。因此，合理的防治至关重要。

哮喘是全球性疾病，全球约有1.6亿患者，我国患病率为1%～4%，其中儿童患病率高于青壮年，城市高于农村，老年人群的患病率有增高趋势。成人男女患病率相近，约40%的患者有家族史。

一、病因和发病机制

（一）病因

本病的确切病因不清。目前认为哮喘是多基因遗传病，受遗传因素和环境因素双重影响。

1. 遗传因素　哮喘发病具有明显的家族集聚现象，临床家系调查发现，哮喘患者亲属患病率高于群体患病率，且亲缘关系越近患病率越高；病情越严重，其亲属患病率也越高。

2. 环境因素　主要包括：①吸入性变应原：如尘螨、花粉、真菌、动物毛屑、二氧化硫、氨气等各种特异和非特异性吸入物。②感染：如细菌、病毒、原虫、寄生虫等。③食物：如鱼、虾、蟹、蛋类、牛奶等。④药物：如普萘洛尔（心得安）、阿司匹林等。⑤其他：气候改变、运动、妊娠等都可能是哮喘的激发因素。

（二）发病机制

哮喘的发病机制非常复杂（图5-1），变态反应、气道炎症、气道反应性增高及神经等因素及其相互作用被认为与哮喘的发病关系密切。其中气道炎症是哮喘发病的本质，而气道高反应性是哮喘的重要特征。根据变应原吸入后哮喘发生的时间，可分为速发性哮喘反应（IAR）、迟发性哮喘反应（LAR）和双相型哮喘反应（DAR）。IAR在吸入变应原的同时立即发生反应，15～30分钟达高峰，2小时逐渐恢复正常。LAR约在吸入变应原6小时左右发作，持续时间长，症状重，常呈持续性哮喘表现，为气道慢性炎症反应的结果。

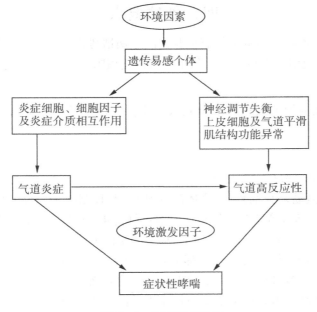

图5-1　哮喘发病机制

二、病理

疾病早期，无明显器质性改变，随疾病进展，肉眼可见肺膨胀及肺气肿，支气管及细支气管内含有黏稠痰液及黏液栓，黏液栓塞局部可出现肺不张。支气管壁平滑肌增厚、黏膜及黏膜下血管增生、黏膜水肿，气道上皮下有肥大细胞、嗜酸性粒细胞、淋巴细胞等多种炎性细胞浸润。

三、临床表现

（一）症状

哮喘发作前常有干咳、呼吸紧迫感、连打喷嚏、流泪等先兆表现；典型表现为发作性呼气性呼吸困难或发作性胸闷和咳嗽。严重者呈强迫坐位或端坐呼吸，甚至出现发绀等；干咳或咳大量泡沫样痰，有时仅以咳嗽为唯一的症状（咳嗽变异性哮喘）。哮喘症状可在数分钟内发作，经数小时至数日，用支气管舒张药或自行缓解。在夜间及凌晨发作和加重常是哮喘的特征之一。有些青少年，在运动时出现胸闷、咳嗽和呼吸困难（运动性哮喘）。

（二）体征

发作时胸部呈过度充气征象，双肺可闻及广泛的哮鸣音，以呼气相为主，呼气音延长。严重者可有辅助呼吸肌收缩加强、心率加快、奇脉、胸腹反常运动和发绀。严重哮喘发作时，哮鸣音可不出现，称之为寂静胸。非发作期可无阳性体征。

（三）分期及病情评价

根据临床表现哮喘分为急性发作期、慢性持续期和缓解期。缓解期系指经过或未经治疗症状、体征消失，肺功能恢复到急性发作前水平，并维持 4 周以上。以下介绍急性发作期和慢性持续期。

1. 急性发作期　是指气促、咳嗽、胸闷等症状突然发生，常有呼吸困难，以呼气流量降低为其特征，常因接触变应原等或治疗不当所致。

2. 慢性持续期　在哮喘非急性发作期，哮喘患者仍有不同程度的哮喘症状或 PEF 降低。

（四）并发症

发作时可并发气胸、纵隔气肿、肺不张；反复发作和感染可并发慢性支气管炎、肺气肿和肺源性心脏病。

四、处理要点

目前尚无根治的方法。治疗的目的为控制症状，防止病情恶化，尽可能保持肺功能正常，维持正常活动能力（包括运动），避免治疗不良反应，防止不可逆气道阻塞，避免死亡。

（一）脱离变应原

找到引起哮喘发作的变应原或其他非特异刺激因素，并使患者迅速脱离，这是防治哮喘最有效的方法。

（二）药物治疗

1. 缓解哮喘发作　常用药物有以下几种。

（1）β_2 肾上腺素受体激动剂（简称 β_2 受体激动剂）：是控制哮喘急性发作症状的首选药物，短效 β_2 受体激动剂起效较快，但药效持续时间较短，一般仅维持 4~6 小时，常用药物有沙丁胺醇（又名舒喘宁、全特宁）、特布他林（博利康尼，喘康速）等。长效 β_2 受体激动剂作用时间均在 10~12 小时以上，且有一定抗炎作用，如福莫特罗（奥克斯都宝）、沙美特罗（施立稳）及丙卡特罗（美普清）等，用药方法可采用定量气雾剂（MDI）吸入、干粉吸入、持续雾化吸入等，也可用口服或静脉注射。首选吸入法，因药物直接作用于呼吸道，局部浓度高且作用迅速，所用剂量较小，全身性不良反应少。常用沙丁胺醇或特布他林，每日 3~4 次，每次 1~2 喷。干粉吸入方便较易掌握。持续雾化吸入多用于重症和儿童患者，方法简单易于配合。β_2激动剂的缓（控）释型口服制剂，用于防治反复发作性哮喘和夜间哮喘。注射用药，用于严重哮喘，一般每次用量为沙丁胺醇0.5mg，只在其他疗法无效时使用。

（2）茶碱类：是目前治疗哮喘的有效药物，通过抑制磷酸二酯酶，提高平滑肌细胞内的cAMP浓度，拮抗腺苷受体，刺激肾上腺分泌肾上腺素，增强呼吸肌的收缩；同时具有气道纤毛清除功能和抗炎作用。口服氨茶碱一般剂量每日6～10mg/kg，控（缓）释茶碱制剂，可用于夜间哮喘。静脉给药主要应用于重、危症哮喘，静脉注射首次剂量4～6mg/kg，注射速度不超过0.25mg/（kg·min），静脉滴注维持量为0.6～0.8mg/（kg·h），日注射量一般不超过1.0g。

（3）抗胆碱药：胆碱能受体（M受体）拮抗剂，有舒张支气管及减少痰液的作用。常用异丙托溴铵吸入或雾化吸入，约10分钟起效，维持4～6小时；长效抗胆碱药噻托溴铵作用维持时间可达24小时。

2. 控制哮喘发作　常用药物如下所述。

（1）糖皮质激素：是当前控制哮喘发作最有效的药物。可分为吸入、口服和静脉用药。吸入治疗是目前推荐长期抗感染治疗哮喘的最常用的方法。常用吸入药物有倍氯米松、氟替卡松、莫米松等，起效慢，通常需规律用药一周以上方能起效。口服药物用于吸入糖皮质激素无效或需要短期加强的患者。有泼尼松、泼尼松龙，起始30～60mg/d，症状缓解后逐渐减量至≤10mg/d。然后停用，或改用吸入剂。在重度或严重哮喘发作时，提倡及早静脉给药。

（2）白三烯（LT）拮抗剂：具有抗炎和舒张支气管平滑肌的作用。常用药物如扎鲁斯特20mg，每日2次，或孟鲁司特10mg，每日1次口服。

（3）其他：色甘酸钠是非糖皮质激素抗炎药物。对预防运动或过敏原诱发的哮喘最为有效。色甘酸钠雾化吸入3.5～7mg或干粉吸入20mg，每日3～4次。酮替酚和新一代组胺H_1受体拮抗剂阿司咪唑、曲尼斯特等对轻症哮喘和季节性哮喘有效，也可与β_2受体激动剂联合用药。

（三）急性发作期的治疗

急性发作的治疗目的是纠正低氧血症，尽快缓解气道阻塞，恢复肺功能，预防进一步恶化或再次发作，防止并发症。一般根据哮喘的分度进行综合性治疗。

1. 轻度　每日定时吸入糖皮质激素（200～500μg倍氯米松）。出现症状时可间断吸入短效β_2受体激动剂。效果不佳时可加服β_2受体激动剂控释片或小量茶碱控释片（200mg/d），或加用抗胆碱药如异丙托溴铵气雾剂吸入。

2. 中度　每日增加糖皮质激素吸入剂量（500～1 000μg倍氯米松）；规则吸入β_2受体激动剂或口服其长效药，或联用抗胆碱药，也可加服白三烯拮抗剂，若不能缓解，可持续雾化吸入β_2受体激动剂（或联用抗胆碱药吸入），或口服糖皮质激素（<60mg/d），必要时可静脉注射氨茶碱。

3. 重度至危重度　持续雾化吸入β_2受体激动剂，或合用抗胆碱药；或静脉滴注氨茶碱或沙丁胺醇，加服白三烯拮抗剂。静脉滴注糖皮质激素，常用有琥珀酸氢化可的松（4～6小时起效，100～400mg/d）、甲泼尼松（2～4小时起效，80～160mg/d）。地塞米松因在体内半衰期较长、不良反应较多，宜慎用。待病情控制和缓解后，改为口服给药。注意维持水、电解质及酸碱平衡，纠正缺氧，如病情恶化缺氧状态不能改善时，进行机械通气。

（四）哮喘的长期治疗

哮喘经过急性期治疗后，其症状一般都能得到控制，但哮喘的慢性炎症病理生理改变仍然存在，因此，必须根据哮喘的不同病情程度制定合适的长期治疗方案。

1. 间歇至轻度持续　根据个体差异吸入β_2受体激动剂或口服β_2受体激动剂以控制症状。小剂量茶碱口服也能达到疗效。亦可考虑每日定量吸入小剂量糖皮质激素（≤500μg/d）。在运动或对环境中已知抗原接触前吸入β_2受体激动剂、色甘酸钠或口服LT拮抗剂。

2. 中度持续　每日定量吸入糖皮质激素（500～1 000μg/d）。除按需吸入β_2受体激动剂，效果不佳时合用吸入型长效β_2受体激动剂，口服β_2受体激动剂控释片、口服小剂量控释茶碱或LT拮抗剂等，亦可同时吸入抗胆碱药。

3. 重度持续　每日吸入糖皮质激素量 $>1\,000\mu g/d$。应规律吸入 β_2 受体激动剂或口服 β_2 受体激动剂、茶碱控释片，或 β_2 受体激动剂联用抗胆碱药，或合用 LT 拮抗剂口服，若仍有症状，需规律口服泼尼松或泼尼松龙，长期服用者，尽可能将剂量维持于 $\leqslant 10mg/d$。

（五）免疫疗法

分为特异性和非特异性两种，前者又称脱敏疗法（或称减敏疗法）。通常采用特异性变应原（如螨、花粉、猫毛等）作定期反复皮下注射，剂量由低至高，以产生免疫耐受性，使患者脱敏。非特异性免疫疗法，如注射卡介苗、转移因子、疫苗等生物制品抑制变应原反应的过程。目前采用基因工程制备的人重组抗 IgE 单克隆抗体治疗中重度变应性哮喘，已取得较好效果。

五、护理评估

询问患者发病原因，是否与接触变应原、受凉、气候变化、精神紧张、妊娠、运动有关；评估患者的临床表现如喘息、呼吸困难、胸闷，或咳嗽的程度、咳痰能力、持续时间、诱发或缓解因素；询问有无哮喘家族史；既往治疗经过，是否进行长期规律的治疗；是否掌握药物吸入技术等。在身体评估方面，注意患者的生命体征、意识状态，有无发绀、大汗淋漓。观察有无辅助呼吸肌参与呼吸，听诊肺部呼吸音，有无哮鸣音；同时，注意对患者呼吸功能试验、动脉血气分析、痰液及胸部 X 线检查等结果的评估。此外，还应注意评估患者的心理状态，有无焦虑、恐惧情绪，有无家庭角色或地位的改变，评估家属对疾病的认知程度及对患者的支持程度、经济状况和社区保健情况。

六、常见护理诊断及医护合作性问题

1. 低效性呼吸型态　与支气管痉挛、气道炎症、黏液分泌增加、气道阻力增加有关。
2. 清理呼吸道无效　与支气管痉挛、痰液黏稠及气道黏液栓形成有关。
3. 知识缺乏　缺乏正确使用吸入器的相关知识。
4. 潜在并发症　自发性气胸、纵隔气肿、肺不张。

七、护理目标

患者呼吸困难缓解，能进行有效呼吸；痰液能排出；能正确使用雾化吸入器；无并发症发生。

八、护理措施

（一）一般护理

1. 环境与体位　提供安静、舒适、温湿度适宜的环境，保持室内清洁、空气流通。病室不宜布置花草，避免使用羽绒或蚕丝织物。发作时，协助患者采取舒适的半卧位或坐位，或用过床桌使患者伏桌休息，以减轻体力消耗。

2. 饮食护理　大约20%的成年人和50%的哮喘患儿可因不适当饮食而诱发或加重哮喘。护理人员应帮助患者找出与哮喘发作的有关食物。哮喘患者的饮食以清淡、易消化、高蛋白、富含维生素 A、维生素 C、钙食物为主，如哮喘发作与进食某些异体蛋白如鱼、虾、蟹、蛋类、牛奶等有关，应忌食；某些食物添加剂如酒石黄、亚硝酸盐（制作糖果、糕点用于漂白、防腐）也可诱发哮喘发作，应当引起注意。慎用或忌用某些引起哮喘的药物，如阿司匹林或阿司匹林的复方制剂。戒酒、戒烟。哮喘发作时，患者呼吸增快、出汗，极易形成痰栓阻塞小支气管，若无心、肾功能不全时，应鼓励患者饮水 $2\,000\sim3\,000mL/d$，必要时，遵医嘱静脉补液，注意输液速度。

3. 保持身体清洁舒适　哮喘患者常会大量出汗，应每日以温水擦浴，勤换衣服和床单，保持皮肤的清洁、干燥和舒适。协助并鼓励患者咳嗽后用温水漱口，保持口腔清洁。

4. 氧疗护理　重症哮喘患者常伴有不同程度的低氧血症存在，应遵医嘱给予吸氧，吸氧流量为每分钟 1～3L，吸氧浓度一般不超过 40%。为避免气道干燥和寒冷气流的刺激而导致气道痉挛，吸入的氧气应尽量温暖湿润。

（二）病情观察

观察哮喘发作的前驱症状，如鼻咽痒、喷嚏、流涕、眼痒等黏膜过敏症状；哮喘发作时，观察患者意识状态、呼吸频率、节律、深度及辅助呼吸肌是否参与呼吸运动等，监测呼吸音、哮鸣音变化，监测动脉血气分析和肺功能情况，了解病情和治疗效果。呼吸困难时遵医嘱给予吸氧，注意氧疗效果；哮喘发作严重时，如经治疗病情无缓解，做好机械通气准备工作；加强对急性期患者的监护，尤其在夜间和凌晨易发生哮喘的时间段内，严密观察有无病情变化。

（三）用药护理

1. β_2 受体激动剂　指导患者按医嘱用药，不宜长期规律、单一、大量使用，否则会引起气道 β_2 受体功能下调，药物减效；由于本类药物（特别是短效制剂）无明显抗炎作用，故宜与吸入激素等抗炎药配伍使用。口服沙丁胺醇或特布他林时，观察有无心悸、骨骼肌震颤等不良反应。静脉点滴沙丁胺醇注意滴速 2～4μg/min，并注意有无心悸等不良反应。

2. 糖皮质激素　吸入治疗药物全身性不良反应少，少数患者可出现口腔念珠菌感染、声音嘶哑或呼吸道不适，指导患者吸药后必须立即用清水充分漱口以减轻局部反应和胃肠吸收。全身用药应注意肥胖、糖尿病、高血压、骨质疏松、消化性溃疡等不良反应，口服用药宜在饭后服用，以减少对胃肠道黏膜的刺激。气雾吸入糖皮质激素可减少其口服量，当用吸入剂替代口服剂时，通常需同时使用两周后逐步减少口服量，指导患者不得自行减量或停药。

3. 茶碱类　其主要不良反应为胃肠道、心脏和中枢神经系统的毒性反应。氨茶碱用量过大或静脉注射（滴注）速度过快可引起恶心、呕吐、头痛、失眠、心律失常，严重者引起室性心动过速，抽搐乃至死亡。静脉注射时浓度不宜过高，速度不宜过快，注射时间宜在 10 分钟以上，以防中毒症状发生，观察用药后疗效和不良反应，最好在用药中监测血药浓度，其安全有效浓度为 6～15μg/mL。发热、妊娠、小儿或老年有心、肝、肾功能障碍及甲状腺功能亢进者慎用。合用西咪替丁（甲氰米胍）、喹诺酮类、大环内酯类药物等可影响茶碱代谢而使其排泄减慢，应减少用量。茶碱缓释片或茶碱控释片由于药片有控释材料，不能嚼服，必须整片吞服。

4. 其他　色甘酸钠及尼多酸钠，少数病例可有咽喉不适、胸闷、偶见皮疹，孕妇慎用。抗胆碱药吸入后，少数患者可有口苦或口干感。白三烯调节剂的主要不良反应是较轻微的胃肠道症状，少数有皮疹、血管性水肿、转氨酶升高，停药后可恢复正常。

（四）吸入器的正确使用

1. 定量雾化吸入器（MDI）　MDI 的使用需要患者协调呼吸动作，正确使用是保证吸入治疗成功的关键。①介绍雾化吸入的器具：根据患者文化层次、学习能力，提供雾化吸入器的学习资料。②MDI使用方法：打开盖子，摇匀药液，深呼气至不能再呼时，张口，将 MDI 喷嘴置于口中，双唇包住咬口，以慢而深的方式经口吸气，同时以手指按压喷药，至吸气末屏气 10 秒，使较小的雾粒沉降在气道远端，然后缓慢呼气，休息 3 分钟后可再重复使用一次。指导患者反复练习，医护人员演示，直至患者完全掌握。③特殊 MDI 的使用：对不易掌握 MDI 吸入方法的儿童或重症患者，可在 MDI 上加储物罐（spacer），可以简化操作，增加吸入到下呼吸道和肺部的药物量，减少雾滴在口咽部沉积引起刺激，增加雾化吸入疗效。

2. 干粉吸入器　较常用的有蝶式吸入器、都宝装置和准纳器。

（1）蝶式吸入器：指导患者正确将药物转盘装进吸入器中，打开上盖至垂直部位（刺破胶囊），用口唇含住吸嘴用力深吸气，屏气数秒钟。重复上述动作 3～5 次，直至药粉吸尽为止。完全拉出滑盘，再推回原位（此时旋转转盘至一个新囊泡备用）。

（2）都宝装置：使用时移去瓶盖，一手垂直握住瓶体，另一手握住底盖，先右转再向左旋转至听到"喀"的一声。吸入前先呼气，然后含住吸嘴，仰头，用力深吸气，屏气 5～10 秒。

（3）准纳器：使用时一手握住外壳，另一手的大拇指放在拇指柄上向外推动至完全打开，推动滑竿直至听到"咔哒"声，将吸嘴放入口中，经口深吸气，屏气10秒。

（五）心理护理

研究证明，精神因素在哮喘的发生发展过程中起重要作用，培养良好的情绪和战胜疾病的信心是哮喘治疗和护理的重要内容。哮喘患者的心理表现类型多种多样，可有抑郁、焦虑、恐惧、性格的改变（如悲观、失望、孤独、脆弱、躁动、敌对、易于冲动、神经质、自卑等）、社会工作能力的下降（如自信心及适应能力下降、交际减少等）或自主神经紊乱的表现，如多汗、头晕、眼花、食欲减退、手颤、胸闷、气短、心悸等。针对哮喘患者心理障碍的情况，护理人员应体谅和同情患者的痛苦，尤其对于慢性哮喘治疗效果不佳的患者更应关心，给予心理疏导和教育，向患者解释避免不良情绪的重要性，多用鼓励性语言，减轻患者的心理压力，提高治疗的信心和依从性。

（六）健康指导

1. 疾病知识指导　通过教育使患者能懂得哮喘虽不能彻底治愈，但只要坚持充分的正规治疗，完全可以有效地控制哮喘的发作，即患者可达到没有或仅有轻度症状，能坚持日常工作和学习。

2. 识别和避免触发因素　针对个体情况，指导患者有效控制可诱发哮喘发作的各种因素，如避免摄入引起过敏的食物；室内布局力求简洁，避免使用地毯、种植花草、不养宠物；经常打扫房间，清洗床上用品；避免接触刺激性气体及预防呼吸道感染；避免进食易引起哮喘的食物；避免强烈的精神刺激和剧烈的运动；避免大笑、大哭、大喊等过度换气动作；在缓解期应加强体育锻炼、耐寒锻炼及耐力训练，以增强体质。

3. 自我监测病情　识别哮喘加重的早期情况，学会哮喘发作时进行简单的紧急自我处理方法，学会利用峰流速仪来监测最大呼气峰流速（PEFR），做好哮喘日记，为疾病预防和治疗提供参考资料。峰流速仪是一种可随身携带，能测量PEFR的一种小型仪器。使用方法是，取站立位，尽可能深吸一口气，然后用唇齿部分包住口含器后，以最快的速度，用一次最有力的呼气吹动游标滑动，游标最终停止的刻度，就是此次峰流速值。峰流速测定是发现早期哮喘发作最简便易行的方法，在没有出现症状之前，PEFR下降，提示早期哮喘的发生。

临床实验观察证实，每日测量的PEFR与标准的PEFR进行比较，不仅能早期发现哮喘发作，还能判断哮喘控制的程度和选择治疗措施。如果PEFR经常地、有规律地保持在80%～100%，为安全区，说明哮喘控制理想；如果PEFR 50%～80%，为警告区，说明哮喘加重，需及时调整治疗方案；如果PEFR <50%，为危险区，说明哮喘严重，需要立即到医院就诊。

4. 用药指导　哮喘患者应了解自己所用的每种药的药名、用法及使用时的注意事项，了解药物的主要不良反应及如何采取相应的措施来避免。指导患者或家属掌握正确的药物吸入技术。一般先用β_2受体激动剂，后用糖皮质激素吸入剂。与患者共同制定长期管理、防止复发的计划。坚持定期随访保健，指导正确用药，使药物不良反应减至最少，β_2受体激动剂使用量减至最小，甚至不用也能控制症状。

5. 心理-社会指导　保持有规律的生活和乐观情绪，积极参加体育锻炼，最大程度恢复劳动能力，特别向患者说明发病与精神因素和生活压力的关系。动员与患者关系密切的力量，如家人或朋友参与对哮喘患者的管理；为其身心健康提供各方面的支持，并充分利用社会支持系统。

九、护理评价

患者呼吸平稳，肺部听诊呼吸音正常，哮鸣音消失。动脉血气检测结果维持在正常范围；患者能摄入足够的液体，痰液稀薄，容易咳出；患者能描述使用吸入器的目的、注意事项、正确掌握使用方法。

（王　平）

第六章

消化科疾病的护理

第一节 急性胃炎

一、概述

急性胃炎指由各种原因引起的急性胃黏膜炎症，其病变可以仅局限于胃底、胃体、胃窦的任何一部分，病变深度大多局限于黏膜层，严重时则可累及黏膜下层、肌层，甚至达浆膜层。临床表现多种多样，可以有上腹痛、恶心、呕吐、上腹不适、呕血、黑粪，也可无症状，而仅有胃镜下表现。急性胃炎的病因虽然多样，但各种类型在临床表现、病变的发展规律和临床诊治等方面有一些共性。大多数患者，通过及时诊治能很快痊愈，但也有部分患者其病变可以长期存在并转化为慢性胃炎。

二、护理评估

（一）健康史

评估患者既往有无胃病史，有无服用对胃有刺激的药物，如阿司匹林、保泰松、洋地黄、铁剂等，评估患者的饮食情况及睡眠。

（二）临床症状评估与观察

1. 腹痛的评估　患者主要表现为上腹痛、饱胀不适。多数患者无症状，或症状被原发疾病所掩盖。

2. 恶心、呕吐的评估　患者可有恶心、呕吐、食欲不振等症状，注意观察患者呕吐的次数及呕吐物的性质、量的情况。

3. 腹泻的评估　食用沙门菌、嗜盐菌或葡萄球菌毒素污染食物引起的胃炎患者常伴有腹泻。评估患者的大便次数、颜色、性状及量的情况。

4. 呕血和（或）黑粪的评估　在所有上消化道出血的病例中，急性糜烂出血性胃炎所致的消化道出血占 10% ~30% ，仅次于消化性溃疡。

（三）辅助检查的评估

1. 病理　主要表现为中性粒细胞浸润。

2. 胃镜检查　可见胃黏膜充血、水肿、糜烂、出血及炎性渗出。

3. 实验室检查　血常规检查：糜烂性胃炎可有红细胞、血红蛋白减少。便常规检查：便潜血阳性。血电解质检查：剧烈腹泻患者可有水、电解质紊乱。

（四）心理社会因素评估

1. 生活方式　评估患者生活是否规律，包括学习或工作、活动、休息与睡眠的规律性，有无烟酒嗜好等。评估患者是否能得到亲人及朋友的关爱。

2. 饮食习惯　评估患者是否进食过冷、过热、过于粗糙的食物；是否食用刺激性食物，如辛辣、过酸或过甜的食物，以及浓茶、浓咖啡、烈酒等；是否注意饮食卫生。

3. 焦虑或恐惧　因出现呕血、黑粪或症状反复发作而产生紧张、焦虑、恐惧心理。

4. 认知程度　是否了解急性胃炎的病因及诱发因素，以及如何防护。

（五）腹部体征评估

上腹部压痛是常见体征，有时上腹胀气明显。

三、护理问题

1. 腹痛　由于胃黏膜的炎性病变所致。

2. 营养失调：低于机体需要量　由于胃黏膜的炎性病变所致的食物摄入、吸收障碍所致。

3. 焦虑　由于呕血、黑粪及病情反复所致。

四、护理目标

（1）患者腹痛症状减轻或消失。

（2）患者住院期间保证机体需热量，维持水电解质及酸碱平衡。

（3）患者焦虑程度减轻或消失。

五、护理措施

（一）一般护理

1. 休息　患者应注意休息，减少活动，对急性应激造成者应卧床休息，同时应做好患者的心理疏导。

2. 饮食　一般可给予无渣、半流质的温热饮食。如少量出血可给予牛奶、米汤等以中和胃酸，有利于黏膜的修复。剧烈呕吐、呕血的患者应禁食，可静脉补充营养。

3. 环境　为患者创造整洁、舒适、安静的环境，定时开窗通风，保证空气新鲜及温湿度适宜，使其心情舒畅。

（二）心理护理

1. 解释症状出现的原因　患者因出现呕血、黑粪或症状反复发作而产生紧张、焦虑、恐惧心理。护理人员应向其耐心说明出血原因，并给予解释和安慰。应告知患者，通过有效治疗，出血会很快停止；并通过自我护理和保健，可减少本病的复发次数。

2. 心理疏导　耐心解答患者及家属提出的问题，向患者解释精神紧张不利于呕吐的缓解，特别是有的呕吐与精神因素有关，紧张、焦虑还会影响食欲和消化能力，而树立信心及情绪稳定则有利于症状的缓解。

3. 应用放松技术　利用深呼吸、转移注意力等放松技术，减少呕吐的发生。

（三）治疗配合

1. 患者腹痛的时候　遵医嘱给予局部热敷、按摩、针灸，或给予止痛药物等缓解腹痛症状，同时应安慰、陪伴患者以使其精神放松，消除紧张恐惧心理，保持情绪稳定，从而增强患者对疼痛的耐受性；非药物止痛方法还可以用分散注意力法，如数数、谈话、深呼吸等；行为疗法，如放松技术、冥想、音乐疗法等。

2. 患者恶心、呕吐、上腹不适　评估症状是否与精神因素有关，关心和帮助患者消除紧张情绪。观察患者呕吐的次数及呕吐物的性质和量的情况。一般呕吐物为消化液和食物时有酸臭味。混有大量胆汁时呈绿色，混有血液呈鲜红色或棕色残渣。及时为患者清理呕吐物、更换衣物，协助患者采取舒适体位。

3. 患者呕血、黑粪　排除鼻腔出血及进食大量动物血、铁剂等所致呕吐物呈咖啡色或黑粪。观察患者呕血与黑粪的颜色性状和量的情况，必要时遵医嘱给予输血、补液、补充血容量治疗。

（四）用药护理

（1）向患者讲解药物的作用、不良反应、服用时的注意事项，如抑制胃酸的药物多于饭前服用；抗生素类多于饭后服用，并询问患者有无过敏史，严密观察用药后的反应；应用止泻药时应注意观察排便情况，观察大便的颜色、性状、次数及量，腹泻控制时应及时停药；保护胃黏膜的药物大多数是餐前服用，个别药例外；应用解痉止痛药如 654 - 2 或阿托品时，会出现口干等不良反应，并且青光眼及前列腺肥大者禁用。

（2）保证患者每日的液体入量，根据患者情况和药物性质调节滴注速度，合理安排所用药物的前后顺序。

（五）健康教育

（1）应向患者及家属讲明病因，如是药物引起，应告诫今后禁止用此药；如疾病需要必须用该药，必须遵医嘱配合服用制酸剂以及胃黏膜保护剂。

（2）嗜酒者应劝告戒酒。

（3）嘱患者进食要有规律，避免食生、冷、硬及刺激性食物和饮料。

（4）让患者及家属了解本病为急性病，应及时治疗及预防复发，防止发展为慢性胃炎。

（5）应遵医嘱按时用药，如有不适，及时来院就医。

（王　平）

第二节　慢性胃炎

一、概述

慢性胃炎系指不同病因引起的慢性胃黏膜炎性病变，其发病率在各种胃病中居首位。随着年龄增长而逐渐增高，男性稍多于女性。

二、护理评估

（一）健康史

评估患者既往有无其他疾病，是否长期服用 NSAID 类消炎药如阿司匹林、吲哚美辛等，有无烟酒嗜好及饮食、睡眠情况。

（二）临床症状评估与观察

1. 腹痛的评估　评估腹痛发生的原因或诱因，疼痛的部位、性质和程度；与进食、活动、体位等因素的关系，有无伴随症状。慢性胃炎进展缓慢，多无明显症状。部分患者可有上腹部隐痛与饱胀的表现。腹痛无明显节律性，通常进食后较重，空腹时较轻。

2. 恶心、呕吐的评估　评估恶心、呕吐发生的时间、频率、原因或诱因，与进食的关系；呕吐的特点及呕吐物的性质、量；有无伴随症状，是否与精神因素有关。慢性胃炎的患者进食硬、冷、辛辣或其他刺激性食物时可引发恶心、反酸、嗳气、上腹不适、食欲不振等症状。

3. 贫血的评估　慢性胃炎并发胃黏膜糜烂者可出现少量或大量上消化道出血，表现以黑粪为主，持续 3～4 天停止。长期少量出血可引发缺铁性贫血，患者可出现头晕、乏力及消瘦等症状。

（三）辅助检查的评估

1. 胃镜及黏膜活组织检查　这是最可靠的诊断方法，可直接观察黏膜病损。慢性萎缩性胃炎可见黏膜呈颗粒状、黏膜血管显露、色泽灰暗、皱襞细小；慢性浅表性胃炎可见红斑、黏膜粗糙不平、出血点（斑）。两种胃炎皆可见伴有糜烂、胆汁反流。活组织检查可进行病理诊断，同时可检测幽门螺杆菌。

2. 胃酸的测定 慢性浅表性胃炎胃酸分泌可正常或轻度降低，而萎缩性胃炎胃酸明显降低，其分泌胃酸功能随胃腺体的萎缩、肠腺化生程度的加重而降低。

3. 血清学检查 慢性胃体炎患者血清抗壁细胞抗体和内因子抗体呈阳性，血清胃泌素明显升高；慢性胃窦炎患者血清抗壁细胞抗体多呈阴性，血清胃泌素下降或正常。

4. 幽门螺杆菌检测 通过侵入性和非侵入性方法检测幽门螺杆菌。慢性胃炎患者胃黏膜中幽门螺杆菌阳性率的高低与胃炎活动与否有关，且不同部位的胃黏膜其幽门螺杆菌的检测率亦不相同。幽门螺杆菌的检测对慢性胃炎患者的临床治疗有指导意义。

（四）心理社会因素评估

1. 生活方式 评估患者生活是否有规律；生活或工作负担及承受能力；有无过度紧张、焦虑等负性情绪；睡眠的质量等。

2. 饮食习惯 评估患者平时饮食习惯及食欲，进食时间是否规律；有无特殊的食物喜好或禁忌，有无食物过敏，有无烟酒嗜好。

3. 心理 - 社会状况 评估患者的性格及精神状态；患病对患者日常生活、工作的影响。患者有无焦虑、抑郁、悲观等负性情绪及其程度。评估患者的家庭成员组成，家庭经济、文化、教育背景，对患者的关怀和支持程度；医疗费用来源或支付方式。

4. 认知程度 评估患者对慢性胃炎的病因、诱因及如何预防的了解程度。

（五）腹部体征的评估

慢性胃炎的体征多不明显，少数患者可出现上腹轻压痛。

三、护理问题

1. 疼痛 由于胃黏膜炎性病变所致。
2. 营养失调：低于机体需要量 由于厌食、消化吸收不良所致。
3. 焦虑 由于病情反复、病程迁延所致。
4. 活动无耐力 由于慢性胃炎引起贫血所致。
5. 知识缺乏 缺乏对慢性胃炎病因和预防知识的了解。

四、护理目标

（1）患者疼痛减轻或消失。
（2）患者住院期间能保证机体所需热量、水分、电解质的摄入。
（3）患者焦虑程度减轻或消失。
（4）患者活动耐力恢复或有所改善。
（5）患者能自述疾病的诱因及预防保健知识。

五、护理措施

（一）一般护理

1. 休息 指导患者急性发作时应卧床休息，并可用转移注意力、做深呼吸等方法来减轻。

2. 活动 病情缓解时，进行适当的锻炼，以增强机体抵抗力。嘱患者生活要有规律，避免过度劳累，注意劳逸结合。

3. 饮食 急性发作时可予少渣半流食，恢复期患者指导其食用富含营养、易消化的食物，避免食用辛辣、生冷等刺激性食物及浓茶、咖啡等饮料。嗜酒患者嘱其戒酒。指导患者加强饮食卫生并养成良好的饮食习惯，定时进餐、少量多餐、细嚼慢咽。如胃酸缺乏者可酌情食用酸性食物如山楂、食醋等。

4. 环境 为患者创造良好的休息环境，定时开窗通风，保证病室的温湿度适宜。

（二）心理护理

1. 减轻焦虑　提供安全舒适的环境，减少患者的不良刺激。避免患者与其他有焦虑情绪的患者或亲属接触。指导其散步、听音乐等转移注意力的方法。

2. 心理疏导　首先帮助患者分析这次产生焦虑的原因，了解患者内心的期待和要求；然后共同商讨这些要求是否能够实现，以及错误的应对机制所产生的后果。指导患者采取正确的应对机制。

3. 树立信心　向患者讲解疾病的病因及防治知识，指导患者如何保持合理的生活方式和去除对疾病的不利因素。并可以请有过类似疾病的患者讲解采取正确应对机制所取得的良好效果。

（三）治疗配合

1. 腹痛　评估患者疼痛的部位、性质及程度。嘱患者卧床休息，协助患者采取有利于减轻疼痛的体位。可利用局部热敷、针灸等方法来缓解疼痛。必要时遵医嘱给予药物止痛。

2. 活动无耐力　协助患者进行日常生活活动。指导患者体位改变时动作要慢，以免发生直立性低血压。根据患者病情与患者共同制定每日的活动计划，指导患者逐渐增加活动量。

3. 恶心、呕吐　协助患者采取正确体位，头偏向一侧，防止误吸。安慰患者，消除患者紧张、焦虑的情绪。呕吐后及时为患者清理，更换床单位并协助患者采取舒适体位。观察呕吐物的性质、量及呕吐次数。必要时遵医嘱给予止吐药物治疗。

附：呕吐物性质及特点分析

1. 呕吐不伴恶心　呕吐突然发生，无恶心、干呕的先兆，伴明显头痛，且呕吐于头痛剧烈时出现，常见于神经血管头痛、脑震荡、脑溢血、脑炎、脑膜炎及脑肿瘤等。

2. 呕吐伴恶心　多见于胃源性呕吐，例如胃炎、胃溃疡、胃穿孔、胃癌等，呕吐多与进食、饮酒、服用药物有关，吐后常感轻松。

3. 清晨呕吐　多见于妊娠呕吐和酒精性胃炎的呕吐。

4. 食后即恶心、呕吐　如果食物尚未到达胃内就发生呕吐，多为食管的疾病，如食管癌、食管贲门失弛缓症。食后即有恶心、呕吐伴腹痛、腹胀者常见于急性胃肠炎、阿米巴痢疾。

5. 呕吐发生于饭后 2～3 小时　可见于胃炎、胃溃疡和胃癌。

6. 呕吐发生于饭后 4～6 小时　可见于十二指肠溃疡。

7. 呕吐发生在夜间　呕吐发生在夜间，且量多有发酵味者，常见于幽门梗阻、胃及十二指肠溃疡、胃癌。

8. 大量呕吐　呕吐物如为大量，提示有幽门梗阻、胃潴留或十二指肠瘀滞。

9. 少量呕吐　呕吐常不费力，每口吐出量不多，可有恶心，进食后可立即发生，吐完后可再进食，多见于神经官能性呕吐。

10. 呕吐物性质辨别　如下所述。

（1）呕吐物酸臭：呕吐物酸臭或呕吐隔日食物见于幽门梗阻、急性胃炎。

（2）呕吐物中有血：应考虑消化性溃疡、胃癌。

（3）呕吐黄绿苦水：应考虑十二指肠梗阻。

（4）呕吐物带粪便：见于肠梗阻晚期，带有粪臭味见于小肠梗阻。

（四）用药护理

（1）向患者讲解药物的作用、不良反应及用药的注意事项，观察患者用药后的反应。

（2）根据患者的情况进行指导，避免使用对胃黏膜有刺激的药物，必须使用时应同时服用抑酸剂或胃黏膜保护剂。

（3）有幽门螺杆菌感染的患者，应向其讲解清除幽门螺杆菌的重要性，嘱其连续服药两周，停药4周后再复查。

（4）静脉给药患者，应根据患者的病情、年龄等情况调节滴注速度，保证入量。

（五）健康教育

（1）向患者及家属介绍本病的有关病因，指导患者避免诱发因素。

（2）教育患者保持良好的心理状态，平时生活要有规律，合理安排工作和休息时间，注意劳逸结合，积极配合治疗。

（3）强调饮食调理对防止疾病复发的重要性，指导患者加强饮食卫生和饮食营养，养成有规律的饮食习惯。

（4）避免刺激性食物及饮料，嗜酒患者应戒酒。

（5）向患者介绍所用药物的名称、作用、不良反应，以及服用的方法剂量和疗程。

（6）嘱患者定期按时服药，如有不适及时就诊。

（王　平）

第三节　假膜性肠炎

一、概述

假膜性肠炎（pseudomembranous colitis，PMC）是一种主要发生于结肠，也可累及小肠的急性黏膜坏死、纤维素渗出性炎症，黏膜表面覆有黄白或黄绿色假膜，其多系在应用抗生素后导致正常肠道菌群失调，难辨梭状芽孢杆菌（clostridium difficile，CD）大量繁殖，产生毒素致病，因此，有人称其为 CD 相关性腹泻（clostridium difficile associated diarrhea，CDAD）。Henoun 报道 CDAD 占医院感染性腹泻患者的 25%。该病多发生于老年人、重症患者、免疫功能低下和外科手术后等患者。年龄多在 50～59 岁，女性稍多于男性。

二、护理评估

（一）评估患者的健康史及家族史

询问患者既往身体状况，尤其是近期是否发生过比较严重的感染，以及近期使用抗生素的情况。

（二）临床症状评估与观察

1. 评估患者腹泻的症状　临床表现可轻如一般腹泻，重至严重血便。患者表现为水泻（90%～95%），可达 10 次/日，较重病例水样便中可见漂浮的假膜，5%～10% 的患者可有血便。顽固腹泻可长达 2～4 周。

2. 评估患者腹痛的情况　80%～90% 的患者会出现腹痛。

3. 评估患者有无发热症状　近 80% 的患者有发热。

4. 评估患者营养状况　因患者腹泻、发热可致不同程度的营养不良。

5. 评估患者精神状态　有些患者可表现为精神萎靡、乏力和神志模糊，严重者可进入昏迷状态。

（三）辅助检查评估

1. 血液检查　白细胞增多，多在（10～20）×10^9/L 以上，甚至高达 40×10^9/L 或更高，以中性粒细胞增多为主。有低白蛋白血症、电解质失常或酸碱平衡失调。

2. 粪便检查　大便涂片如发现大量革兰阳性球菌，提示葡萄球菌性肠炎。难辨梭状芽孢杆菌培养及毒素测定对诊断假膜性肠炎具有非常重要的意义。

3. 内镜检查　是诊断假膜性肠炎快速而可靠的方法。轻者内镜下可无典型表现，肠黏膜可正常或仅有轻度充血水肿。严重者可见黏膜表面覆以黄白或黄绿色假膜。早期，假膜呈斑点状跳跃分布；进一步发展，病灶扩大、隆起，周围有红晕，红晕周边黏膜正常或水肿。假膜相互融合成各种形态，重者可形成假膜管型。假膜附着较紧，强行剥脱后可见其下黏膜凹陷、充血、出血。皱襞顶部最易受累，可因水肿而增粗增厚。

4. X 线检查 腹平片可见结肠扩张、结肠袋肥大、肠腔积液和指压痕。气钡灌肠双重造影显示结肠黏膜紊乱，边缘呈毛刷状，黏膜表面见许多圆形或不规则结节状阴影、指压痕及溃疡征。

5. B 超检查 可见肠腔扩张、积液。

6. CT 检查 提示肠壁增厚，皱襞增粗。

（四）心理社会因素评估

（1）评估患者对假膜性肠炎的认识程度。

（2）评估患者心理承受能力、性格类型。

（3）评估患者是否缺少亲人及朋友的关爱。

（4）评估患者是否存在焦虑及恐惧心理。

（5）评估患者是否有经济负担。

（6）评估患者的生活方式及饮食习惯。

（五）腹部体征的评估

其中 10% ~20% 的患者在查体时腹部会出现反跳痛。

三、护理问题

1. 腹泻 由于肠毒素与细胞毒素在致病过程中的协同作用，肠毒素通过黏膜上皮细胞的 cAMP 系统使水、盐分泌增加所致。

2. 腹痛 由于肠内容物通过充血、水肿的肠管而引起的刺激痛。

3. 体温过高 由于肠道炎症活动及继发感染所致。

4. 部分生活自理能力缺陷 与静脉输液有关。

5. 营养失调：低于机体需要量 由于腹泻、肠道吸收障碍所致。

6. 有体液不足的危险 与肠道炎症所致腹泻有关。

7. 有肛周皮肤完整性受损的危险 与腹泻有关。

8. 潜在的并发症：肠穿孔、中毒性巨结肠 与肠黏膜基底层受损，结肠扩张有关。

9. 潜在的并发症：水、电解质紊乱，低蛋白血症 与腹泻、肠黏膜上皮细胞脱落、基膜受损、液体和纤维素有关。

10. 焦虑 由于腹痛腹泻所致。

四、护理目标

（1）患者主诉大便次数减少或恢复正常排便。

（2）患者主诉腹痛症状减轻或缓解。

（3）患者体温恢复正常。

（4）患者住院期间生活需要得到满足。

（5）患者住院期间体重增加，贫血症状得到改善。

（6）保持体液平衡，患者不感到口渴，皮肤弹性良好，血压和心率在正常范围。

（7）患者住院期间肛周皮肤完整无破损。

（8）患者住院期间，通过护士的密切观察，能够及早发现并发症，得到及时治疗。

（9）患者住院期间不出现水、电解质紊乱，或通过护士的密切观察，能够及早发现，得到及时纠正；血清总蛋白、白蛋白达到正常水平。

（10）患者住院期间保持良好的心理状态。

五、护理措施

（一）一般护理

（1）为患者提供舒适安静的环境，嘱患者卧床休息，避免劳累。

（2）室内定时通风，保持空气清新，调节合适的温度湿度。

（3）患者大便次数多，指导患者保护肛周皮肤，每次便后用柔软的卫生纸擦拭，并用温水清洗、软毛巾蘸干，避免用力搓擦，保持局部清洁干燥，如有发红，可局部涂抹鞣酸软膏或润肤油。

（4）将日常用品放置于患者随手可及的地方，定时巡视病房，满足患者各项生理需要。

（二）心理护理

（1）患者入院时主动接待，热情服务，向患者及家属介绍病房环境及规章制度，取得患者及家属的配合，消除恐惧心理。

（2）患者腹痛、腹泻时，应耐心倾听患者主诉，安慰患者，稳定患者情绪，帮助患者建立战胜疾病的信心。

（3）向患者讲解各项检查的目的、方法，术前准备及术后注意事项，消除患者的恐惧心理。

（三）治疗配合

（1）观察患者大便的次数、性状、量以及有无黏液脓血，及时通知医生给予药物治疗。

（2）观察患者腹痛的部位、性质、持续时间、缓解方式及腹部体征的变化，及时发现，避免肠穿孔及中毒性巨结肠的发生。

（3）观察患者生命体征变化，尤其是体温变化，注意观察热型，遵医嘱应用物理降温及药物降温。

（4）评估患者营养状况，监测血常规、电解质及人血清蛋白、总蛋白的变化，观察患者有无皮肤黏膜干燥、弹性差、尿少等脱水表现。

（5）指导患者合理选择饮食，一般给予高营养低渣饮食，适量补充维生素及微量元素。

（6）指导患者合理用药，观察药物效果及不良反应。

（四）用药护理

（1）抗菌治疗（表6-1）。

表6-1 假膜性肠炎患者的抗菌治疗

万古霉素、去甲万古霉素使用注意事项：

· 输入速度不可过快：否则可产生红斑样或荨麻疹样反应

· 浓度不可过高：可致血栓性静脉炎，应适当控制药液浓度和滴注速度

· 不可肌内注射

· 不良反应：可引起口麻、刺痛感、皮肤瘙痒、嗜酸粒细胞增多、药物热、感冒样反应以及血压剧降、过敏性休克反应等，与许多药物可产生沉淀反应

· 含本品的输液中不得添加其他药物

（2）保证患者每日液体入量，根据药物的性质和患者自身情况合理调节滴注速度。

（五）健康教育

（1）向患者及家属介绍假膜性肠炎的病因、疾病过程以及预防方法。

（2）指导患者合理选择饮食，避免粗纤维和刺激性食物。

（3）讲解用药的注意事项、不良反应及服用方法，教会患者自我观察。

（4）嘱患者注意腹部保暖，避免受凉，如有不适随时就医。

（王　平）

第七章

肾内科疾病的护理

第一节　肾小球肾炎

一、急性肾小球肾炎

急性肾小球肾炎（acute glomerulonephritis，AGN）简称急性肾炎，是以急性肾炎综合征为主要表现的一组疾病。其特点为起病急，患者出现血尿、蛋白尿、水肿和高血压，可伴有一过性氮质血症。本病好发于儿童，男性居多。常有前驱感染，多见于链球菌感染后，其他细菌、病毒和寄生虫感染后也可引起。本部分主要介绍链球菌感染后急性肾炎。

（一）病因及发病机制

本病常发生于 β-溶血性链球菌"致肾炎菌株"引起的上呼吸道感染（多为扁桃体炎）或皮肤感染（多为脓疱疮）后，感染导致机体产生免疫反应而引起双侧肾脏弥散性的炎症反应。目前多认为，链球菌的主要致病抗原是胞质或分泌蛋白的某些成分，抗原刺激机体产生相应抗体，形成免疫复合物沉积于肾小球而致病。同时，肾小球内的免疫复合物可激活补体，引起肾小球内皮细胞及系膜细胞增生，并吸引中性粒细胞及单核细胞浸润，导致肾脏病变。

（二）临床表现

前驱感染后常有 1~3 周（平均 10 日左右）的潜伏期。呼吸道感染的潜伏期较皮肤感染短。本病起病较急，病情轻重不一，轻者仅尿常规及血清补体 C3 异常，重者可出现急性肾衰竭。大多预后良好，常在数月内临床自愈。典型者呈急性肾炎综合征的表现。

1. 尿异常　几乎所有患者均有肾小球源性血尿，约 30% 出现肉眼血尿，且常为首发症状或患者就诊的原因。可伴有轻、中度蛋白尿，少数（<20%）患者可呈大量蛋白尿。

2. 水肿　80% 以上患者可出现水肿，常为起病的首发表现，表现为晨起眼睑水肿，呈"肾炎面容"，可伴有下肢轻度凹陷性水肿，少数严重者可波及全身。

3. 高血压　约 80% 患者患病初期水钠潴留时，出现一过性轻、中度高血压，经利尿后血压恢复正常。少数患者可出现高血压脑病、急性左心衰竭等。

4. 肾功能异常　大部分患者起病，时尿量减少（400~700mL/d），少数为少尿（<400mL/d）。可出现一过性轻度氮质血症。一般于 1~2 周后尿量增加，肾功能于利尿后数日恢复正常，极少数出现急性肾衰竭。

（三）辅助检查

1. 尿液检查　均有镜下血尿，呈多形性红细胞。尿蛋白多为 +~++。尿沉渣中可有红细胞管型、颗粒管型等。早期尿中白细胞、上皮细胞稍增多。

2. 血清 C3 及总补体　发病初期下降，于 8 周内恢复正常，对本病诊断意义很大。血清抗链球菌溶血素"O"滴度可增高。

3. 肾功能检查　可有内生肌酐清除率（Ccr）降低，血尿素氮（BUN）、血肌酐（Cr）升高。

（四）诊断要点

链球菌感染后 1～3 周出现血尿、蛋白尿、水肿和高血压等肾炎综合征典型表现，血清 C3 降低，病情于发病 8 周内逐渐减轻至完全恢复者，即可诊断为急性肾小球肾炎。病理类型需行肾活组织检查确诊。

（五）治疗要点

本病患者的治疗以卧床休息、对症处理为主。本病为自限性疾病，不宜用糖皮质激素及细胞毒性药物。急性肾功能衰竭患者应予透析。

1. 对症治疗　利尿治疗可消除水肿，降低血压。尿后高血压控制不满意时，可加用其他降压药物。

2. 控制感染灶　以往主张使用青霉素或其他抗生素 10～14 日，现其必要性存在争议。对于反复发作的慢性扁桃体炎，待肾炎病情稳定后，可作扁桃体摘除术，手术前后两周应注射青霉素。

3. 透析治疗　对于少数发生急性肾衰竭者，应予血液透析或腹膜透析治疗，帮助患者渡过急性期，一般不需长期维持透析。

（六）护理诊断/合作性问题

1. 体液过多　与肾小球滤过率下降、水钠潴留有关。
2. 活动无耐力　与疾病处于急性发作期、水肿、高血压等有关。
3. 潜在并发症　急性左心衰竭、高血压脑病、急性肾衰竭。

（七）护理措施

1. 一般护理　如下所述。

（1）休息与运动：急性期患者应绝对卧床休息，以增加肾血流量和减少肾脏负担。当其卧床休息 6 周～2 月，尿液检查只有蛋白尿和镜下血尿时，方可离床活动。病情稳定后逐渐增加运动量，避免劳累和剧烈活动，坚持 1～2 年，待完全康复后才能恢复正常的体力劳动。

（2）饮食护理：当患者有水肿、高血压或心力衰竭时，应严格限制盐的摄入，一般进盐应低于 3g/d，对于特别严重病例应完全禁盐。在急性期，为减少蛋白质的分解代谢，还应限制蛋白质的摄取量为 0.5～0.8g/（kg·d）。当血压下降、水肿消退、尿蛋白减少后，即可逐渐增加食盐和蛋白质的量。

除限制钠盐外，也应限制进水量，进水量的控制本着宁少勿多的原则。每日进水量应为不显性失水量（约 500mL）加上前一天 24h 尿量，此进水量包括饮食、饮水、服药、输液等所含水分的总量。另外，饮食应注意热量充足、易于消化和吸收。

2. 病情观察　注意观察水肿的范围、程度，有无胸腔积液、腹腔积液，有无呼吸困难、肺部湿啰音等急性左心衰竭的征象；监测高血压动态变化，监测有无头痛、呕吐、颈项强直等高血压脑病的表现；观察尿的变化及肾功能的变化，及早发现有无肾衰竭的可能。

3. 用药护理　在使用降压药的过程中，要注意一定要定时、定量服用，随时监测血压的变化，还要嘱患者服药后在床边坐几分钟，然后缓慢站起，防止眩晕及直立性低血压。

4. 心理护理　患者尤其是儿童对长期的卧床会产生忧郁、烦躁等心理反应，加上担心血尿、蛋白尿是否会恶化，会进一步加重精神负担。故应尽量多关心、巡视患者，随时注意患者的情绪变化和精神需要，按照患者的要求予以尽快解决。关于卧床休息需要持续的时间和病情的变化等，应适当予以说明，并要组织一些有趣的活动活跃患者的精神生活，使患者能以愉快、乐观的态度安心接受治疗。

（八）健康指导

1. 预防指导　平时注意加强锻炼，增强体质。注意个人卫生，防止化脓性皮肤感染。有上呼吸道或皮肤感染时，应及时治疗。注意休息和保暖，限制活动量。

2. 生活指导　急性期严格卧床休息，按照病情进展调整作息制度。掌握饮食护理的意义及原则，切实遵循饮食计划。指导患者及其家属掌握本病的基本知识和观察护理方法，消除各种不利因素，防止疾病进一步加重。

3. 用药指导　遵医嘱正确使用抗生素、利尿药及降压药等，掌握不同药物的名称、剂量、给药方法，观察各种药物的疗效和不良反应。

4. 心理指导　增强战胜疾病的信心，保持良好的心境，积极配合诊疗计划。

二、急进性肾小球肾炎

急进性肾小球肾炎（rapidly progressive glomerulonephritis，RPGN），是一组病情发展急骤，由血尿、蛋白尿迅速发展为少尿或无尿直至急性肾衰竭的急性肾炎综合征。临床上，肾功能呈急剧进行性恶化，常在3个月内肾小球滤过率（GFR）下降50%以上，发展至终末期肾衰竭一般为数周或数月。该病进展迅速，病情危重，预后差。病理改变特征为肾小球囊内细胞增生、纤维蛋白沉着，表现为广泛的新月体形成，故又称新月体肾炎。这组疾病发病率较低，危险性大，及时诊断、充分治疗尚可有效改变疾病的预后，临床上应高度重视。

（一）病因及发病机制

由多种原因所致的一组疾病，包括：①原发性急进性肾小球肾炎；②继发于全身性疾病（如系统性红斑狼疮肾炎）的急进性肾小球肾炎；③在原发性肾小球病（如系膜毛细血管性肾小球肾炎）的基础上形成广泛新月体，即病理类型转化而来的新月体性肾小球肾炎。本文着重讨论原发性急进性肾小球肾炎（以下简称急进性肾炎）。

RPGN 根据免疫病理可分为三型，其病因及发病机制各不相同：①Ⅰ型又称抗肾小球基膜型肾小球肾炎，由于抗肾小球基底膜抗体与肾小球基底膜（GBM）抗原相结合激活补体而致病。②Ⅱ型又称免疫复合物型，因肾小球内循环免疫复合物的沉积或原位免疫复合物形成，激活补体而致病。③Ⅲ型为少或无免疫复合物型，肾小球内无或仅微量免疫球蛋白沉积。现已证实50%~80%该型患者为原发性小血管炎肾损害，肾脏可为首发、甚至唯一受累器官或与其他系统损害并存。原发性小血管炎患者血清抗中性粒细胞胞质抗体（ANCA）常呈阳性。我国以Ⅱ型多见，Ⅰ型好发于青、中年，Ⅱ型及Ⅲ型常见于中、老年患者，男性居多。

RPGN 患者约半数以上有上呼吸道感染的前驱病史，其中少数为典型的链球菌感染，其他多为病毒感染，但感染与 RPGN 发病的关系尚未明确。接触某些有机化学溶剂、碳氢化合物如汽油，与 RPGN Ⅰ型发病有较密切的关系。某些药物如丙硫氧嘧啶（PTU）、肼苯达嗪等可引起 RPGN Ⅲ型。RPGN 的诱发因素包括吸烟、吸毒、接触碳氢化合物等。此外，遗传的易感性在 RPGN 发病中作用也已引起重视。

（二）病理

肾脏体积常较正常增大。病理类型为新月体性肾小球肾炎。光镜下通常以广泛（50%以上）的肾小球囊腔内有大量新月体形成（占肾小球囊腔50%以上）为主要特征，病变早期为细胞性新月体，后期为纤维性新月体。另外，Ⅱ型常伴有肾小球内皮细胞和系膜细胞增生，Ⅲ型常可见肾小球节段性纤维素样坏死。免疫病理学检查是分型的主要依据，Ⅰ型IgG及C3呈光滑线条状沿肾小球毛细血管壁分布；Ⅱ型IgG及C3呈颗粒状沉积于系膜区及毛细血管壁；Ⅲ型肾小球内无或仅有微量免疫沉积物。电镜下可见Ⅱ型电子致密物在系膜区和内皮下沉积，Ⅰ型和Ⅲ型无电子致密物。

（三）临床表现

患者可有前驱呼吸道感染，起病多较急，病情急骤进展。Ⅰ型的临床特征为急性肾炎综合征（起病急、血尿、蛋白尿、少尿、水肿、高血压），且多在早期出现少尿或无尿，进行性肾功能恶化并发展成尿毒症；Ⅱ型患者约半数可伴肾病综合征；Ⅲ型患者常有不明原因的发热、乏力、关节痛或咯血等系统性血管炎的表现。

（四）辅助检查

1. 尿液检查　常见肉眼血尿，镜下大量红细胞、白细胞和红细胞管型，尿比重及渗透压降低，蛋白尿常呈阳性（+~++++）。

2. 肾功能检查　血尿素氮、肌酐浓度进行性升高，肌酐清除率进行性降低。

3. 免疫学检查　主要有抗 GBM 抗体阳性（Ⅰ型）、ANCA 阳性（Ⅲ型）。此外，Ⅱ型患者的血液循环免疫复合物及冷球蛋白可呈阳性，并可伴血清 C3 降低。

4. 影像学检查　半数患者 B 型超声显示双肾增大。

（五）治疗要点

包括针对急性免疫介导性炎症病变的强化治疗以及针对肾脏病变后果（如水钠潴留、高血压、尿毒症及感染等）的对症治疗两方面。尤其强调在早期作出病因诊断和免疫病理分型的基础上尽快进行强化治疗。

1. 强化疗法　如下所述。

（1）强化血浆置换疗法：应用血浆置换机分离患者的血浆和血细胞并弃去血浆，再以等量正常人的血浆（或血浆白蛋白）和患者血细胞混合后重新输入患者体内。通常每日或隔日 1 次，每次置换血浆 2~4L，直到血清抗体（如抗 GBM 抗体、ANCA）或免疫复合物转阴、病情好转，一般需置换约 6~10 次左右。该疗法需配合糖皮质激素 [口服泼尼松 1mg/（kg·d），2~3 个月后渐减] 及细胞毒性药物 [环磷酰胺 2~3mg/（kg·d）口服，累积量一般不超过 8g]，以防止在机体大量丢失免疫球蛋白后有害抗体大量合成而造成"反跳"。该疗法适用于各型急进性肾炎，但主要适用于Ⅰ型；对于 Goodpasture 综合征和原发性小血管炎所致急进性肾炎（Ⅲ型）伴有威胁生命的肺出血作用较为肯定、迅速，应首选。

（2）甲泼尼龙冲击伴环磷酰胺治疗：为强化治疗之一。甲泼尼龙 0.5~1.0g 溶于 5% 葡萄糖中静脉滴入，每日或隔日 1 次，3 次为一疗程。必要时间隔 3~5 天可进行下一疗程，一般不超过 3 个疗程。甲泼尼龙冲击疗法也需辅以泼尼松及环磷酰胺常规口服治疗，方法同前。近年有人用环磷酰胺冲击疗法（0.8~1g 溶于 5% 葡萄糖静脉滴入，每月 1 次）替代常规口服，可减少环磷酰胺的不良反应，其确切优缺点和疗效尚待进一步总结。该疗法主要适用Ⅱ、Ⅲ型，Ⅰ型疗效较差。用甲泼尼龙冲击治疗时，应注意继发感染和水钠潴留等不良反应。

2. 替代治疗　凡急性肾衰竭已达透析指征者应及时透析。对强化治疗无效的晚期病例或肾功能已无法逆转者，则有赖于长期维持透析。肾移植应在病情静止半年（Ⅰ型、Ⅲ型患者血中抗 GBM 抗体、ANCA 需转阴）后进行。

3. 对症治疗　对水钠潴留、高血压及感染等需积极采取相应的治疗措施。

（六）护理诊断/合作性问题

1. 潜在并发症　急性肾衰竭。

2. 体液过多　与肾小球滤过率下降、大量激素治疗导致水钠潴留有关。

3. 有感染的危险　与激素、细胞毒性药物的应用、血浆置换、大量蛋白尿致机体抵抗力下降有关。

4. 恐惧　与疾病的病情进展快、预后差有关。

5. 知识缺乏　缺乏疾病防治的相关知识。

（七）护理措施

1. 病情监测　密切观察病情变化，及时识别急性肾功能衰竭的发生。监测项目包括：①生命体征：观察有无气促、端坐呼吸、肺部湿啰音等心力衰竭表现。②尿量：若尿量迅速减少或出现无尿，提示发生急性肾功能衰竭。③血肌酐、尿素氮、内生肌酐清除率：急性肾功能衰竭时可出现血尿素氮、肌酐浓度迅速进行性升高，肌酐清除率快速降低。④血清电解质：重点观察有无高血钾，急性肾衰竭时常可出现高血钾，并诱发心律失常、心脏骤停。⑤消化道症状：了解患者有无消化道症状，如食欲减退、恶心、呕吐、呕血或黑便等表现。⑥神经系统症状：有无意识模糊、定向障碍、甚至昏迷等神经系统症状。

2. 用药护理　严格遵医嘱用药，密切观察激素、免疫抑制剂、利尿剂的效果和不良反应。糖皮质激素可导致水钠潴留、血压升高、精神兴奋、消化道出血、骨质疏松、继发感染、伤口愈合缓慢以及类肾上腺皮质功能亢进症的表现，如满月脸、水牛背、腹部脂肪堆积、多毛等。对肾脏患者，使用糖皮质激素后应特别注意有无加重肾损害导致病情恶化的水钠潴留、血压升高和继发感染等不良反应。激素和细胞毒性药物冲击治疗时，可明显抑制机体的免疫功能，必要时需要对患者实施保护性隔离，防止感染。血浆置换和透析治疗时，应注意严格无菌操作。

（八）健康指导

1. 疾病防护指导　部分患者的发病与前驱感染病史、吸烟或接触某些有机化学溶剂有关，应积极预防，注意保暖，避免受凉和感冒。

2. 疾病知识指导　向患者家属介绍疾病特点。

3. 用药指导　对患者及家属强调遵医嘱用药的重要性，告知激素及细胞毒性药物的作用、可能出现的不良反应和服药的注意事项，鼓励患者配合治疗。

4. 病情监测指导　向患者解释如何监测病情变化和病情经治疗缓解后的长期随访，防止疾病复发及恶化。

（九）预后

患者若能得到及时明确诊断和早期强化治疗，预后可得到显著改善。早期强化治疗可使部分患者得到缓解，避免或脱离透析，甚至少数患者肾功能得到完全恢复。若诊断不及时，早期未接受强化治疗，患者多于数周至半年内进展至不可逆肾衰竭。影响患者预后的主要因素有：①免疫病理类型：Ⅲ型较好，Ⅰ型差，Ⅱ型居中；②强化治疗是否及时：临床无少尿，血肌酐 $<530\mu mol/L$，病理尚未显示广泛不可逆病变（纤维性新月体、肾小球硬化或间质纤维化）时，即开始治疗者预后较好，否则预后差；③老年患者预后相对较差。

本病缓解后的长期转归，以逐渐转为慢性病变并发展为慢性肾衰竭较为常见，故应特别注意采取措施保护残存肾功能，延缓疾病进展和慢性肾衰竭的发生。部分患者可长期维持并缓解。仅少数患者（以Ⅲ型多见）可复发，必要时需重复肾活检，部分患者强化治疗仍可有效。

三、慢性肾小球肾炎

慢性肾小球肾炎（chronic glomerulonephritis，CGN），简称慢性肾炎，是一组以血尿、蛋白尿、高血压、水肿为基本临床表现的肾小球疾病。临床特点是病程长，起病初无症状，进展缓慢，最终可发展成慢性肾衰竭。由于不同的病理类型及病程阶段不同，疾病表现可多样化。可发生于任何年龄，以青、中年男性居多。

（一）病因及发病机制

绝大多数慢性肾炎由不同病因、不同病理类型的原发性肾小球疾病发展而来，仅少数由急性链球菌感染后肾小球肾炎所致。其发病机制主要与原发病的免疫炎症损伤有关。此外，高血压、大量蛋白尿、高血脂等非免疫非炎症性因素亦参与其慢性化进程。

（二）病理类型

慢性肾炎的常见病理类型有系膜增生性肾小球肾炎（包括 IgA 肾病和非 IgA 系膜增生性肾小球肾炎）、系膜毛细血管性肾炎、膜性肾病及局灶节段性肾小球硬化等。上述所有类型均可转化为不同程度的肾小球硬化、肾小管萎缩和间质纤维化，最终肾脏体积缩小，晚期进展成硬化性肾小球肾炎，临床上进入尿毒症阶段。

（三）临床表现

本病起病多缓慢、隐匿，部分患者因感染、劳累呈急性发作。临床表现多样，病情时轻时重，逐渐发展为慢性肾衰竭。

1. 一般表现　蛋白尿、血尿、高血压、水肿为基本临床表现。早期患者可有乏力、食欲缺乏、腰部疼痛；水肿可有可无；轻度尿异常，尿蛋白定量常在 1～3g/d，多有镜下血尿；血压可正常或轻度升高；肾功能正常或轻度受损。以上情况持续数年，甚至数十年，肾功能逐渐恶化出现相应临床表现（贫血、血压增高等）。

2. 特殊表现　有的患者可表现为血压（特别是舒张压）持续性升高，出现眼底出血、渗出，甚至视盘水肿；感染、劳累、妊娠和使用肾毒性药物可使病情急剧恶化，可能引起不可逆慢性肾衰竭。

（四）辅助检查

1. 尿液检查　尿蛋白＋～＋＋＋，24h 尿蛋白定量常在 1～3g。尿中可有多形性的红细胞＋～＋＋，红细胞颗粒管型等。

2. 血液检查　肾功能不全的患者可有肾小球滤过率（GFR）下降，血尿素氮（BUN）、血肌酐（Cr）增高、内生肌酐清除率下降。贫血患者出现贫血的血象改变。部分患者可有血脂升高，血浆白蛋白降低。另外，血清补体 C3 始终正常，或持续降低 8 周以上不恢复正常。

3. B 超检查　双肾可有结构紊乱、缩小、皮质变薄等改变。

4. 肾活组织检查　可以确定慢性肾炎的病理类型，对指导治疗和估计预后有重要价值。

（五）诊断要点

凡蛋白尿持续 1 年以上，伴血尿、水肿、高血压和肾功能不全，排除继发性肾炎、遗传性肾炎和慢性肾盂肾炎后，可诊断为慢性肾炎。

（六）治疗要点

慢性肾炎的治疗应以防止或延缓肾功能进行性恶化、改善或缓解临床症状及防治严重并发症为目标，主要治疗如下。

1. 优质低蛋白饮食和必需氨基酸治疗　限制食物中蛋白质及磷的摄入量，低蛋白及低磷饮食可减轻肾小球内高压力、高灌注及高滤过状态，延缓肾小球的硬化。根据肾功能的状况给予优质低蛋白饮食（每日 0.6～0.8g/kg），同时控制饮食中磷的摄入。在进食低蛋白饮食时，应适当增加糖类的摄入以满足机体生理代谢所需要的热量，防止负氮平衡。在低蛋白饮食 2 周后可使用必需氨基酸或 α-酮酸（每日 0.1～0.2g/kg）。极低蛋白饮食者，0.3g/（kg·d），应适当增加必需氨基酸（8～12g/d）或 α-酮酸，防止负氮平衡。有明显水肿和高血压时，需低盐饮食。

2. 对症治疗　主要是控制高血压。控制高血压尤其肾内毛细血管高血压是延缓慢性肾衰竭进展的重要措施。一般多选用血管紧张素转换酶抑制剂（ACEI）、血管紧张素 II 受体拮抗剂（ARB）或钙通道阻滞剂。临床与实验研究结果均证实，ACEI 和 ARB 具有降低肾小球内血压、减少蛋白尿及保护肾功能的作用。肾功能损害的患者使用此类药物时应注意高钾血症的防治。其他降压药如 β-受体阻滞剂、α-受体阻滞剂、血管扩张药及利尿剂等亦可应用。患者应限盐，有明显水钠潴留的容量依赖型高血压患者选用噻嗪类利尿药。肾功能较差时，噻嗪类利尿剂无效或疗效较差，应改用襻利尿剂。

血压控制欠佳时，可联合使用多种抗高血压药物把血压控制到靶目标值。多数学者认为肾病患者的血压应较一般患者控制更严格，蛋白尿≥1.0g/24h，血压应控制在 125/75mmHg 以下；如果蛋白尿≤1.0g/24h，血压应控制在 130/80mmHg 以下。应尽量选用具有肾脏保护作用的降压药如 ACEI 和 ARB。

3. 特殊治疗　目前研究结果显示，大剂量双嘧达莫（300～400mg/d）、小剂量阿司匹林（40～300mg/d）对系膜毛细血管性肾小球肾炎有降低尿蛋白的作用。对糖皮质激素和细胞毒性药物一般不主张积极应用，但对病理类型较轻、肾体积正常、肾功能轻度受损而尿蛋白较多的患者在无禁忌时可试用。

4. 防治肾损害因素　包括：①预防和治疗各种感染，尤其是上呼吸道感染，因其可致慢性肾炎急性发作，使肾功能急剧恶化；②纠正水电解质和酸碱平衡紊乱；③禁用肾毒性药物，包括中药（如含马兜铃酸的中药关木通、广防己等）和西药（如氨基糖苷类、两性霉素、磺胺类抗生素等）；④及时治疗高脂血症、高尿酸血症。

（七）护理诊断/合作性问题

1. 营养失调：低于机体需要量　与限制蛋白饮食、低蛋白血症等有关。

2. 有感染的危险　与皮肤水肿、营养失调、应用糖皮质激素和细胞毒性药物致机体抵抗力下降有关。

3. 焦虑　与疾病的反复发作、预后不良有关。

4. 潜在并发症　慢性肾衰竭。

（八）护理措施

1. 一般护理　如下所述。

（1）休息与活动：慢性肾炎患者每日在保证充分休息和睡眠的基础上，应有适度的活动。尤其是肥胖者应通过活动减轻体重，以减少肾脏和心脏的负担。但对病情急性加重及伴有血尿、心力衰竭或并发感染的患者，应限制活动。

（2）饮食护理：慢性肾炎患者肾小管的重吸收作用不良，在排尿量达到一般标准时，应充分饮水，增加尿量以排泄体内废物。一般情况下不必限制饮食，但若肾功能已受到严重损害，伴有高血压且有发展为尿毒症的倾向时，应限制盐为 3 ~ 4g/d，蛋白质为 0.3 ~ 0.4g/（kg·d），且宜给予优质的动物蛋白，使之既能保证身体所需的营养，又可达到低磷饮食的要求，起到保护肾功能的作用。另外，应提供足够热量、富含维生素、易消化的饮食，适当调节高糖和脂类在饮食热量中的比例，以减轻自体蛋白质的分解，减轻肾脏负担。

2. 病情观察　密切观察血压的变化，因血压突然升高或持续高血压可加重肾功能的恶化。注意观察水肿的消长情况，注意患者有无出现胸闷、气急及腹胀等胸、腹腔积液的征象。监测患者的尿量变化及肾功能，如血肌酐（Cr）、血尿素氮（BUN）升高和尿量迅速减少，应警惕肾衰竭的发生。

3. 用药护理　使用利尿剂注意监测有无电解质、酸碱平衡紊乱，如低钾血症、低钠血症等；肾功能不全患者在应用 ACEI 降压时，应监测电解质，防止高血钾，另外注意观察有无持续性干咳的不良反应，如果发现要及时提醒医生换药；用血小板解聚药时注意观察有无出血倾向，监测出血、凝血时间等；激素或免疫抑制剂常用于慢性肾炎伴肾病综合征的患者，应观察该类药物可能出现的不良反应。

4. 心理护理　本病病程长，病情反复，长期服药疗效差、不良反应大，预后不良，患者易产生悲观、恐惧等不良情绪反应。且长期患病使患者生活、工作能力下降，经济负担加重，更进一步增加了患者及亲属的思想负担。因此心理护理尤为重要。积极主动与患者沟通，鼓励其说出内心的感受，对提出的问题予以耐心解答。与亲属一起做好患者的疏导工作，联系单位和社区解决患者的后顾之忧，使患者以良好的心态正确面对现实。

（九）健康指导

1. 预防感染指导　保持环境清洁、空气流通、阳光充足；注意休息，避免剧烈运动和过重的体力劳动；注意个人卫生，预防呼吸道和泌尿道感染，如出现感染症状时，应及时治疗。

2. 生活指导　严格按照饮食计划进餐；能够劳逸结合；学会与疾病有关的家庭护理知识，如如何控制饮水量、自我监测血压等。

3. 怀孕指导　在血压和 BUN 正常时，可安全怀孕。如曾有高血压症，且 BUN 较高，应该避孕，必要时行人工流产。

4. 用药指导　掌握利尿剂、降压药等各种药物的使用方法、用药过程中的注意事项；不使用对肾功能有害的药物，如氨基糖苷类抗生素、抗真菌药等。

5. 心理指导　能明确不良心理对疾病的危害性，学会有效的调适方法，心境平和，积极配合医护工作。

（十）预后

慢性肾炎呈持续进行性进展，最终发展至终末期肾衰竭。其进展的速度主要取决于肾脏病理类型、延缓肾功能进展的措施以及避免各种危险因素。其中长期大量蛋白尿、伴高血压或肾功能受损者预后较差。

（陈晓霞）

第二节　肾病综合征

肾病综合征（nephrotic syndrome，NS）是指由各种肾小球疾病引起的以大量蛋白尿（尿蛋白定量 > 3.5g/d）、低蛋白血症（血浆白蛋白 < 30g/L）、水肿、高脂血症为临床表现的一组综合征。

一、病因

NS 分为原发性和继发性两大类，本节主要讨论原发性 NS。原发性 NS 为各种不同病理类型的肾小球病，常见的有：①微小病变肾病；②系膜增生性肾小球肾炎；③局灶节段性肾小球硬化；④膜性肾病；⑤系膜毛细血管性肾小球肾炎。

二、病理生理

1. 大量蛋白尿　在正常生理情况下，肾小球滤过膜具有分子屏障及电荷屏障作用，这些屏障作用受损致使原尿中蛋白含量增多，当其增多明显超过近曲小管回吸收量时，形成大量蛋白尿。而高血压、高蛋白饮食或大量输注血浆蛋白等因素均可加重尿蛋白的排出。尿液中主要含白蛋白和与白蛋白近似分子量的蛋白。大分子蛋白如纤维蛋白原、α_1 和 α_2 巨球蛋白等，因其无法通过肾小球滤过膜，从而在血浆中的浓度保持不变。

2. 低白蛋白血症　大量白蛋白从尿中丢失的同时，如肝白蛋白合成增加不足以克服丢失和分解，则出现低白蛋白血症。同时，NS 患者因胃肠黏膜水肿导致食欲减退、蛋白摄入不足、吸收不良或丢失也可加重低白蛋白血症。另外，某些免疫球蛋白（如 IgG）和补体、抗凝及纤溶因子、金属结合蛋白及内分泌素蛋白也可减少，尤其是肾小球病理损伤严重，大量蛋白尿和非选择性蛋白尿时更为显著。患者易产生感染、高凝、微量元素缺乏、内分泌紊乱和免疫功能低下等并发症。

由于免疫球蛋白和补体成分的丢失，NS 患者的抵抗力降低，易患感染。B 因子和 D 因子的丢失导致患者对致病微生物的易感性增加。激素结合蛋白随尿液的丢失会导致体内一系列内分泌和代谢紊乱。少数患者会在临床上表现出伴 NS 的甲状腺功能低下，并且会随着 NS 的缓解而得到恢复。NS 时，血钙和维生素 D 水平也受到明显的影响。血浆中维生素 D 水平下降，又同时使用激素或者有肾功能损害时，就会加速骨病的产生。因此，对于这样的患者应及时进行骨密度、血浆激素水平的监测，同时补充维生素 D 及相关药物，防止骨病的发生。

3. 水肿　NS 时低白蛋白血症、血浆胶体渗透压下降，使水分从血管腔内进入组织间隙，是造成 NS 水肿的基本原因。此外，部分患者有效循环血容量不足，肾素 - 血管紧张素 - 醛固酮系统激活和抗利尿激素分泌增加，可增加肾小管对钠的重吸收，进一步加重水肿。但也有研究发现，50% 的 NS 患者血容量并不减少甚至增加，血浆肾素水平正常或下降，提示 NS 患者的水钠潴留并不依赖于肾素、血管紧张素，醛固酮系统的激活，而是肾脏原发的水钠潴留的结果。

4. 高脂血症　患者表现为高胆固醇血症和（或）高三酰甘油血症，并可伴有低密度脂蛋白（LDL）、极低密度脂蛋白（VLDL）及脂蛋白 a［Lp（a）］的升高，高密度脂蛋白（HDL）正常或降低。高脂血症的发生与肝脏脂蛋白合成的增加和外周组织利用及分解减少有关，后者可能是高脂血症更为重要的原因。高胆固醇血症的发生与肝脏合成过多富含胆固醇和载脂蛋白 B 的 LDL 及 LDL 受体缺陷致 LDL 清除减少有关。高三酰甘油血症在 NS 中也常见，其产生的原因更多是由于分解减少而非合成增多。

三、临床表现

引起原发性 NS 的肾小球疾病的病理类型有五种，各种病理类型的临床特征、对激素的治疗反应和预后不尽相同。

1. 微小病变型肾病　微小病变型肾病占儿童原发性 NS 的 80% ~ 90%，占成人原发性 NS 的 5% ~

10%。好发于儿童，男性多于女性。典型临床表现为 NS，15% 左右伴镜下血尿，一般无持续性高血压及肾功能减退。60 岁以上的患者，高血压和肾功能损害较多见。90% 对糖皮质激素治疗敏感，但复发率高达 60%。

2. 系膜增生性肾小球肾炎　此类型在我国的发病率显著高于西方国家，占原发性 NS 的 30%，男性多于女性，好发于青少年。约 50% 于前驱感染后急性起病，甚至出现急性肾炎的表现。如为非 IgA 系膜增生性肾小球肾炎，约 50% 表现为 NS，约 70% 伴有血尿；如为 IgA 肾病，约 15% 出现 NS，几乎均有血尿。肾功能不全和高血压随着病变程度加重会逐渐增加。对糖皮质激素及细胞毒性药物的治疗反应与病理改变轻重有关，轻者疗效好，重者疗效差。50% 以上的患者经激素治疗后可获完全缓解。

3. 系膜毛细血管性肾小球肾炎　此类型占我国原发性 NS 的 10%，男性多于女性，好发于青壮年。约半数患者有上呼吸道的前驱感染史。约 50% ~60% 表现为 NS，30% 的患者表现为无症状蛋白尿，常伴有反复发作的镜下血尿或肉眼血尿。20% ~30% 的患者表现为急性肾炎综合征。高血压、贫血及肾功能损害常见，常呈持续进行性进展。75% 的患者有持续性低补体血症，是本病的重要特征之一。糖皮质激素及细胞毒性药物对成人疗效差，发病 10 年后约 50% 的病例将进展为慢性肾功能衰竭。肾移植术后常复发。

4. 膜性肾病　此型占我国原发性 NS 的 25% ~30%，男性多于女性，好发于中老年。起病隐匿，约 70% ~80% 表现为 NS，约 30% 可伴有镜下血尿。肾静脉血栓发生率可高达 40% ~50%，肾静脉血栓最常见。有自发缓解倾向，约 25% 的患者会在 5 年内自发缓解。单用激素治疗无效；必须与细胞毒性药物联合使用可使部分患者缓解，但长期和大剂量使用激素和细胞毒性药物有较多的不良反应，因此必须权衡利弊，慎重选择。此外，应适当使用调脂药和抗凝治疗。患者常在发病 5 ~10 年后逐渐出现肾功能损害。

5. 局灶性节段性肾小球硬化　此型占我国原发性 NS 的 20% ~25%，好发于青少年男性。多隐匿起病，NS 为主要临床表现，其中约 3/4 伴有血尿，约 20% 可见肉眼血尿。确诊时约半数伴高血压、约 30% 有肾功能减退，部分患者可伴有近曲小管功能障碍。部分患者可由微小病变型肾病转变而来。对激素和细胞毒性药物治疗的反应性较差，激素治疗无效者达 60% 以上，疗程要较其他病理类型的 NS 适当延长。预后与激素治疗的效果及蛋白尿的程度密切相关。激素治疗反应性好者，预后较好。

四、并发症

1. 感染　是 NS 的常见并发症，与大量蛋白质营养不良、免疫功能紊乱及激素治疗有关。常见感染部位的顺序为：呼吸道、泌尿道、皮肤。感染是 NS 复发和疗效不佳的主要原因之一。

2. 血栓和栓塞　NS 患者的高脂血症以及蛋白质从尿中丢失会造成血液黏稠度增加，加之 NS 时血小板功能亢进、利尿剂和糖皮质激素等因素进一步加重高凝状态，使血栓、栓塞易发，其中以肾静脉血栓最为多见（发生率为 10% ~50%，其中 3/4 病例无临床症状）。此外，肺血管血栓、栓塞，下肢静脉、脑血管、冠状血管血栓也不少见。

3. 急性肾衰竭　NS 时有效循环血容量的减少导致肾血流量不足，易诱发肾前性氮质血症。少数患者可出现急性肾衰竭，尤以微小病变型肾病居多。其机制可能是肾间质高度水肿压迫肾小管及大量管型阻塞肾小管，导致肾小管腔内高压、肾小球滤过率骤然减少所致。

4. 蛋白质和脂肪代谢紊乱　可出现低蛋白血症，蛋白代谢呈负平衡。长期低蛋白血症可造成患者营养不良、机体抵抗力下降、生长发育迟缓、内分泌紊乱等。低蛋白血症还可导致药物与蛋白结合减少，游离药物增多，影响药物的疗效，增加部分药物的毒性作用；金属结合蛋白丢失可使微量元素（铁、铜、锌等）缺乏；内分泌素结合蛋白不足可诱发内分泌紊乱。高脂血症增加血液黏稠度，促进血栓、栓塞并发症的发生，还将增加心血管系统并发症冠状动脉粥样硬化、心肌梗死，并可促进肾小球硬化和肾小管 - 间质病变的发生，促进肾脏病变的慢性进展。

五、辅助检查

1. 尿液检查　尿蛋白定性一般为 +++ ~++++，尿中可有红细胞、管型等。24h 尿蛋白定量超过 3.5g。

2. 血液检查　血浆清蛋白低于 30g/L，血中胆固醇、三酰甘油、低及极低密度脂蛋白增高。肾衰竭时血尿素氮、血肌酐升高。

3. 肾活检　可明确肾小球的病理类型。

4. 肾 B 超检查　双肾正常或缩小。

六、诊断要点

根据大量蛋白尿、低蛋白血症、高脂血症、水肿等临床表现，排除继发性 NS 即可确立诊断，其中尿蛋白 >3.5g/d、血浆清蛋白 <30g/L 为诊断的必备条件。NS 的病理类型有赖于肾活组织病理检查。

七、治疗要点

治疗原则以抑制免疫与炎症反应为主，同时防治并发症。

（一）一般治疗

1. 适当休息，预防感染　NS 患者应注意休息，避免到公共场所并预防感染。病情稳定者适当活动是必需的，以防止静脉血栓形成。

2. 限制水钠，优质蛋白饮食　水肿明显者应适当限制水钠摄入（NaCl <3g/d）。肾功能良好者不必限制蛋白的摄入，但 NS 患者摄入高蛋白饮食会加重蛋白尿，促进肾脏病变的进展。因此，主张给予 NS 患者正常量 0.8~1.0g/（kg·d）的优质蛋白（富含必需氨基酸的动物蛋白）饮食。

（二）对症治疗

1. 利尿消肿　一般患者在使用激素并限制水、钠摄入后可达到利尿消肿的目的。对于水肿明显，经上述处理仍无效者可适当选用利尿剂。利尿治疗的原则是不宜过快、过猛，以免引起有效血容量不足、加重血液高黏倾向，诱发血栓、栓塞并发症。常用噻嗪类利尿剂（氢氯噻嗪）和保钾利尿剂（螺内酯）作基础治疗，二者并用可提高利尿的效果，同时可减少钾代谢紊乱。上述治疗无效时，改为渗透性利尿剂（低分子右旋糖酐、羟乙基淀粉）并用袢利尿剂（呋塞米），可获良好利尿效果。注意在通过输注血浆或血浆白蛋白利尿时要严格掌握适应证，只有对病情严重的患者在必需利尿时方可使用，且要避免过频、过多。对伴有心脏病的患者应慎用此法利尿。

2. 提高血浆胶体渗透压　血浆或白蛋白等静脉输注均可提高血浆胶体渗透压，促进组织中水分回吸收并利尿，如继而使用呋塞米 60~120mg 加于葡萄糖溶液中缓慢静脉滴注，有时能获得良好的利尿效果。但由于输入的蛋白均将于 24~48h 内由尿中排出，可引起肾小球高滤过及肾小管高代谢造成肾小球脏层及肾小管上皮细胞损伤、促进肾间质纤维化，轻者影响糖皮质激素疗效，延迟疾病缓解，重者可损害肾功能，多数学者认为非必要时不宜多用。故应严格掌握适应证，对严重低蛋白血症、高度水肿而又少尿（尿量 <400mL/d）的 NS 患者，在必需利尿的情况下方可考虑使用，但也要避免过频、过多使用。心力衰竭者慎用。

3. 减少尿蛋白　持续性大量蛋白尿本身可导致肾小球高滤过、加重肾小管间质损伤、促进肾小球硬化，是影响肾小球病预后的重要因素。已证实减少尿蛋白可以有效延缓肾功能的恶化。应用 ACEI 如贝那普利和（或）ARB 如氯沙坦，可通过有效地控制高血压，降低肾小球内压和直接影响肾小球基底膜对大分子蛋白的通透性，有不依赖于降低全身血压而减少尿蛋白作用。所用剂量一般应比常规降压药剂量大，才能获得良好疗效。

4. 调脂　高脂血症可加速肾小球疾病的发展，增加心、脑血管疾病的发生率，因此，NS 患者并发高脂血症应使用调脂药，尤其是有高血压及冠心病家族史、高 LDL 及低 HDL 血症的患者更需积极治疗。常用降脂药有：①3-羟基-3-甲基戊二酰单酰辅酶 A 还原酶抑制剂，如洛伐他汀、辛伐他汀；②纤维酸类药物，如非诺贝特、吉非贝齐；③普罗布考，本品除降脂作用外还具有抗氧化作用，可防止低密度脂蛋白的氧化修饰，抑制粥样斑块的形成，长期使用可预防肾小球硬化。若 NS 缓解后高脂血症自行缓解则不必使用调脂药。

5. 抗凝　由于凝血因子的改变及激素的使用，常处于高凝状态，有较高血栓并发症的发生率，尤其是在血浆清蛋白 <20g/L 时，更易并发静脉血栓的形成。建议当血浆白蛋白 <20g/L 时常规使用抗凝剂，可使用普通肝素或低分子肝素，维持 APTT 在正常的 2 倍。此外，也可使用口服抗血小板药如双嘧达莫、阿司匹林。一旦出现血栓或栓塞时，应及早予尿激酶或链激酶溶栓，并配合应用抗凝药。治疗期间应密切观察出、凝血情况，避免药物过量而致出血。

6. 抗感染　用激素治疗时，不必预防性使用抗生素，因其不能预防感染，反而可能诱发真菌双重感染。一旦出现感染，应及时选用敏感、强效及无肾毒性的抗生素。

7. 透析　急性肾衰竭时，利尿无效且达到透析指征时应进行血液透析。

（三）抑制免疫与炎症反应

1. 糖皮质激素　该药可能是通过抑制免疫与炎症反应，抑制醛固酮和抗利尿激素的分泌，影响肾小球基底膜通透性而达到治疗作用。应用激素时应注意以下几点：①起始用量要足：如泼尼松始量为 1mg/（kg·d），共服 8 ~ 12 周。②撤减药要慢：足量治疗后每 1 ~ 2 周减少原用量的 10%，当减至 20mg/d 时疾病易反跳，应更加缓慢减量。③维持用药要久：最后以最小有效剂量（10mg/d）作为维持量，再服半年至 1 年或更久。激素可采用全日量顿服，维持用药期间两日量隔日一次顿服，以减轻激素的不良反应。

NS 患者对激素治疗的反应可分为三种类型：①激素敏感型：即治疗 8 ~ 12 周内 NS 缓解。②激素依赖型：即药量减到一定程度即复发。③激素抵抗型：即对激素治疗无效。

2. 细胞毒性药物　目前国内外最常用的细胞毒性药物为 CTX，细胞毒性药物常用于"激素依赖型"或"激素抵抗型"NS，配合激素治疗有可能提高缓解率。一般不首选及单独应用。

3. 环孢素　该药可选择性抑制辅助性 T 细胞及细胞毒效应 T 细胞。近年来已开始用该药治疗激素及细胞毒性药物都无效的难治性 NS，但此药昂贵，不良反应大，停药后病情易复发；因而限制了它的广泛应用。

4. 霉酚酸酯　霉酚酸酯（mycophenolate mofetil，MMF）是一种新型有效的免疫抑制剂，在体内代谢为霉酚酸，通过抑制次黄嘌呤单核苷酸脱氢酶、减少鸟嘌呤核苷酸的合成，从而抑制 T、B 淋巴细胞的增殖。可用于激素抵抗及细胞毒性药物治疗无效的 NS 患者。推荐剂量为 1.5 ~ 2.0g/d，分两次口服，共用 3 ~ 6 个月，减量维持半年。不良反应相对较少，有腹泻及胃肠道反应等，偶有骨髓抑制作用。其确切的临床效果及不良反应还需要更多临床资料证实。

（四）中医中药治疗

一般主张与激素及细胞毒性药物联合使用，不但可降尿蛋白，还可拮抗激素及细胞毒性药物的不良反应，如雷公藤总苷、真武汤等。

八、护理评估

（一）健康史

1. 病史　询问本病的有关病因，如有无原发性肾疾病、糖尿病、过敏性紫癜、系统性红斑狼疮等病史。询问有关的临床表现，如水肿部位、程度、特点及消长情况，有无出现胸闷、气促、腹胀等胸腔、心包、腹腔积液的表现；有无肉眼血尿、高血压、尿量减少等。注意有无发热、咳嗽、咳痰、尿路刺激征、腹痛等感染征象；有无腰痛、下肢疼痛等肾静脉血栓、下肢静脉血栓的表现。

2. 治疗经过　询问患者的用药情况，如激素的剂量、用法、减药情况、疗程、治疗效果、有无不良反应等；有无用过细胞毒性药及其他免疫抑制剂，其用、剂量及疗效等。

（二）身心状况

1. 身体评估　评估患者的一般状态，如精神状态、营养状况、生命体征、体重等有无异常。评估水肿范围、特点，有无胸腔、腹腔、阴囊水肿和心包积液。

2. 心理 – 社会状况　患者有无因形象的改变产生自卑、悲观、失望等不良的情绪反应；患者及家属的应对能力；患者的社会支持情况、患者出院后的社区保健资源等。

（三）辅助检查

观察实验室及其他检查结果，如24h 尿蛋白定量结果、血浆白蛋白浓度的变化、肝肾功能、血清电解质、血脂浓度的变化、凝血功能等；肾活组织的病理检查结果等。

九、护理诊断/合作性问题

1. 体液过多　与低蛋白血症致血浆胶体渗透压下降等有关。
2. 营养失调：低于机体需要量　与大量蛋白质的丢失、胃肠黏膜水肿致蛋白质吸收障碍等因素有关。
3. 焦虑　与疾病造成的形象改变及病情复杂，易反复发作有关。
4. 有感染的危险　与皮肤水肿，大量蛋白尿致机体营养不良，激素、细胞毒性药物的应用致机体免疫功能低下有关。
5. 潜在并发症　血栓形成、急性肾衰竭、心脑血管并发症等。

十、护理目标

（1）患者能积极配合治疗，水肿程度减轻或消失。
（2）能按照饮食原则进食，营养状况逐步改善。
（3）能正确应对疾病带来的各种问题，焦虑程度减轻。
（4）无感染发生。
（5）无血栓形成及急性肾功能衰竭、心脑血管等并发症的发生。

十一、护理措施

1. 一般护理　如下所述。
（1）休息与活动：NS 如有全身严重水肿、胸腹腔积液时应绝对卧床休息，并取半坐卧位。护理人员可协助患者在床上作关节的全范围运动，以防止关节僵硬及挛缩，并可防止肢体血栓形成。对于有高血压的患者，应适当限制活动量。老年患者改变体位时不可过快，以防止直立性低血压。

水肿减轻后患者可进行简单的室内活动，尿蛋白定量下降到 2g/d 以下时可恢复适量的室外活动，恢复期的患者应在其体能范围内适当进行活动。但需注意在整个治疗、护理及恢复阶段，患者应避免剧烈运动，如跑、跳、提取重物等。

（2）饮食护理：NS 患者的饮食要求既能改善患者的营养状况，又不增加肾脏的负担。饮食原则如下：①蛋白质：高蛋白饮食可增加肾脏负担，对肾不利，故提倡正常量的优质蛋白（富含必需氨基酸的动物蛋白）摄入，按 1g/（kg·d）供给。但当肾功能不全时，应根据肌酐清除率调整蛋白质的摄入量。②热量供给要充足，不少于 126 ~ 147kJ［30 ~ 35kcal/（kg·d）］。③为减轻高脂血症，应少食富含饱和脂肪酸的食物如动物油脂，而多吃富含多聚不饱和脂肪酸的食物如植物油及鱼油，以及富含可溶性纤维的食物如燕麦、豆类等。④水肿时低盐饮食，勿食腌制食品。⑤注意各种维生素及微量元素（如铁、钙）的补充。且应定期测量血浆白蛋白、血红蛋白等指标以反映机体营养状态。

由于 NS 患者一般食欲欠佳，因此可采用增加餐次的方法以提高摄入量。同时在食谱内容上注意色、香、味。在烹调方法上可用糖醋汁、番茄汁等进行调味以改善低盐膳食的味道。

2. 病情观察　监测生命体征、体重、腹围、出入量的变化，定时查看各种辅助检查结果，结合临床表现判断病情进展情况。如根据体温有无升高，患者有无出现咳嗽、咳痰、肺部湿啰音、尿路刺激征、皮肤破溃化脓等判断是否并发感染；根据患者有无腰痛、下肢疼痛、胸痛、头痛等判断是否并发肾静脉、下肢静脉、冠状血管及脑血管血栓；根据患者有无少尿、无尿及血 BUN、血肌酐升高等判断有无肾衰竭。同时，注意观察有无营养不良、内分泌紊乱及微量元素缺乏的改变。

3. 感染的预防及护理 保持水肿皮肤清洁、干燥，避免皮肤受摩擦或损伤；指导和协助患者进行口腔黏膜、眼睑结膜及阴部等的清洁；定期作好病室的空气消毒，用消毒药水拖地板、湿擦桌椅等；尽量减少病区的探访人次，对有上呼吸道感染者应限制探访；同时指导患者少去公共场所等人多聚集的地方；遇寒冷季节，嘱患者减少外出，注意保暖。出现感染情况时，按医嘱正确采集患者的血、尿、痰、腹腔积液等标本送检，根据药敏试验使用有效的抗生素，观察用药后感染有无得到有效控制。

4. 用药护理 如下所述。

（1）激素和细胞毒性药物：应用环孢素的患者，服药期间应注意监测血药浓度，观察有无不良反应的出现，如肝肾毒性、高血压、高尿酸血症、高血钾、多毛及牙龈增生等。

（2）抗凝药：如在使用肝素、双嘧达莫等的过程中，若出现皮肤黏膜、口腔、胃肠道等的出血倾向时，应及时减药并给予对症处理，必要时停药。

（3）中药：使用雷公藤制剂时，应注意监测尿量、性功能及肝肾功能、血常规的变化。因其可造成性腺抑制、肝肾损害及外周血白细胞减少等不良反应。

5. 心理护理 针对本病病程长、表现复杂、易反复发作带给患者及家属的忧虑。首先允许患者发泄自己的郁闷，对患者的表现表示理解；还要引导患者多说话，随时将自己的需要说出来，这样消极的寂寞会逐渐变为积极的配合；在此期间，随时向患者及家属报告疾病的进展情形，对任何微小的进步都应给予充分的认可，使他们重建信心。同时，要根据评估资料，调动患者的社会支持系统，为患者提供最大限度的物质和精神支持。

十二、护理评价

（1）患者水肿程度有无减轻并逐渐消退。
（2）营养状况有无改善。
（3）焦虑程度有无减轻。
（4）是否发生感染。
（5）有无血栓形成、急性肾功能衰竭、心脑血管等并发症的发生。

十三、健康指导

1. 预防指导 认识到积极预防感染的重要性，能够加强营养、注意休息、保持个人卫生，积极采取措施防止外界环境中病原微生物的侵入。

2. 生活指导 能够根据病情适度活动，注意避免肢体血栓等并发症的产生。饮食上注意限盐，每日不会摄入过多蛋白。

3. 病情监测指导 学会每日用浓缩晨尿自测尿蛋白，出院后坚持定期门诊随访，密切观察肾功能的变化。

4. 用药指导 坚持遵医嘱用药，勿自行减量或停用激素，了解激素及细胞毒性药物的常见不良反应。

5. 心理指导 意识到良好的心理状态有利于提高机体的抵抗力，增强适应能力。能保持乐观开朗的心态，对疾病治疗充满信心。

十四、预后

影响 NS 预后的因素主要有：①病理类型：微小病变型肾病和轻度系膜增生性肾小球肾炎预后较好，系膜毛细血管性肾炎、局灶节段性肾小球硬化、重度系膜增生性肾小球肾炎预后较差。早期膜性肾病也有一定的缓解率，晚期则难于缓解；②临床表现：大量蛋白尿、严重高血压及肾功能损害者预后较差；③激素治疗效果：激素敏感者预后相对较好，激素抵抗者预后差；④并发症：反复感染导致 NS 经常复发者预后差。

（陈晓霞）

第三节 急性肾衰竭

急性肾功能衰竭（acute renal failure，ARF）是由于各种病因引起的短期内（数小时或数日）肾功能急剧、进行性减退而出现的临床综合征。当肾衰竭发生时，原来应由尿液排出的废物，因为尿少或无尿而积存于体内，导致血肌酐（Cr）、尿素氮（BUN）升高，水、电解质和酸碱平衡失调，以及全身各系统并发症。

一、病因及发病机制

1. 病因　分三类：①肾前性：主要病因包括有效循环血容量减少和肾内血流动力学改变（包括肾前小动脉收缩或肾后小动脉扩张）等。②肾后性：肾后性肾衰竭的原因是急性尿路梗阻，梗阻可发生于从肾盂到尿道的任一水平。③肾性：肾性肾衰竭有肾实质损伤，包括急性肾小管坏死（acute tubular necrosis，ATN）、急性肾间质病变及肾小球和肾血管病变。其中急性肾小管坏死是最常见的急性肾衰竭类型，可由肾缺血或肾毒性物质损伤肾小管上皮细胞引起，其结局高度依赖于并发症的严重程度。如无并发症，肾小管坏死的死亡率为7%～23%，而在手术后或并发多器官功能衰竭时，肾小管坏死的死亡率高达50%～80%。在此主要以急性肾小管坏死为代表进行叙述。

2. 发病机制　不同病因、病理类型的急性肾小管坏死有不同的发病机制。中毒所致的急性肾小管坏死，是年龄、糖尿病等多种因素的综合作用。对于缺血所致急性肾小管坏死的发病机制，当前主要有三种解释：①肾血流动力学异常：主要表现为肾皮质血流量减少，肾髓质瘀血等。目前认为造成以上结果最主要的原因为：血管收缩因子产生过多，舒张因子产生相对过少。②肾小管上皮细胞代谢障碍：缺血引起缺氧，进而影响到上皮细胞的代谢。③肾小管上皮脱落，管腔中管型形成：肾小管管型造成管腔堵塞，使肾小管内压力过高，进一步降低了肾小球滤过，加剧了肾小管间质缺血性障碍。

二、临床表现

临床典型病程可分为三期：

1. 起始期　此期急性肾衰竭是可以预防的，患者常有诸如低血压、缺血、脓毒病和肾毒素等病因，无明显的肾实质损伤。但随着肾小管上皮损伤的进一步加重，GFR下降，临床表现开始明显，进入维持期。

2. 维持期　又称少尿期。典型持续7～14d，也可短至几日，长达4～6周。患者可出现少尿，也可没有少尿，称非少尿型急性肾衰竭，其病情较轻，预后较好。但无论尿量是否减少，随着肾功能减退，可出现一系列尿毒症表现。

（1）全身并发症

1）消化系统症状：食欲降低、恶心、呕吐、腹胀、腹泻等，严重者有消化道出血。

2）呼吸系统症状：除感染的并发症外，尚可因容量负荷增大出现呼吸困难、咳嗽、憋气、胸闷等。

3）循环系统症状：多因尿少和未控制饮水，导致体液过多，出现高血压和心力衰竭；可因毒素滞留、电解质紊乱、贫血及酸中毒引起各种心律失常及心肌病变。

4）其他：常伴有肺部、尿路感染，感染是急性肾衰竭的主要死亡原因之一，死亡率高达70%。此外，患者也可出现神经系统表现，如意识不清、昏迷等。严重患者可有出血倾向，如DIC等。

（2）水、电解质和酸碱平衡失调：其中高钾血症、代谢性酸中毒最为常见。

1）高钾血症：其发生与肾排钾减少、组织分解过快、酸中毒等因素有关。高钾血症对心肌细胞有毒性作用，可诱发各种心律失常，严重者出现心室颤动、心搏骤停。

2）代谢性酸中毒：主要因酸性代谢产物排出减少引起，同时急性肾衰竭常并发高分解代谢状态，又使酸性产物明显增多。

3）其他：主要有低钠血症，由水潴留过多引起。还可有低钙、高磷血症，但远不如慢性肾功能衰竭明显。

3. 恢复期　肾小管细胞再生、修复，肾小管完整性恢复，肾小球滤过率逐渐恢复正常或接近正常范围。患者开始利尿，可有多尿表现，每日尿量可达 3 000～5 000mL，通常持续1～3 周，继而再恢复正常。少数患者可遗留不同程度的肾结构和功能缺陷。

三、辅助检查

1. 血液检查　少尿期可有轻、中度贫血；血肌酐每日升高 44.2～88.4μmol/L（0.5～1.0mg/dl），血 BUN 每日可升高 3.6～10.7mmol/L（10～30mg/dl）；血清钾浓度常大于 5.5mmol/L，可有低钠、低钙、高磷血症；血气分析提示代谢性酸中毒。

2. 尿液检查　尿常规检查尿蛋白多为 +～++，尿沉渣可见肾小管上皮细胞，少许红、白细胞，上皮细胞管型，颗粒管型等；尿比重降低且固定，多在 1.015 以下；尿渗透浓度低于 350mmol/L；尿钠增高，多在 20～60mmol/L。

3. 其他　尿路超声显像对排除尿路梗阻和慢性肾功能不全很有帮助。如有足够理由怀疑梗阻所致，可做逆行性或下行性肾盂造影。另外，肾活检是进一步明确致病原因的重要手段。

四、诊断要点

患者尿量突然明显减少，肾功能急剧恶化（即血肌酐每天升高超过 44.2μmol/L 或在24～72h 内血肌酐值相对增加 25%～100%），结合临床表现、原发病因和实验室检查，一般不难作出诊断。

五、治疗要点

1. 起始期治疗　治疗重点是纠正可逆的病因，预防额外的损伤。对于严重外伤、心力衰竭、急性失血等都应进行治疗，同时停用影响肾灌注或肾毒性的药物。

2. 维持期治疗　治疗重点为调节水、电解质和酸碱平衡、控制氮质潴留、供给足够营养和治疗原发病。

（1）高钾血症的处理：当血钾超过 6.5mmol/L，心电图表现异常变化时，应紧急处理如下：①10% 葡萄糖酸钙 10～20mL 稀释后缓慢静注。②5% NaHCO₃ 100～200mL 静脉滴注。③50% 葡萄糖液 50mL 加普通胰岛素 10U 缓慢静脉注射。④用钠型离子交换树脂 15～30g，每日 3 次口服。⑤透析疗法是治疗高钾血症最有效的方法，适用于以上措施无效和伴有高分解代谢的患者。

（2）透析疗法：凡具有明显尿毒症综合征者都是透析疗法的指征，具体包括：心包炎、严重脑病、高钾血症、严重代谢性酸中毒及容量负荷过重对利尿剂治疗无效。重症患者主张早期进行透析。对非高分解型、尿量正常的患者可试行内科保守治疗。

（3）其他：纠正水、电解质和酸碱平衡紊乱，控制心力衰竭，预防和治疗感染。

3. 多尿期治疗　此期治疗重点仍为维持水、电解质和酸碱平衡，控制氮质血症，防治各种并发症。对已进行透析者，应维持透析，当一般情况明显改善后可逐渐减少透析，直至病情稳定后停止透析。

4. 恢复期治疗　一般无须特殊处理，定期复查肾功能，避免肾毒性药物的使用。

六、护理诊断/合作性问题

1. 体液过多　与急性肾功能衰竭所致肾小球滤过功能受损、水分控制不严等因素有关。

2. 营养失调：低于机体需要量　与患者食欲低下、限制饮食中的蛋白质、透析、原发疾病等因素有关。

3. 有感染的危险　与限制蛋白质饮食、透析、机体抵抗力降低等有关。

4. 恐惧　与肾功能急骤恶化、症状重等因素有关。

5. 潜在并发症　高血压脑病、急性左心衰竭、心律失常、心包炎、DIC、多脏器功能衰竭等。

七、护理措施

1. 一般护理 如下所述。

（1）休息与活动：少尿期要绝对卧床休息，保持安静，以减轻肾脏的负担，对意识障碍者，应加床护栏。当尿量增加、病情好转时，可逐渐增加活动量，但应注意利尿后的过分代谢，患者会有肌肉无力的现象，应避免独自下床。患者若因活动使病情恶化，应恢复前一日的活动量，甚至卧床休息。

（2）饮食护理

1）糖及热量：对发病初期因恶心、呕吐无法由口进食者，应由静脉补充葡萄糖，以维持基本热量。少尿期应给予足够的糖类（150g/d）。若患者能进食，可将乳糖75g、葡萄糖和蔗糖各37.5g溶于指定溶液中，使患者在一日中饮完。多尿期可自由进食。

2）蛋白质：对一般少尿期的患者，蛋白质限制为0.5g/（kg·d），其中60%以上应为优质蛋白，如尿素氮太高，则应给予无蛋白饮食。接受透析的患者予高蛋白饮食，血液透析患者的蛋白质摄入量为1.0~1.2g/（kg·d），腹膜透析为1.2~1.3g/（kg·d）。对多尿期的患者，如尿素氮低于8.0mmol/L时，可给予正常量的蛋白质。

3）其他：对少尿期患者，尽可能减少钠、钾、磷和氯的摄入量。多尿期时不必过度限制。

（3）维持水平衡：急性肾衰竭少尿时，对于水分的出入量应严格测量和记录，按照"量出为入"的原则补充入液量。补液量的计算一般以500mL为基础补液量，加前一日的出液量。在利尿的早期，应努力使患者免于发生脱水，给予适当补充水分，以维持利尿作用。当氮质血症消失后，肾小管对盐和水分的再吸收能力改善，即不需要再供给大量的液体。

2. 病情观察 应对急性肾衰竭的患者进行临床监护。监测患者的神志、生命体征、尿量、体重，注意尿常规、肾功能、电解质及血气分析的变化。观察有无高血钾、低血钠或代谢性酸中毒的发生；有无严重头痛、恶心、呕吐及不同意识障碍等高血压脑病的表现；有无气促、端坐呼吸、肺部湿啰音等急性左心衰竭的征象；有无出现水中毒或稀释性低钠血症的症状，如头痛、嗜睡、意识障碍、共济失调、昏迷、抽搐等。

3. 用药护理 用甘露醇、呋塞米利尿治疗时应观察有无脑萎缩、溶血、耳聋等不良反应；使用血管扩张剂时注意监测血压的变化，防止低血压发生；纠正高血钾及酸中毒时，要随时监测电解质；使用肝素或双嘧达莫要注意有无皮下或内脏出血；输血要禁用库血；抗感染治疗时避免选用有肾毒性的抗生素。

4. 预防感染 感染是急性肾衰竭少尿期的主要死亡原因，故应采取切实措施，在护理的各个环节预防感染的发生。具体措施为：①尽量将患者安置在单人房间，做好病室的清洁消毒，避免与有上呼吸道感染者接触。②避免任意插放保留导尿管，可利用每24~48h导尿一次，获得每日尿量。③需留置尿管的患者应加强消毒、定期更换尿管和进行尿液检查以确定有无尿路感染。④卧床及虚弱的患者应定期翻身，协助做好全身皮肤的清洁，防止皮肤感染的发生。⑤意识清醒者，鼓励患者每小时进行深呼吸及有效排痰；意识不清者，定时抽取气管内分泌物，以预防肺部感染的发生。⑥唾液中的尿素可引起口角炎及腮腺炎，应协助做好口腔护理，保持口腔清洁、舒适。⑦对使用腹膜或血液透析治疗的患者，应按外科无菌技术操作。⑧避免其他意外损伤。

5. 心理护理 病情的危重会使患者产生对于死亡和失去工作的恐惧，同时因治疗费用的昂贵又会进一步加重患者及家属的心理负担。观察了解患者的心理变化及家庭经济状况，通过讲述各种检查和治疗进展信息，解除患者的恐惧，树立患者战胜疾病的信心；通过与社会机构的联系取得对患者的帮助，解除患者的经济忧患。还应给予患者高度同情、安慰和鼓励，以高度的责任心认真护理，使患者具有安全感、信赖感及良好的心理状态。

八、健康指导

1. 生活指导 合理休息，劳逸结合、防止劳累；严格遵守饮食计划，并注意加强营养；注意个人清洁卫生，注意保暖。

2. 病情监测　学会自测体重、尿量；明确高血压脑病、左心衰竭、高钾血症及代谢性酸中毒的表现；定期门诊随访，监测肾功能、电解质等。

3. 心理指导　在日常生活中能理智调节自己的情绪，保持愉快的心境；遇到病情变化时不恐慌，能及时采取积极的应对措施。

4. 预防指导　禁用库血；慎用氨基糖苷类抗生素；避免妊娠、手术、外伤；避免接触重金属、工业毒物等；误服或误食毒物，立即进行洗胃或导泻，并采用有效解毒剂。

（陈晓霞）

第八章

神经科疾病的护理

第一节 神经系统常见症状的护理

一、头痛

头痛是临床常见的症状，一般泛指各种原因刺激颅内外的疼痛敏感结构而引起的头颅上半部即眉毛以上至枕下部这一范围内的疼痛。

（一）评估

1. 病因评估

（1）血管性头痛：包括偏头痛、脑血管病性头痛及高血压性头痛。

（2）颅内压变化性头痛：如腰椎穿刺后低颅压头痛、自发性颅内低压症、颅内压增高头痛及脑肿瘤引起头痛。

（3）颅内外感染性头痛：如脑炎、脑膜炎、颞动脉炎等。

（4）紧张性头痛：无固定部位。

（5）其他头痛：如癫痫性头痛、精神性头痛、五官及颈椎病变所致头痛，颅面神经痛等。

2. 症状评估　评估患者头痛的部位、性质、程度、规律、起始与持续时间，头痛发生的方式与经过，加重、减轻或激发头痛的因素，有无先兆以及伴随的症状体征。

（二）护理措施

（1）了解患者头痛是否与紧张、饥饿、精神压力、噪声、强光刺激、气候变化以及进食某些食物如巧克力、红酒等因素有关；是否因情绪紧张、咳嗽、大笑以及用力性动作而加剧；评估患者是否因长期反复头痛而出现恐惧、焦虑或忧郁心理。

（2）避免诱因：告知患者可能诱发或加重头痛的因素，如情绪紧张、进食某些食物与酒、月经来潮、用力性动作等；保持环境安静、舒适、光线柔和。

（3）选择减轻头痛的方法：如指导患者缓慢深呼吸，听轻音乐和行气功、生物反馈治疗，引导式想象，冷、热敷以及理疗、按摩、指压止痛法等。

（4）心理支持：长期反复发作的头痛，可使患者出现焦虑、紧张心理，要理解、同情患者的痛苦，耐心解释，适当诱导，解除其思想顾虑，训练身心放松，鼓励患者树立信心，积极配合治疗。

（5）用药护理：指导患者按医嘱服药，告知药物作用、不良反应，让患者了解药物依赖性或成瘾性的特点。如大量使用止痛剂、滥用麦角胺咖啡因可致药物依赖。

二、眩晕

眩晕是机体对于空间关系的定向感觉障碍或平衡障碍，是一种运动幻觉或运动错觉。

（一）评估

1. 病因评估

（1）前庭性眩晕（真性眩晕）：由前庭神经病变引起，表现为有运动幻觉的眩晕如旋转、移动、摇晃感。

（2）非前庭性眩晕（头晕）：常为头昏（诉说眼花、头重脚轻），并无外境或自身旋转的运动感。

2. 症状评估　评估患者眩晕发作的类型、频率、持续时间、有无诱因以及伴发症状，评估患者对疾病的认识程度，了解有无紧张、害怕心理以及受伤情况。

（二）护理措施

1. 预防受伤　发作时应尽量卧位，避免搬动；保持安静，不要惊慌，尽量少与患者说话，少探视；经常发作的患者，应避免重体力劳动，尽量勿单独外出，扭头或仰头动作不宜过急，幅度不要太大，防止诱发发作或跌伤；平时生活起居要有规律，坚持适当的体育锻炼和运动，注意劳逸结合。

2. 生活护理　发作时如出现呕吐，应及时清除呕吐物，防止误吸；眩晕严重时额部可放置冷毛巾或冰袋，以减轻症状；眩晕发作时消化能力减低，故应给予清淡易消化半流质饮食，同时还应协助做好进食、洗漱、大小便等护理，保持体位舒适。

3. 心理支持　鼓励患者保持心情愉快，情绪稳定，避免精神紧张和过度操劳。

三、意识障碍

意识障碍是人体高级神经活动异常的一种临床表现。是指人体对外界环境刺激缺乏反应的一种精神状态。

（一）评估

1. 病因评估

（1）中枢神经系统感染性疾病：如脑膜炎、脑炎、脓肿。

（2）脑血管疾病：如脑出血、脑梗死、蛛网膜下隙出血。

（3）颅脑外伤：如脑震荡、脑挫裂伤、硬膜外血肿、硬膜下血肿。

（4）颅内肿瘤：如垂体腺瘤、颅咽管瘤。

（5）中毒：如酒精、一氧化碳中毒。

（6）重要脏器系统疾病：如肝性脑病、肺性脑病、尿毒症、心肌梗死、休克、重症感染等。

（7）其他：如癫痫、晕厥、中暑等。

2. 症状评估　意识障碍程度根据患者睁眼、言语、肢体运动情况制定的 GCS（Glasgow's comascale）分级计分法（表 8-1）。

表 8-1　GCS 昏迷分级计分法

睁眼反应	计分	言语反应	计分	运动反应	计分
自动睁眼	4	回答正确	5	按吩咐动作	6
呼唤睁眼	3	回答有错误	4	刺痛定位	5
刺痛睁眼	2	回答含糊不清	3	刺痛躲避	4
不睁眼	1	只能发音	2	刺痛屈肢（去皮质）	3
		不能言语	1	刺痛时过伸（去脑强直）	2
				肢体不动	1

（1）以觉醒度改变为主的意识障碍：包括嗜睡、昏迷、浅昏迷、深昏迷。

（2）以意识内容改变为主的意识障碍：包括意识模糊和谵妄状态。

（3）特殊类型的意识障碍

1）去皮层综合征：患者对外界刺激无反应，无自发性言语及有目的动作，能无意识地睁眼闭眼或吞咽动作，瞳孔光反射和角膜反射存在。

2）无动性缄默症：又称睁眼昏迷。患者可以注视检查者和周围的人，貌似觉醒，但缄默不语，不能活动。四肢肌张力低，腱反射消失，肌肉松弛，大小便失禁，无病理征。对任何刺激无意识反应，睡眠觉醒周期存在。

（二）护理措施

1. 严密监测　记录患者意识、瞳孔、生命体征的变化，观察有无恶心、呕吐及呕吐物的性状与量，及时报告医生，并配合采取相应抢救措施。

2. 体位　患者取侧卧或平卧头侧位，以利于分泌物引流；意识障碍伴有窒息、严重出血、休克或脑疝者不宜搬动患者，以免造成呼吸心搏骤停；颅内高压无禁忌患者，给予抬高床头 15°～30°，以利于颅内静脉回流，减轻脑水肿；休克患者采取头低足高位，以保证脑的血液供应。定时翻身及改变头部位置，防止压疮形成。肢体瘫痪者，协助并指导家属进行肢体按摩和被动运动，并保持肢体功能位置，防止足下垂、肌肉萎缩及关节僵直，一般被动运动及按摩肢体 2～3 次/天，15～30 分钟/次。

3. 加强呼吸道管理　意识障碍时，呼吸中枢处于抑制状态，呼吸反射及呼吸道纤毛运动减弱，使分泌物积聚。应保持呼吸道通畅及时给予氧气吸入，以减少、预防呼吸道并发症，保证脑的血液供应。应及时去除义齿，吸除口鼻分泌物、痰液或呕吐物，以免进入呼吸道造成梗阻或肺炎发生。吸痰尽可能彻底、动作轻柔、方法正确，防止损伤气管黏膜并使吸痰有效；舌根后坠患者使用口咽通气管、托起下颌或以舌钳拉出舌前端。深度昏迷患者应尽早行气管切开，必要时行机械通气并加强呼吸机应用的护理。

4. 做好生活护理　卧气垫床，保持床单位整洁、干燥，减少皮肤的机械性刺激，洗脸、擦浴 1 次/天，每次翻身时按摩骨突部并予以叩背；注意口腔卫生，口腔护理 2～3 次/天；眼睑闭合不全患者，以 0.25% 氯霉素眼药水滴患眼 3 次/天，四环素眼膏涂眼每晚 1 次，并用眼罩遮盖患眼，必要时行上下眼睑缝合术。防止压疮、口腔感染、暴露性角膜炎发生。

5. 营养供给　给予高维生素、高热量饮食，补充足够的水分；遵医嘱静脉补充营养的同时，给予鼻饲流质饮食者，不可经口喂饮食，以免发生窒息、吸入性肺炎等意外，鼻饲饮食应严格遵守操作规程，喂食 6～7 次/天，每次量不超过 200mL，对于胃液反流的患者，每次喂食量减少，并注意抬高床头 30°～60°，喂食时和喂食后 30min 内尽量避免给患者翻身、吸痰，防止食物反流。

6. 监测水、电解质、维持酸碱平衡　意识障碍尤其是昏迷患者遵医嘱输液，并及时抽血查电解质，防止因电解质平衡紊乱而加重病情；必要时准确记录 24h 出入液量，预防消化道出血和脑疝的发生。

7. 大小便护理　保持大小便通畅，保持外阴部皮肤清洁，预防尿路感染，便秘时以开塞露或肥皂水低压灌肠，不可高压大量液体灌肠，以免反射性引起颅内压增高而加重病情。腹泻时，用烧伤湿润膏或氧化锌软膏保护肛周，防止肛周及会阴部糜烂。小便失禁、潴留而留置导尿管时，严格无菌操作，以 0.1% 聚维酮碘消毒尿道口 2 次/天，女性患者会阴部抹洗 2 次/天。

8. 安全护理　伴有抽搐、躁动、谵妄、精神错乱患者，应加强保护措施，使用床栏，必要时作适当的约束，防止坠床；指导患者家属关心体贴患者，预防患者伤人或自伤、外出；及时修剪患者指甲、防止抓伤。慎用热水袋，防止烫伤。

四、言语障碍

言语障碍分为构音障碍（dysarthria）和失语症（aphasia）。构音障碍患者表达的内容与语法正常，也能理解他人的语言；失语症患者理解形成和表达语言的能力受损。

（一）评估

1. 病因评估

（1）构音障碍是因神经肌肉的器质性损害所致口语（说话）动作控制失常而产生的语言障碍。

（2）失语症是患者理解形成和表达语言的能力受损，而并非由于感觉障碍或肌力下降。是脑部病变所致语言功能的丧失或障碍。

2. 症状评估

（1）构音障碍：构音障碍为发音含糊不清而用词正确，是一种纯言语障碍，表现为发声困难，发音不清，声音、音调及语速异常。可分为：迟缓性构音障碍、痉挛性构音障碍、运动过少性构音障碍、运动过多性构音障碍、运动失调性构音障碍、混合性构音障碍。

（2）Broca 失语：又称运动性失语或表达性失语，口语表达障碍为其突出的临床特点。患者不能说话，或者只能讲一两个简单的字，且不流畅，常用错字，自己也知道；对别人的语言能理解；对书写的词语、句子也能理解，但读出来有困难，也不能流利地朗诗、唱歌。多伴有上肢的轻瘫。

（3）Wernicke 失语：又称感觉性失语或感受性失语。口语理解严重障碍为其突出特点。患者发音清晰、语言流畅，但内容不正确，如将"帽子"说成"袜子"；无听力障碍，却不能理解别人和自己所说的话。在用词方面有错误，严重时说出的话，别人完全听不懂。多同时出现视野缺损。

（4）传导性失语（conduction aphasia，CA）：复述不成比例受损为其最大特点。患者口语清晰，能自发讲出语意完整、语法结构正确的句子，且听理解正常；但不能复述出在自发谈话时较易说出的词、句子或以错语复述，多为语音错语，如将"铅笔"说成"先北"，自发谈话常因找词困难并有较多的语音错语出现犹豫、中断。命名及朗读中出现明显的语音错语，伴不同程度的书写障碍。

（5）命名性失语（anomic aphasia，AA）：命名性失语又称遗忘性失语。患者不能说出物件的名称及人名，但可说该物件的用途及如何使用，当别人提示物件的名称时，他能辨别是否正确。

（6）完全性失语（global aphasia，GA）：又称混合性失语。其特点是所有语言功能均有明显障碍。

（7）失写症（agraphia）：失写是不能书写。患者无手部肌肉瘫痪，但不能书写或者写出的句子常有遗漏错误，却仍保存抄写能力。

（8）失读症（alexia）：患者尽管无失明，但由于对视觉性符号丧失认识能力，故不识文字、语句、图画。

（二）护理措施

1. 护理评估 了解患者言语障碍的类型、程度，注意有无言语交流方面的困难，能否进行自发性谈话、命名及复述，有无音调、速度及韵律的改变；是否语言含糊不清、发音不准或错语；能否理解他人语言等；评估患者的心理状态、精神状态及行为表现，观察有无孤独、烦躁及悲观情绪；观察患者有无面部表情改变、流涎或口腔滞留食物等。

2. 心理支持 耐心向患者及家属解释不能说话或说话吐词不清的原因，体贴、关心、尊重患者，避免挫伤患者自尊心的言行；鼓励患者克服害羞心理，大声说话，当患者进行尝试和获得成功时给予肯定和表扬；鼓励家属、朋友多与患者交谈，并耐心、缓慢、清楚地逐个问题解释，直至患者理解、满意；营造一种和谐的亲情氛围和轻松、安静的语言学习环境。

3. 康复训练 由患者及参与语言康复训练的医护人员共同制订语言康复计划，让患者、家属理解康复目标，既要考虑到患者要达到的主观要求，又要兼顾康复效果的客观可能性；遵循由少到多、由易到难、由简单到复杂的原则，根据病情轻重及患者的情绪状态，选择适当的训练方法，循序渐进地进行训练。避免训练的复杂化、多样化，避免患者产生疲劳感、注意力不集中、厌烦或失望情绪，使其能体会到成功的乐趣。原则上是轻症者以直接改善其功能为目标，而重症者则重点放在活化其残存功能或进行试验性治疗。

（1）对于 Broca 失语者，训练重点为口语表达。

（2）对于 Wernicke 失语者，训练重点为听理解、会话、复述。

（3）对于传导性失语者，重点训练听写、复述。

（4）对于命名性失语者，重点训练口语命名，文字称呼等。

（5）失读、失写者，可将日常用语、短语、短句或词、字写在卡片上，让其反复朗读、背诵和（或）抄写、默写。

（6）对于构音障碍的患者，训练越早，效果越好，训练重点为构音器官运动功能训练和构音训练。

（7）根据患者的情况，还可选择一些实用性的非语言交流，如手势的运用，利用符号、图画、交流画板等，也可利用电脑、电话等训练患者实用交流能力。语言的康复训练是一个由少到多，由易到难，由简单到复杂的过程，训练中应根据患者病情及情绪状态，循序渐进地进行训练。一般正确回答率约80%时即可进入下一组训练课题，使其既有成功感，又有求知欲，而不至于产生厌烦和失望情绪。

五、感觉障碍

感觉障碍是指机体对各种形式（痛、温、触、压、位置、震动等）的刺激无感知、感知减退或异常的综合征。

（一）评估

1. 病因评估

（1）抑制性感觉障碍：指感觉缺失或感觉减退，是由于感觉传导通路被破坏或功能被抑制所致。

（2）刺激性感觉障碍：表现为感觉过敏、感觉过度、感觉倒错、感觉异常和疼痛，是因为感觉传导通路受到刺激或兴奋性增高所致。

2. 症状评估

（1）抑制性症状：感觉缺失或感觉减退。

（2）感觉过敏（hyperesthesia）：轻微刺激引起强烈的感觉。

（3）感觉过度（hyperpathia）：感觉的刺激阈增高，反应剧烈，时间延长。

（4）感觉异常（paresthesia）：没有任何外界刺激而出现的感觉。

（5）感觉倒错（dysesthesia）：热觉刺激引起冷觉感，非疼痛刺激而出现疼痛感。

（6）疼痛（pain）：疼痛为临床上最常见的症状。

（二）护理措施

1. 护理评估　了解患者感觉障碍的部位、类型及性质；注意有无认知、情感或意识行为方面的异常，是否疲劳或注意力不集中；观察患者的全身情况及伴随症状，注意相应区域的皮肤颜色、毛发分布，有无烫伤、外伤及皮疹、出汗情况；评估患者是否因感觉异常而烦闷、忧虑，甚至失眠。

2. 生活护理　保持床单整洁、干燥、无渣屑，防止感觉障碍的身体部位受压或机械性刺激；避免高温或过冷刺激，慎用热水袋或冰袋，防止烫伤或冻伤，肢体保暖需用热水袋时，水温不宜超过50℃；对感觉过敏的患者尽量避免不必要的刺激。

3. 感觉训练　每日用温水擦洗感觉障碍的身体部位，以促进血液循环和刺激感觉恢复；同时可进行肢体的拍打、被动运动、按摩、理疗、针灸和各种冷、热、电的刺激。被动活动关节时，反复适当挤压关节、牵拉肌肉、韧带，让患者注视患肢并认真体会其位置、方向及运动感觉。让患者闭目寻找停滞在不同位置的患肢的不同部位，多次重复直至找准，这些方法可以促进患者本体感觉的恢复。

4. 心理护理　感觉障碍常使患者缺乏正确的判断而产生紧张、恐惧心理或烦躁情绪，严重影响患者的运动能力和兴趣，应关心、体贴患者，主动协助日常生活活动；多与患者沟通，取得患者信任，使其正确面对，积极配合治疗和训练。

六、运动障碍

运动障碍可分为瘫痪（paralysis）、僵硬（stiff）、不随意运动（involuntary movement）和共济失调（ataxia）等。

（一）评估

1. 病因评估

（1）瘫痪（paralysis）：肢体因肌力下降而出现运动障碍称为瘫痪。临床根据瘫痪程度分为完全性瘫痪（肌力完全丧失而不能运动）和不完全性瘫痪（保存部分运动的能力）；根据瘫痪的不同分布分为单瘫、偏瘫、截瘫、四肢瘫、交叉性瘫痪和局限性瘫痪等。

（2）僵硬（stiff）：指肌张力增加所致的肌肉僵硬、活动受限或不能活动的一组综合征，包括痉挛、僵直、强直等不同的临床表现。可由中枢神经、周围神经、肌肉及神经肌肉接头的病变所引起。

（3）不随意运动（involuntary movement）：由锥体外系统病变引起的不随意志控制的无规律、无目的的面、舌、肢体、躯干等骨骼肌的不自主活动。临床上可分为震颤、舞蹈、手足徐动、扭转痉挛、投掷动作等。所有不随意运动的症状随睡眠而消失。

（4）共济失调（ataxia）：有本体感觉、前庭和小脑系统病变引起的机体维持平衡和协调不能所产生的临床综合征。根据病变部位可分为：感觉性共济失调、前庭性共济失调、小脑性共济失调和大脑性共济失调。

2. 症状评估

（1）肌肉容积（muscle bulk）：肌肉的外形、体积、有无萎缩、肥大及其部位、范围和分布。

（2）肌张力（muscular tension）：肌张力是肌肉在静止松弛状态下的紧张度。

（3）肌力（muscle force）：肌力是受试者主动运动时肌肉产生的收缩力（表8-2）。

表8-2 肌力分级

分级	临床表现
0级	肌肉无任何收缩（完全瘫痪）
1级	肌肉可轻微收缩，但不能产生动作（不能活动关节）
2级	肌肉收缩可引起关节活动，但不能抵抗地心引力，即不能抬起
3级	肢体能抵抗重力离开床面，但不能抵抗阻力
4级	肢体能做抗阻力动作，但未达正常
5级	正常肌力

（4）共济运动（coordination movement）和不自主运动（involuntary movement）：观察不自主运动的形式、部位、规律和过程，以及与休息、活动、情绪、睡眠和气温的关系。

（5）姿势（posture）和步态（gait）：观察卧、坐、立和行走的姿势，注意起步、抬足、落足、步幅、步基、方向、节律、停步和协调动作的情况。

（二）护理措施

1. 护理评估 了解患者起病的缓急，运动障碍的性质、分布、程度及伴发症状；检查四肢的营养、肌力、肌张力情况，注意有无损伤、发热、抽搐或疼痛；了解步行的模式、速度、节律、步幅以及是否需要支持；评估患者是否因肢体运动障碍而产生急躁、焦虑情绪或悲观、抑郁心理。

2. 心理支持 给患者提供有关疾病、治疗及预后的可靠信息；鼓励患者正确对待疾病，消除忧郁、恐惧心理或悲观情绪，摆脱对他人的依赖心理；关心、尊重患者，多与患者交谈，鼓励患者表达自己的感受，指导克服焦躁、悲观情绪，适应患者角色的转变；避免任何刺激和伤害患者自尊的言行，尤其在喂饭、帮助患者洗漱和处理大小便时不应流露出厌烦情绪；营造一种舒适的休养环境和亲情氛围。正确对待康复训练过程中患者所出现的诸如注意力不集中，缺乏主动性，情感活动难以自制等现象，鼓励患者克服困难，增强自我照顾能力与自信心。

3. 生活护理 保持床单位整洁、干燥、无渣屑，减少对皮肤的机械性刺激。指导和协助患者洗漱、进食、如厕、穿脱衣服及个人卫生，帮助患者翻身和保持床单清洁，满足患者基本生活需要；患者需要在床上大、小便时，为其提供方便的条件、隐蔽的环境和充足的时间；指导患者学会配合和使用便器，便盆置入和取出时要注意动作轻柔，勿拖动和用力过猛。每天全身温水擦拭1~2次，促进肢体血液循环、增进睡眠。鼓励患者摄取充足的水分和均衡的饮食，养成定时排便的习惯，保持大、小便通畅；注意口腔卫生，增进舒适感。

4. 安全护理 运动障碍的患者要防止跌倒，确保安全。床铺要有护栏；走廊、厕所要装扶手；地面要保持平整干燥，防湿、防滑，去除门槛；呼叫器应置于床头患者随手可及处；运动场所要宽敞、明亮，没有障碍物阻挡；患者鞋最好使用防滑软橡胶底鞋，穿棉布衣服，衣着应宽松；患者在行走时不要在其身旁擦过或在其面前穿过，同时避免突然呼唤患者，以免分散其注意力；上肢肌力下降的患者不要自行打开水或用热水瓶倒水，防止烫伤；步态不稳或步态不稳者，选用三角手杖等合适的辅助具，并有人陪伴，防止受伤。

5. 康复护理　与患者、家属共同制订康复训练计划，并及时评价和修改；告知患者及家属，早期康复锻炼的重要性，指导患者急性期床上的患肢体位摆放、翻身、床上的上下移动；协助和督促患者早期床上的桥式主动运动、Bobath 握手（十字交叉握手），床旁坐起及下床进行日常生活动作的主动训练；鼓励患者使用健侧肢体从事自我照顾的活动，并协助患肢进行主动或被动运动；教会家属协助患者锻炼的方法与注意事项，使患者保持正确的运动模式；指导和教会患者使用自助具；必要时选择理疗、针灸、按摩等辅助治疗。

（1）重视患侧刺激：通常患侧的体表感觉、视觉和听觉减少，有必要加强刺激，以对抗疾病所引起的感觉丧失。房间的布置应尽可能地使患侧在白天自然地接受更多的刺激。如床头柜、电视机应置于患侧；所有护理工作如帮助患者洗漱、进食、测血压、脉搏等都应在患侧进行；家属与患者交谈时也应握住患侧手，引导偏瘫患者头转向患侧，以免忽略患侧身体和患侧空间；避免手的损伤，尽量不在患肢静脉输液；慎用热水瓶、热水袋等热敷。

（2）正确变换体位：正确的体位摆放可以减轻患肢的痉挛、水肿、增加舒适感。

1）床上卧位：床应放平，床头不宜过高，尽量避免半卧位，仰卧时身体与床边保持平衡，而不是斜卧。

2）定时翻身：翻身主要是躯干的旋转，它能刺激全身的反应与活动，是抑制痉挛和减少患侧受压最具治疗意义的活动。患侧卧位是所有体位中最重要的体位，应给予正确引导（如指导患者肩关节向前伸展并外旋，肘关节伸展，前臂旋前，手掌向上放在最高处，患腿伸展、膝关节轻度屈曲等）；仰卧位因为受颈牵张性反射和迷路反射的影响，异常反射活动增强，应尽可能少用。不同的体位均应备数个不同大小和形状的软枕以支持。

3）避免不舒适体位：避免被褥过重或太紧，如患手应张开，手中不应放任何东西，以避免让手处于抗重力的体位，也不应在足部放置坚硬的物体以试图避免足屈畸形，硬物压在足底部可增加不必要的伸肌模式的反射活动。

4）鼓励患者尽早坐起来：坐位时其上肢始终放置于前面桌子上，可在臂下垫一软枕以帮助上举；坐轮椅活动时，应在轮椅上放一桌板，保证手不悬垂在一边。

（3）指导选择性运动：选择性运动有助于缓解痉挛和改善已形成的异常运动模式，教会患者正常的运动方法。

1）十指交叉握手的自我辅助运动（Bobath 握手）：可教会患者如何放松上肢和肩胛的痉挛，并保持关节的被动上举，可避免手的僵硬收缩，同时也使躯干活动受到刺激，对称性运动和负重得到改善。应鼓励患者每日多次练习，即使静脉输液，也应小心地继续上举其患肢，以充分保持肩关节无痛范围的活动。

2）桥式运动（选择性伸髋）：训练用患腿负重，仰卧时抬高和放下臀部，为患者行走做准备，还可以防止患者在行走中的膝关节锁住（膝过伸位）。

3）垫上活动：垫上活动可通过运动肢体近端而减轻远端痉挛，在偏瘫患者治疗过程中起着重要作用。垫上活动包括坐在垫上、侧坐、直腿坐、翻身、俯卧、俯跪、单跪及单腿跪站立等活动。患者可在垫上自由活动，而不必担心跌倒。垫上活动应针对患者的康复过程的难点有选择性、有针对性进行锻炼，并做到循序渐进。

（陈晓霞）

第二节　病情观察与护理评估

一、概述

神经外科疾病病情复杂、变化快，护士在面对神经外科急重症患者时，是否能够及时、准确的发现病情变化并采取有效的治疗和护理措施，直接关系到患者抢救的成败。为使神经外科护理工作能够适应医学的发展和社会的需要，能够积极有效的配合医生进行救治，从而增加急重症患者抢救的成功率。

二、护理评估

护理评估是护理程序的第一步，目的是对患者的健康状况进行全面的收集、核实和记录，掌握患者的疾病状况和健康问题。护士必须通过护理评估，才能正确地对患者进行恰当的护理干预。

对神经系统的护理评估应包括意识水平、病情定位和认知、瞳孔标志、运动功能及生命体征等。评估和护理的频率应因人而异，及时观察神经系统的变化进行评估和记录，并与医生及时沟通研究。

（一）体温

1. 体温过高　脑损伤可引起中枢性高热，持续高热会使脑水肿加重。临床应用冬眠亚低温疗法进行脑保护，使用冬眠药物 30min 后应用物理降温，每 1h 下降 1℃为宜，温度每降 1℃，耗氧与血流量均降低 6.7%，以利脑功能的保护。

2. 体温过低　颅脑手术术后患者体温过低是由于全麻药物能不同程度地抑制体温调节中枢，降低了体温的应激能力而不能及时调节；术中应用肌松药也阻滞了肌肉收缩使机体产热下降；肢端体温明显低于正常值是周围循环血容量不足的主要指征；也常见于休克及全身衰竭的患者。

（二）心电监测

对患者进行持续心电监护，清楚地显示心电波形及节律，能较完整地反映心脏状态。严重脑损伤患者的心电图改变包括窦性心动过速、窦性心律不齐、传导阻滞、心室复极异常及 ST－T 段改变等；中枢性高热、贫血、乏氧、感染、甲状腺功能亢进、疼痛、患者躁动不安、情绪激动等均可引起心率过快；颅内压增高、水电解质及酸碱失衡等是颅脑损伤并发窦性缓慢心律的主要原因。

（三）血压

是反映血流动力学状态的最主要的指标，影响血压的因素很多，诸如心率、外周循环阻力、每搏输出量、循环血量及动脉管壁的弹性等。脑损伤的患者血压过高，提示颅内出血增多，颅内压增高；血压过低，使脑有效血容量不足，可使脑细胞缺血、缺氧、坏死，加重脑水肿。

（四）呼吸和血氧饱和度

神经系统疾病呼吸功能障碍的原因有呼吸中枢的损伤、神经源性肺水肿及肺部感染等，常常几种原因同时存在，结局是低氧血症。持续低氧血症加重脑损害，进而形成恶性循环。脑水肿或颅内出血影响呼吸中枢，呼吸变慢表示颅内压升高。呼吸不规则出现潮式呼吸或呼吸停止，提示已发生脑疝或病变影响脑干。

血氧饱和度是指血液中氧气的最大溶解度，是判断低氧血症的主要手段之一。血氧饱和度的监测可以动态的观察机体状况，早期及时发现病情变化，对预防并发症起到了重要的作用。对神经外科急重症患者的呼吸道管理，首先应保持其呼吸道通畅，吸氧使血氧饱和度保持在 95% 以上。

三、临床观察

1. 神经系统　通过对脑神经、运动系统和感觉系统的观察，可以概括的了解患者的病情变化。

2. 意识　格拉斯哥昏迷评分（GCS）是常用的评价意识改变的方法。

3. 瞳孔　瞳孔的调节、对光反应灵敏度与动眼神经有关。瞳孔的观察在神经外科有着特殊的定位意义。神经外科患者，特别是急重症患者，必须严密观察瞳孔变化，并掌握其临床意义，为诊断、治疗、预后提供可靠的依据。除了以上的基本原则，护士还应考虑到患者其他的病情变化。

（陈晓霞）

第三节　神经系统疾病的监护护理

一、护理评估

评估监测患者的意识状态，瞳孔、生命体征及监护指标的变化；评估患者有无缺氧表现及气道阻塞情况；评估肌力、感觉、反射及头痛呕吐的情况；评估有无颅压高的诱发因素；评估患者脑疝的前驱症状。

二、颅内压的监护

无论是什么原因造成的脑损伤都有不同程度的脑水肿，水肿大多在发病 24～96h 出现，3～6d 为高峰，这一时间段特别需要护理者保持高度的警惕性，加强颅内压的监测。

颅内压监护：脑室内压及硬膜下压和硬膜外压监测。颅内压应保持在 2kPa（15mmHg）以下。颅内压在 20mmHg 以上为颅压高。

脑内微透析监测：患者出现高颅内压及低脑灌流压，监测脑内生化物质的变化能准确显示脑部缺血的情况。脑内生化物质会有乳酸盐/丙酮酸盐比值增高；甘油水平增高；或谷氨酸盐水平增高等变化。

腰椎穿刺测压：腰椎穿刺测定脑脊液压力是最传统、简单的间接了解颅内压方法。正常成人侧卧位颅内压为 80～180mmH$_2$O。

三、意识障碍的观察

（一）临床观察

护士在不同的时间段通过对患者的呼唤、拍打、指压眶上神经出口处，观察患者应答情况，有无面部表情、肢体活动或翻身动作；以及瞳孔对光反应、角膜反射、吞咽和咳嗽反射等方面的检查来判定。早期颅内压增高：患者意识表现为烦躁、头痛、伴剧烈呕吐等。颅内压达高峰期时：患者意识逐渐出现迟钝，进一步发展则出现嗜睡、朦胧甚至昏迷。颅内压增高到衰竭期：患者意识处于深昏迷状态，一切反应和生理反射均消失。

临床上用嗜睡、昏睡、昏迷等名称来描述意识障碍的程度。

嗜睡患者表现为持续睡眠状态，但能被叫醒，醒后能勉强配合检查及回答简单问题，停止刺激后即又入睡。

昏睡患者处于沉睡状态，但对语言的反应能力尚未完全丧失，高声呼唤可唤醒，并能做含糊、简单而不完全的答话，停止刺激后又复沉睡。对疼痛刺激有痛苦表情和躲避反应。

浅昏迷意识丧失，仍有较少的无意识自发动作。对周围事物及声、光等刺激全无反应，但对强烈刺激如疼痛有反应。吞咽、咳嗽、角膜反射以及瞳孔对光反射仍然存在。生命体征无明显改变。

中昏迷对各种刺激均无反应，自发动作很少。对强度刺激的防御反射、角膜和瞳孔对光反射均减弱，生命体征已有改变，大小便潴留或失禁。

深昏迷全身肌肉松弛，处于完全不动的姿势。对外界任何刺激全无反应，各种反射消失，生命体征已有明显改变，呼吸不规则，血压或有下降。大小便多失禁。

（二）定性定量评定

格拉斯哥意识障碍量表（Glasgow）客观表述患者的意识状态。此量表有三部分即：睁眼动作、运动反应和语言反应所得到的分数总和，作为判断患者意识障碍的程度。病情越重得分越低。正常者总分为 15 分，7 分以下昏迷，3 分以下提示脑死亡或预后不良。意识障碍是颅内压增高患者最常见的症状。颅内压增高造成脑组织严重缺氧，将导致脑的生理功能障碍，进而出现意识障碍。

（三）特殊意识类型

1. 去皮质综合征　睡眠和觉醒周期存在的一种意识障碍。患者能无意识地睁眼、闭眼和转动眼球，但眼球不能随光线或物品转动，貌似清醒但对外界刺激无反应。光反射、角膜反射，甚至咀嚼动作、吞咽、防御反射均存在，可有吸吮、强握等原始反射，但无自发动作。大小便失禁。

2. 无动性缄默症　又称睁眼昏迷，为脑干上部和丘脑的网状激活系统受损，而大脑半球及其传出通路无病变。患者能注视周围环境及人物，貌似清醒，但不能活动或言语，二便失禁。肌张力减低，无锥体束征。强烈刺激不能改变其意识状态，存在睡眠 – 觉醒周期。

3. 闭锁综合征　又称去传出状态，病变位于脑桥腹侧基底部，损及皮质脊髓束及皮质脑干束引起。患者呈失运动状态，眼球不能向两侧转动，不能张口，四肢瘫痪，不能言语，但意识清醒，能以瞬目和眼球垂直运动示意与周围建立联系。

4. 持久性植物状态　大片脑损害后仅保存间脑和脑干功能的意识障碍称之为植物状态。患者保存完整的睡眠觉醒周期和心肺功能，对刺激有原始清醒，但无内在的思想活动。

四、瞳孔的动态变化

瞳孔的改变是护理者观察颅内压增高的重点项目之一。最重要的是早期发现因小脑幕切迹疝所致的一侧瞳孔进行性散大和光反应消失。

瞳孔大小瞳孔的收缩和散大是由动眼神经的副交感纤维和颈上交感神经节发出的交感纤维调节的。普通光线下瞳孔正常直径为 3 ~4mm，小于 2mm 为瞳孔缩小，大于 5mm 为瞳孔散大。

1. 瞳孔监护　护理者将患者一侧瞳孔盖住，将手电光源从患者的另一侧迅速移向瞳孔并立即移开瞳孔，再观察两侧瞳孔的大小是否等大等圆，光源强度要一致，同时观察瞳孔对光反应。注意在暗环境下进行，照射时间不要过长，防止由于长时间光照反射造成瞳孔反应迟钝而掩盖病情。移去光线 5 秒后再检查另一侧瞳孔。如果用光线照射另一只眼，观察另一侧瞳孔的反应称为间接对光反应。

2. 异常瞳孔

（1）瞳孔散大：一侧瞳孔散大见于脑底动脉瘤。幕上一侧半球出血、脑肿瘤等颅内压增高所致的天幕疝压迫动眼神经时也可出现单侧瞳孔散大。脑膜炎、颅底外伤或糖尿病等也可出现一侧瞳孔散大。双侧瞳孔散大主要由副交感神经损伤引起，脑干损伤严重，造成脑缺氧 – 脑疝时，则双侧瞳孔散大，光反应消失。还可见于颠茄类药物中毒、癫痫大发作后或深昏迷时。

（2）瞳孔缩小：双侧瞳孔缩小主要为交感神经损害所致，见于镇静安眠药、氯丙嗪和有机磷中毒时，瞳孔针尖样缩小见于吗啡类药物中毒或脑桥病变时，一侧瞳孔缩小，若伴有同侧眼裂变小、眼球内陷和面部少汗则为 Horner 综合征。

小脑幕切迹疝即颞叶沟回疝早期动眼神经内副交感神经受刺激致患侧瞳孔缩小，但持续时间较短。随后，因副交感神经麻痹，致患侧瞳孔扩大，对光反射消失。

（3）对光反射：光反射通路上任何一处损害均引起光反射丧失和瞳孔散大，但中枢性失明，光反射不丧失，瞳孔也不散大。

五、生命体征的监测

颅内压增高的早期通过机体的自身代偿，生命体征无明显变化。当压力增高到 4.7kPa 以上时，导致脑血流量减少至正常的 1/2 时造成脑组织严重缺血缺氧，为了维持脑血流量，机体通过自主神经系统的反射作用，使全身周围血管收缩，血压升高，心搏出量增加，以提高血氧饱和度，临床上患者表现为血压进行性升高，伴有心率减慢和呼吸减慢，这是颅内压增高的危险信号，说明颅内压代偿已濒于衰竭。

当颅内压力升高到一定程度和超出了脑组织的代偿功能时，延髓生命中枢功能将趋向衰竭，而出现血压下降，脉搏快而弱和潮式呼吸，并可发生自主呼吸骤停。护理者应立即与医师联系，迅速停止降压处理。护士密切观察生命体征的动态变化，并准确记录，以了解和掌握病情的发展，同时做好各项抢救准备工作，如气管插管和人工呼吸等。

六、监护措施

（一）确保监护系统正常运转

密切观察颅内压监护仪的变化，做好记录。保持导管通畅和固定，防止移位、打折或脱落，确保监护系统正常运转。观察伤口有无感染与渗出并及时更换敷料，更换导管时要严格遵守无菌操作规程，拔管时检查传感器的完整性。

（二）保证呼吸道通畅，给予足够的氧气供给

通气不畅、神经性肺水肿等导致患者出现缺氧的表现如：烦躁不安、呼吸费力、脉搏加快。护士可通过观察患者的口唇、甲床及动脉血气的变化分析给予提示。应及时采取措施，保持呼吸道的通畅，如清除口腔鼻、咽部分泌物，给予足够的氧气，定时翻身，叩背，取出异物和假牙。调整体位，防止舌后坠和误吸。建立人工气道，可使用口咽通气道、气管插管、机械通气。

（三）排除颅内压升高的因素

患者烦躁不安，剧烈咳嗽，用力排便，尿潴留都能引起颅内压升高，患者的卧位，头部位置及转动体位不当对颅内压有一定的影响，应积极采取相应护理措施。有些医源性原因，如吸痰、翻身和中心静脉插管，均可使颅内压增高，应谨慎操作。

（四）卧位与休息

危重患者要绝对卧床休息，头部的位置和体位的变动，对颅内压有一定的影响，特别是颅内压升高的早、中期卧位时头部抬高20°~30°，有利于颅内静脉回流，减轻脑水肿使颅内压降低。颈部的过度旋转，头颈的屈伸，都可使颅内压增高。避免过多搬动，如果必须要进行搬运时，需有一人托其头部及肩部，保持头部固定平稳，不能颠簸、震动。如患者有呕吐，要让患者侧卧或头偏向一侧，清除口腔中分泌物。

（五）环境与操作

病室保持安静，减少探视，做好家属及患者的解释工作，稳定情绪，室内不宜过热或过冷，光线适宜。操作时动作宜轻柔，定时更换床单、保持床单清洁平整，预防压疮的发生等。需要搬动患者的操作中，应注意避免头颈的扭曲，使其始终与躯干的转动一致，防止颅内压增高。

（六）脱水药物观察

脱水药物是治疗脑水肿和降低颅内压的主要方法之一。由于甘露醇有较强的脱水作用，因此临床上常将甘露醇作为控制脑水肿、抢救脑疝、改善脑水肿与脑缺氧之间的恶性循环的关键措施。大剂量的应用甘露醇可使肾血管和肾小管的细胞膜通透性改变，造成肾组织水肿、肾缺血，肾小管坏死。

（1）准确应用药物：20%甘露醇溶液每次按0.25~1g/kg体重，输入速度按病情而定，一般于15~30min内滴注完毕，紧急时可静脉推注。用药20~30min后颅内压开始下降，1~1.5h作用最强，持续5~8h。

（2）防止医源性损伤：加强重点人群观察，对有心血管疾病的患者，特别是有心力衰竭时，输入速度不可太快，防止血容量增加而引起心力衰竭。注意观察脉搏、血压和呼吸的改变。对于老年人，每日用量不宜超过150g，用药时间一般不超过7d，同时严密观察肾功能情况，避免与肾毒性药物的联合使用。脑水肿伴有低蛋白血症时，要先输入白蛋白或血浆纠正低蛋白情况。再酌情使用甘露醇。

（3）效果观察：正常情况下排出1g甘露醇可带出6g水，故反复使用甘露醇时，要严格记录液体出入量，注意尿液的量和颜色。用药前注意检查药液，低温时要注意药液保温，如有结晶必须加热融化后摇匀使用。防止反跳现象，脱水药在血液中的存储是暂时性的，其中大部分从肾脏排出，当血中浓度继续降低，即出现相反的渗透压差，水分又向脑组织中转移，颅内压即回升，当超过用药前的压力水平时，即出现反跳现象。

（七）心理护理

患神经系统疾的患者往往要经历否认、气愤、消沉、接受这一心理过程。当患者不能面对现实做出自我评估时，易将心理不平衡的愤怒情绪转嫁给护理者。当患者产生恐惧感时表现为主动找护理者诉说且过分期盼外来的支持；在患者进入接受现实阶段后，就会积极地了解患病程度、预后和有关疾病知识，同时寻求治疗方案。通常家属希望从医护人员那里得到有关患者安全和舒适的信息以减轻自己的焦虑。护士帮助患者和家属树立希望和信心就十分重要。由于患者的希望不是静态的，而是一种动态过程，因此护理者应采取干预措施有效地促进患者的希望早日实现。

深入病房多巡视、勤问候，认真倾听患者的主诉。加强交流，进行鼓励，举典型事例说服。采取放松的方法消除压力而不要逼迫患者接受现实。按患者的叙述和想法提供所需要的准确信息。让患者了解并遵守治疗方案。帮助患者全面考虑，选择与预期目标相符的治疗方法。寻求支持者，走访能帮助患者的人如患者的家人和朋友；使患者在整个病程中得到愉悦的心理支持。促使患者朝着目标不懈努力，鼓励参与自我护理，发挥最大残存能力。护理者要注意语言态度，加强自身知识水平。采取适时的健康教育方法，让患者掌握有关病情的知识信息。

总之，在患者树立希望的过程中，护理者应相应地提供护理和干预。树立希望是护理者帮助患者蓄积能量，指导患者树立信心，合理分配精神能量的过程。

（刘　超）

第四节　脑梗死

脑梗死是指脑部血液供应障碍，缺血、缺氧引起的脑组织坏死软化，又称缺血性脑卒中，包括脑血栓形成、脑栓塞和腔隙性脑梗死等。此病好发于 60 岁以上的老年人，在两性别间无明显差异。脑梗死发病率为 110/10 万，占全部脑卒中的 60% ~ 80%。其基本病因为动脉粥样硬化，并在此基础上发生血栓形成，导致血液供应区域和邻近区域的脑组织血供障碍，引起局部脑组织软化、坏死；其次为血液成分改变和血流动力学改变等。本病常在安静或睡眠中起病，突然出现偏瘫、感觉障碍、失语、吞咽障碍和意识障碍等。其预后与梗死的部位、疾病轻重程度以及救治情况有关。病情轻、救治及时，能尽早获得充分的侧支循环，则患者可以基本治愈，不留后遗症；重症患者，因受损部位累及重要的中枢，侧支循环不能及时建立，则常常留有失语、偏瘫等后遗症；更为严重者，常可危及生命。

一、护理评估

1. 询问患者的起病情况

（1）了解起病时间和起病形式：询问患者是什么时候发病的，当时是否在休息中或睡眠状态下。脑梗死患者常在安静状态或睡眠中起病，急起的一侧肢体无力或瘫痪，症状和体征常在数分钟至数小时，或 1~2d 内达到高峰。

（2）询问患者有无明显的头昏、头痛等前驱症状。

（3）询问患者有无眩晕、恶心、呕吐等伴随症状，如有呕吐，了解是使劲呕出还是难以控制地喷出。

2. 观察神志、瞳孔和生命体征情况

（1）观察神志是否清楚，有无意识障碍及其类型：动脉硬化性脑梗死的患者一般意识清楚；起病时立即出现意识不清，常提示椎 - 基底动脉系统脑梗死；起病后不久逐渐出现意识障碍常提示大脑半球较大区域梗死，随着脑水肿的消退，患者意识可逐渐好转。

（2）观察瞳孔大小及对光反射是否正常：大面积脑梗死的患者因严重脑水肿致中线移位、脑干受压而出现颅内压增高，可发生脑疝致瞳孔散大，对光反射迟钝或消失。

（3）观察生命体征有无异常：起病初始体温、脉搏、呼吸一般正常，病变范围较大或脑干受累时可见呼吸不规则等。

3. 评估有无神经功能受损

（1）观察有无精神、情感障碍：额叶前部及颞叶梗死可有精神、情感异常，表现为记忆力、注意力下降，表情淡漠，反应迟钝，思维和综合能力下降，或人格改变，或有欣快或易激怒。

（2）询问患者双眼能否看清眼前的物品，了解有无眼球运动受限、眼球震颤及眼睑闭合不全，视野有无缺损。椎－基底动脉系统脑梗死时，患者常由于大脑后部、小脑、脑干和前庭系统的缺血、缺氧出现眼球震颤、视野缺损等表现。

（3）有无口角歪斜或鼻唇沟变浅，检查伸舌是否居中：大脑中动脉闭塞常可导致中枢性面神经麻痹和中枢性舌下神经麻痹，表现为病灶对侧面下部的瘫痪（鼻唇沟平坦和口角下垂）及伸舌时舌尖偏向病灶对侧。

（4）有无言语障碍、饮水反呛等：病变发生于优势半球时，可能出现运动性和（或）感觉性失语；基底动脉闭塞可导致Ⅸ、Ⅹ、Ⅺ、Ⅻ脑神经的损害而出现延髓性麻痹（构音障碍、吞咽困难等）症状。

（5）检查患者四肢肌力、肌张力情况，了解有无肢体活动障碍、步态不稳及肌萎缩。大脑中动脉闭塞，会出现对侧偏瘫；椎－基底动脉系统脑梗死可出现共济失调、交叉瘫、四肢瘫；双侧大脑前动脉闭塞时可出现双侧下肢脑性瘫痪；大脑后动脉闭塞可出现皮质盲。

（6）检查有无感觉障碍：小脑下后动脉梗死时可表现为面部痛温觉障碍（三叉神经脊束核受损）和对侧半身痛温觉障碍（脊髓丘脑束受损）；大脑中动脉闭塞或大脑后动脉梗死累及丘脑和上部脑干，可出现丘脑综合征，表现为对侧偏身感觉障碍，如感觉异常、感觉过度、丘脑痛等。

（7）有无大小便障碍：除大面积脑梗死等重症病例因意识障碍可出现大小便失禁外，大脑前动脉闭塞所致额叶内侧缺血时，因旁中央小叶受累而出现排尿不易控制。

4. 了解既往史和用药情况

（1）询问患者的年龄、性别、身体状况，了解既往有无脑动脉硬化、原发性高血压、高脂血症及糖尿病病史。临床上脑梗死患者多有高血压、动脉硬化、糖尿病或心脏病病史。

（2）询问患者有无 TIA 发作史及其频率与发作形式，是否进行过正规、系统治疗，是否按医嘱正确服用降压、降糖、降脂及抗凝药物，目前用药情况怎样等。

5. 了解生活方式和饮食习惯

（1）询问患者的饮食习惯，有无偏食、嗜食爱好，是否喜食腊味、肥肉、动物内脏等，是否长期摄入高盐、高胆固醇饮食，是否缺乏体育锻炼。高盐饮食可致水钠潴留，加重高血压；长期高动物脂肪、高胆固醇饮食可使饮食中的脂质沉着在血管壁上，致血管发生动脉粥样硬化。

（2）询问患者有无烟酒嗜好及家族中有无类似疾病史或有卒中、原发性高血压病史。

6. 了解患者心理－社会状况　脑梗死常在几小时或几天内出现肢体瘫痪或不能讲话，而且恢复时间较长，见效不快，还可能留有后遗症，患者和家属很难接受，加之长期的康复治疗会给家庭生活和工作带来影响，精神和经济负担加重。应评估患者及家属对患者的关心程度和对疾病治疗的支持情况。

7. 了解实验室检查情况

（1）血常规及生化检查：白细胞计数和分类大致正常，如果明显增高提示并发感染。在急性期，常常出现高血糖现象，尿常规检查亦可发现尿糖。

（2）腰椎穿刺检查：脑脊液透明无色，一般压力不高。少数患者由于大范围脑梗死伴明显脑水肿时压力可超过 $200mmH_2O$。

（3）影像学检查：脑梗死的 CT 特征为阻塞血管供应区出现低密度影，此改变一般在24～48h 后逐渐出现，但病灶较小或梗死灶位于小脑或脑干，则 CT 检查可不明显或检查不出来；头部 MRI 检查时，病灶呈长 T_1、长 T_2 异常信号。

（4）经颅多普勒检查：TCD 可以探测到有无大血管的闭塞及血管弹性的改变。

二、治疗原则

（1）急性期维持呼吸、血压、血容量及心肺功能稳定，积极抗脑水肿，阻止脑疝形成，防止并发症，进行缺血脑保护和周边复流等。对临床表现为进展型脑梗死的患者可选择应用抗凝治疗，但出血性脑梗死和有高血压者禁用。在脑梗死的极早期，脑水肿出现之前（一般在起病后3h内），一般以发病后24h内可应用血管扩张药物。

（2）脑梗死恢复期，发病后3周以上，脑水肿完全消退之后。及时而适当地扩张脑血管可以促进侧支循环达到改善脑部血液供应的目的。如血压过高（＞200/120mmHg），可酌情给予降压药，但应防止降压过速过低，以免影响脑血流量。高压氧治疗可以提高血氧含量，促进侧支循环形成，增加病变部位脑血液供应，促进神经组织再生和神经功能恢复。水肿高潮过后就应开展康复治疗。为防止关节畸形或肌肉挛缩应加强理疗、针灸、按摩、中药等综合治疗，重视语言与肢体功能的康复训练，促进神经功能康复。如果脑梗死患者合并心力衰竭、糖尿病时，应及时控制症状、积极治疗原发病，预防复发。

三、护理措施

1. 一般护理　急性期不宜抬高患者床头，宜取头低位或放平床头，以改善头部的血液供应；恢复期枕头也不宜太高，患者可自由采取舒适的主动体位；应注意患者肢体位置的正确摆放，指导和协助家属被动运动和按摩患侧肢体，鼓励和指导患者主动进行有计划的肢体功能锻炼，如指导和督促患者进行Bobath握手和桥式运动，做到运动适度，方法得当，防止运动量过度而造成肌腱牵拉伤。

2. 饮食护理　饮食以低脂、低胆固醇、低盐（高血压者）、适量糖类、丰富维生素为原则。少食肥肉、猪油、奶油、蛋黄、带鱼、动物内脏及糖果甜食等；多吃瘦肉、鱼虾、豆制品、新鲜蔬菜、水果和含碘食物，提倡食用植物油。戒烟酒。

3. 症状护理

（1）对有意识障碍和躁动不安的患者，床铺应加护栏，以防坠床，必要时使用约束带加以约束；昏迷患者应酌情选择适当的漱口液做好口腔护理，保持口腔清洁。

（2）有吞咽困难的患者，鼓励能吞咽的患者进食，选择软饭、半流质或糊状、胨状的黏稠食物，避免粗糙、干硬、辛辣等刺激性食物；药物宜压碎，以利吞咽；不能使用吸水管饮水，以减轻或避免饮水呛咳；少食多餐，给患者充足的进餐时间；进食时宜取坐位或半坐位，从健侧缓慢喂入，把握好一口的量，教会患者空吞咽训练和咳嗽训练；出现呛咳时，立即扶托患者弯腰低头，使下颚靠近胸前，在患者肩胛骨之间快速连续拍击迫使食物残渣咳出，或站在患者背后，将手臂绕过胸廓下双手指交叉，对横膈施加一个向上猛拉的力量，由此产生一股气流经过会厌，使阻塞物呛出。不能进食的患者给予营养支持，必要时鼻饲流质饮食，鼻饲后保持体位0.5～1h后方可进行翻身操作及经口喂水、摄食等早期康复训练。并做好留置胃管的相关护理。

（3）对步行困难、步态不稳等运动障碍的患者，应注意其活动时的安全保护，地面保持干燥、平整，并注意清除周围环境中的障碍物，以防跌倒；走道和卫生间等患者活动的场所均应设置扶手；患者如厕、沐浴、外出时需有人陪护。

（4）卧床患者协助完成生活护理，保持床单位整洁和皮肤清洁，预防压疮的发生。大小便失禁的患者，应用温水擦洗臀部、肛周和会阴部皮肤，更换干净衣服和被褥，必要时撒肤疾散类粉剂或涂油膏以保护局部皮肤黏膜，防止出现湿疹和破损；对尿失禁的男患者可考虑使用体外导尿，如用接尿套连接引流袋。

4. 预防并发症护理

（1）预防肺部感染的护理：急性脑梗死大多数发生在老年人，由于年老体弱，大多有呼吸道功能减弱，尤其是昏迷患者咳嗽及吞咽反射减弱或消失，呼吸道分泌物增多，口腔分泌物滞留，肺部易发生感染。对神志清醒者在病情许可时取半坐卧位，鼓励他们尽量把痰咳出。对昏迷患者，应将其头偏向一侧，及时吸痰，防止痰液、呕吐物阻塞呼吸道引起窒息或坠积性肺炎。定时协助患者翻身和叩背，帮助痰液的排除。若患者咳嗽反射弱，则在其吸气终末，护士可用一手指稍用力按压其环状软骨下缘与胸骨交界处，刺激其咳嗽；痰液黏稠时，给雾化吸入。注意保持呼吸道通畅，吸痰时所用的吸痰管及无菌液要保持无菌，动作应轻柔，无创，敏捷，每次吸痰过程时间应＜15s，对于气管插管或行气管切开为防止套管堵塞，应及时吸痰，并保持气道湿化。

（2）预防泌尿系感染的护理：对于尿潴留或尿失禁的患者行留置导尿管，留置尿管期间，每日更换引流袋1次，接头处要避免反复打开，以免造成逆行感染，每4h松开开关定时排尿，促进膀胱功能恢复，并用0.1%聚维酮碘棉球擦洗会阴。注意观察尿量、颜色、性质是否有改变，发现异常及时报告医生处理。按时留尿送检，警惕泌尿系感染。

（3）预防便秘的护理：让患者养成定时排便的习惯，训练在床上排便，要为患者营造一个排便的环境，注意用屏风遮挡，并教会患者如何用力。平时还要教会患者按结肠蠕动的方向按摩下腹部，以促进肠蠕动。饮食方面注意多食含纤维素多的食物，如蔬菜、水果等。对于极少数便秘者及时给予口服缓泻药，必要时灌肠。

（4）预防压疮发生的护理：加强皮肤护理，防止压疮发生。保持床铺清洁、干燥、平整、无渣屑；每1~2h为患者翻身1次，必要时使用气垫床、气圈。对昏迷、病情危重及肥胖不宜翻身的患者，身体受压部位可放置水囊，水囊中水的流动能对受压部位起到按摩、促进血液循环并减轻局部压力作用。温水擦洗身体，保持皮肤干净，同时也促进血液循环。

（5）加强肢体和语言的功能锻炼：目标是最终使患者恢复行走和语言清晰，把残疾减轻到最低限度。康复应及早进行，越早肢体功能恢复越好。当患者生命征稳定、神志清醒、神经系统症状不再恶化48h后，就应着手进行康复。首先对患者进行肌力的评估，然后和家属一起制订锻炼计划。具体做法是：语言障碍者听录音，从简单发音、单词、短语开始，反复训练到说绕口令，促进语言功能的恢复。预防肢体功能障碍的发生：1次/4小时做肢体被动运动和按摩，20分钟/次，帮助患者做关节伸展、内旋、外展等活动，防止肌肉萎缩和关节挛缩，并将肢体保持在功能位。然后练习翻身，促进肌力恢复，随着患者病情好转，能坐稳后要及时进行站立的行走锻炼，指导患者站立平衡训练。

5. 用药护理　告知药物的作用与用法，指导患者遵医嘱正确用药，注意观察药物的疗效与不良反应，发现异常情况，及时报告医生处理。

（1）使用溶栓药物进行早期溶栓治疗需经CT扫描证实无出血灶，患者无出血。溶栓治疗的时间窗为症状发生后3h或3~6h。使用低分子肝素、巴曲酶、降纤酶、尿激酶等药物治疗时可发生变态反应及出血倾向，用药前应按药物要求做好皮肤过敏试验，检测患者出凝血时间、凝血酶原时间，使用过程中应定期查血常规和注意观察有无出血倾向，观察有无皮疹、皮下瘀斑、黑便、牙龈出血或女患者经期延长等。如果患者出现严重的头痛、急性血压升高、恶心或呕吐，应考虑是否并发颅内出血，立即停药并及时报告医生处理。

（2）使用扩血管药尤其是尼莫地平等钙通道阻滞剂时，需缓慢静脉滴注，6~8滴/分，100mL液体通常需4~6h滴完。如输液速度过快，极易引起面部潮红、头昏、头痛及血压下降等不良反应。前列腺素E滴速为10~20滴/分，必要时加利多卡因0.1g同时静脉滴注，可以减轻前列腺素E对血管的刺激，如滴注速度过快，则可导致患者头痛，穿刺局部疼痛，皮肤发红，甚至发生条索状静脉炎。葛根素连续使用时间不宜过长，以7~10d为宜。发现异常立即报告医生并配合处理。

（3）使用甘露醇脱水降颅压时，需快速静脉滴注，15~20min滴完，必要时还需加压快速滴注。滴注前需确定针头在血管内，因为该药漏在皮下，可引起局部组织坏死。甘露醇的连续使用时间不宜过长，因为长期使用可致肾功能损害和低血钾。故应遵医嘱定期检查肾功能和电解质。

（4）低分子右旋糖酐可出现超敏反应，使用过程中应注意观察患者有无发热、皮疹、恶心、苍白、血压下降和意识障碍等不良反应，发现异常及时通知医生并积极配合抢救。

6. 心理护理　疾病早期，患者常因突然出现瘫痪、失语等产生焦虑、情感脆弱、易怒等情感障碍；疾病后期，则因遗留症状或生活自理能力降低而形成悲观忧郁、痛苦、绝望等不良心理。而这些不良心理阻碍了患者的有效康复，从而严重影响患者的生活质量。应针对患者不同时期的心理反应予以心理疏导和心理支持，关心患者的生活，尊重他（她）们的人格，耐心告知病情、治疗方法及预后，鼓励患者克服焦虑或忧郁心理，稳定情绪，保持乐观心态，积极配合治疗，争取达到最佳康复水平。

四、健康教育

1. 疾病知识和康复指导　应指导患者和家属了解本病的基本病因、主要危险因素和危害，告知本病的早期症状和就诊时机，掌握本病的康复治疗知识与自我护理方法，帮助分析和消除不利于疾病康复的因素，落实康复计划。偏瘫康复和语言康复都需要较长时间，致残率较高，而且容易复发。应鼓励患者树立信心，克服急于求成心理，应循序渐进、持之以恒。康复过程中应经常和康复治疗师联系，以便及时调整训练方案。家属应关心体贴患者，给予精神支持和生活照顾。

2. 合理饮食　指导进食高蛋白、低盐、低脂、低热量的清淡饮食，改变不良饮食习惯，多吃新鲜蔬菜、水果、谷类、鱼类和豆类，使能量的摄入和需要达到平衡。克服不良嗜好，戒烟、限酒。

3. 日常生活指导

（1）改变不良生活习惯，适当运动（如慢跑、散步等，每天 30min 以上），合理休息和娱乐，多参加朋友聚会和一些有益的社会活动，日常生活不要依赖家人，尽量做力所能及的家务等。

（2）患者起床、起坐或低头系鞋带等体位变换时动作宜缓慢，转头不宜过猛过急，洗澡时间不宜过长，平日外出时有人陪伴，防止跌倒。

（3）气候变化时注意保暖，防止感冒。

4. 预防复发　遵医嘱正确服用药物；原发性高血压患者服用降压药时，要定时服药，不可擅自服用多种降压药或自行停药、换药，防止血压骤降骤升；使用降糖、降脂药物时，也需按医嘱定时服药。

5. 定期门诊检查　动态了解血压、血糖、血脂变化和心脏功能情况；预防并发症和脑卒中复发。当患者出现头晕、头痛、一侧肢体麻木无力、讲话吐词不清或进食呛咳、发热、外伤时家属应及时协助就诊。

（刘　超）

第五节　脑出血

脑出血是由高血压合并动脉硬化或其他原因造成的非外伤性脑实质内出血。占急性脑血管病的 20% ~30%。年发病率为（60~80）/10 万人口，急性期死亡率为 30%~40%，好发年龄在 50~70 岁，男性稍多见，冬春季发病较多。在脑出血中大脑半球出血占 80%，脑干和小脑出血占 20%。原发性高血压和动脉粥样硬化是脑出血最常见的病因，慢性原发性高血压患者使脑小动脉中形成微动脉瘤或夹层动脉瘤，在血压骤升时，瘤体可能破裂而引起脑出血。另外，高血压还可引起远端血管痉挛，造成远端脑组织缺氧坏死，发生点状出血和脑水肿，出血融合扩大即成大片出血。脑内动脉壁薄弱，可能是脑出血比其他内脏出血多见的一个原因。脑出血的其他病因还有动静脉畸形、动脉瘤、脑肿瘤、血液病、抗凝及溶栓治疗、淀粉样血管病等。临床主要表现为突然头痛、恶心、呕吐、偏瘫、失语、视力障碍、吞咽障碍、意识障碍、大小便失禁等，发病时有血压明显升高。脑出血预后与出血量、出血部位、病因及全身状况有关，部分患者可恢复生活自理或工作；相当一部分患者留有失语、偏瘫、智能障碍等严重后遗症；还有一部分患者可在短期内死亡。

一、护理评估

1. 询问患者的起病情况

（1）了解起病时间、方式、速度及有无正在活动，或者是在生气、大笑等情绪激动，或者是在用力大便等诱因。脑出血患者多在活动和情绪激动时起病。

（2）询问患者有无明显的头昏、头痛等前驱症状。大多数脑出血患者病前无预兆，少数患者可有头痛、头晕、肢体麻木、口齿不利等前驱症状。

（3）了解有无头痛、恶心、呕吐、打哈欠或烦躁不安等伴随症状，脑出血患者因血液刺激以及血肿压迫脑组织引起脑组织缺血、缺氧，发生脑水肿和颅内压增高，可致剧烈头痛和喷射状呕吐。

2. 观察患者的神志、瞳孔和生命体征情况

（1）观察神志是否清楚，有无意识障碍及其类型、程度：无论轻症或重症脑出血患者起病初时均可以意识清楚，随着病情加重，意识逐渐模糊，常常在数分钟或数十分钟内神志转为昏迷。观察瞳孔大小及对光反射是否正常。瞳孔的大小与对光反射是否正常，与出血量、出血部位有着密切关联，轻症脑出血患者瞳孔大小及对光反射均可正常；如出现"针尖样"瞳孔，为脑桥出血的特征性症状；双侧瞳孔散大可见于脑疝患者；双侧瞳孔缩小、凝视麻痹伴严重眩晕，意识障碍呈进行性加重，应警惕脑干和小脑出血的可能。

（2）观察生命体征的情况：重症脑出血患者呼吸深沉带有鼾声，甚至呈潮式呼吸或不规则呼吸；脉搏缓慢有力，血压升高；当脑桥出血时，丘脑下部对体温的正常调节被阻断而使体温严重上升，甚至呈持续高热状态。如脉搏增快，体温升高，血压下降，则有生命危险。

3. 观察有无神经功能受损

（1）观察有无"三偏征"：大脑基底核为最常见的出血部位，当累及内囊时，患者常出现偏瘫、偏身感觉障碍和偏盲。

（2）了解有无失语及失语类型：脑出血累及大脑优势半球时，常出现失语症。

（3）有无眼球运动及视力障碍：除了内囊出血可发生"偏盲"外，枕叶出血可引起皮质盲；丘脑出血可压迫中脑顶盖，产生双眼上视麻痹而固定向下注视；脑桥出血可表现为交叉性瘫痪，头和眼转向非出血侧，呈"凝视瘫肢"状；小脑出血可有面神经麻痹，眼球震颤、两眼向病变对侧同向凝视。

（4）检查有无肢体瘫痪及瘫痪类型：除内囊出血、丘脑出血和额叶出血引起"偏瘫"外，脑桥小量出血还可引起交叉性瘫痪，脑桥大量出血（血肿 >5mL）和脑室大出血可迅即发生四肢瘫痪和去皮质强直发作。

（5）其他：颞叶受累除了发生 Wernicke 失语外，还可引起精神症状；小脑出血则可出现眩晕、眼球震颤、共济失调、行动不稳、吞咽障碍。

4. 了解患者的既往史和用药情况

（1）询问患者既往是否有原发性高血压、动脉粥样硬化、高脂血症、血液病病史及家族脑卒中病史。

（2）询问患者曾经进行过哪些治疗，目前用药情况怎样，是否持续使用过抗凝、降压等药物，发病前数日有无自行停服或漏服降压药的情况。

5. 了解患者的生活方式和饮食习惯

（1）询问患者工作与生活情况，是否长期处于紧张忙碌状态，是否缺乏适宜的体育锻炼和休息时间。

（2）询问患者是否长期摄取高盐、高胆固醇饮食。

（3）询问患者是否有嗜烟、酗酒等不良习惯。

6. 了解实验室检查情况

（1）血常规及血液生化检查：白细胞可增高，超过 $10 \times 10^9/L$ 者占 $60\% \sim 80\%$，甚至可达（$15 \sim 20$）$\times 10^9/L$，并可出现蛋白尿、尿糖、血液尿素氮和血糖升高。

（2）脑脊液检查：压力常增高，多为血性脑脊液。应注意重症脑出血患者，如诊断明确，不宜行腰穿检查，以免诱发脑疝导致死亡。

（3）影像学检查：头部 CT 检查是临床疑诊脑出血的首选检查。发病后 CT 即可显示边界清楚的均匀高密度病灶，并可显示血肿部位、大小、形态以及是否破入脑室；MRI 表现因疾病不同时期而不一样。

（4）DSA 检查：对血压正常疑有脑血管畸形的年轻患者，可考虑行 DSA 检查，以便进一步明确病因，积极针对病因治疗，预防复发。

7. 了解患者的心理 - 精神 - 社会状况　了解患者是否因突然发生肢体残疾或瘫痪卧床，生活需要依赖他人，而可能产生的焦虑、恐惧、绝望等心理反应；患者及家属对脑血管病的病因、病程经过、防

治知识及预后的了解程度，能否接受偏瘫、失语需要照顾的现状；家庭成员组成、家庭环境及经济状况如何；家属对患者的关心支持程度等。

二、治疗原则

急性期积极防止再出血、控制脑水肿、降低颅内压，控制高血压并维持在适当水平，维持生命功能，防治感染和消化道出血等并发症。应用止血药和凝血药，必要时可通过外科手术清除血肿，挽救重症患者的生命，但应严格掌握其适应证和禁忌证；当患者生命体征平稳，疾病停止进展后，宜尽早实施康复治疗，如体疗、理疗、针灸、按摩、高压氧治疗等，以尽早恢复患者的神经功能，提高生活质量。

三、护理措施

1. 一般护理　急性期患者绝对卧床休息4周，抬高床头15°~30°，以促进脑部静脉回流，减轻脑水肿；取侧卧位或平卧头侧位，防止呕吐物反流引起误吸。脑出血急性期患者应尽量就地治疗，避免不必要的搬动，并注意保持病房安静、安全，严格限制探视，避免各种刺激，各项治疗操作应集中进行。翻身时，注意保护头部，动作宜轻柔缓慢，尽量减少头部的摆动幅度，以免加重出血，避免咳嗽和用力排便。神经系统症状稳定48~72h后，患者即可开始早期康复锻炼，但应注意不可过度用力或憋气。恢复期的康复训练不可急于求成，应循序渐进、持之以恒。

2. 饮食护理　急性期患者给予高蛋白、高维生素、高热量饮食，并限制钠盐摄入（<3g/d），有意识障碍、消化道出血的患者宜禁食24~48h，然后酌情给予清淡、易消化、无刺激、营养丰富的鼻饲流质，如牛奶、豆浆、藕粉、蒸蛋或混合匀浆等，注意温度适宜、少食多餐，4~5次/天，每次约200mL。恢复期患者应给予清淡、低盐、低脂、适量蛋白质、高维生素食物，戒烟酒、忌暴饮、暴食。

3. 症状护理

（1）对神志不清、躁动或有精神症状的患者，床应加护栏，并适当约束，防止患者自伤或他伤。

（2）注意保持呼吸道通畅：防止舌根后坠和窒息，及时清除口鼻分泌物，协助患者轻拍背部，以促进痰痂的脱落排出，但急性期应避免刺激咳嗽，必要时遵医嘱给予负压吸痰及定时雾化吸入。

（3）协助患者完成生活护理：按时翻身，保持床单干燥、整洁，保持皮肤清洁卫生，预防压疮的发生，必要时使用气垫床；如有闭眼障碍的患者，应涂四环素眼膏，并用湿纱布盖眼，保护角膜；昏迷和鼻饲患者应做好口腔护理，2次/天。有大小便失禁的患者，注意及时清理大小便，保持会阴部及肛周皮肤清洁、干燥。

（4）有吞咽障碍的患者，喂饭、喂水时宜缓慢，遇呕吐或反呛时应暂停喂食喂水，防止食物呛入气管引起窒息或吸入性肺炎，对昏迷等不能进食的患者可遵医嘱予以鼻饲流质饮食。

（5）注意保持瘫痪肢体的功能位，防止足下垂，被动运动关节和按摩患侧肢体，防止手足挛缩、变形及神经麻痹，病情稳定后应尽早开始肢体及语言功能的康复训练，以促进神经功能的早日康复。

（6）中枢性高热的患者先行物理降温，如温水擦浴、乙醇浴、冰敷等，效果不佳时可遵医嘱给予退热药，并注意监测和记录体温的情况。

（7）密切观察病情，尤其是生命体征、神志、瞳孔的变化，及早发现脑出血的先兆表现，发现异常，应立即报告医生及时抢救。使用脱水降颅内压药物时注意检测尿量与水、电解质的变化，防止低钾血症和肾功能受损。

4. 预防并发症的护理

（1）预防脑疝发生的护理：严密观察患者有无剧烈头痛、喷射性呕吐、躁动不安、血压升高、脉搏减慢、呼吸不规则、一侧瞳孔散大、意识障碍加重等脑疝的先兆表现，一旦出现，应立即报告医生，保持呼吸道通畅，迅速予吸氧，建立静脉通路，遵医嘱快速给予脱水、降颅压药物及其他抢救器械、药物。

（2）预防上消化道出血的护理：遵医嘱予合理饮食及保护胃黏膜、止血的药物；告知患者及家属上消化道出血的原因，安慰患者，消除其紧张情绪，创造安静舒适的环境，保证患者的休息。注意观察患者有无呃逆、上腹部饱胀不适，胃痛、呕血、黑便、尿量减少等症状和体征；胃管鼻饲的患者，注意回抽胃液，并观察胃液的颜色、有无黑便，如有异常及时报告医生。如果患者出现呕吐或从胃管抽出咖啡色液体，解柏油样大便，同时伴面色苍白、口唇发绀、呼吸急促、皮肤湿冷、烦躁不安、血压下降、尿少等，应考虑上消化道出血和出血性休克，要立即报告医生，并配合行止血、抗休克处理。

5. 用药护理　告知药物的作用与用法，注意观察药物的疗效与不良反应，发现异常情况，及时报告医生处理。

（1）颅高压使用 20% 甘露醇静脉滴注脱水时，要保证绝对快速输入，20% 的甘露醇 100～250mL 要在 15～30min 内滴完，注意防止药液外漏，并注意尿量与血电解质的变化，防止低血钾和肾功能受损的发生。患者每日补液量可按尿量加 500mL 计算，在 1 500～2 000mL 以内，如有高热、多汗、呕吐或腹泻者，可适当增加入液量。每日补钠 50～70mmol/L，补钾 40～50mmol/L。防止低钠血症，以免加重脑水肿。

（2）严格遵医嘱服用降压药，不可骤停和自行更换，亦不宜同时服用多种降压药，避免血压骤降或过低致脑供血不足。应根据患者的年龄、基础血压、病后血压等情况来判定最适血压水平，缓慢降压，不宜使用强降压药。

（3）用地塞米松消除脑水肿时，因其易诱发上消化道应激性溃疡，应观察有无呃逆、上腹部饱胀不适、胃痛、呕血、便血等，注意胃内容物或呕吐物的性状，以及有无黑便的发生；鼻饲流质的患者，注意观察胃液的颜色是否为咖啡色或血性，必要时可做隐血试验检查，如发现异常及时通知医生处理。

（4）躁动不安的患者可根据病情给予小量镇静止痛药；患者有抽搐发作时，可用地西泮静脉缓慢注射，或苯妥英钠口服，并密切观察用药后的反应。

6. 心理护理　主动关心患者与家属，耐心介绍病情及预后，消除其紧张焦虑、悲观、忧郁等不良心理，保持患者及家属情绪稳定，积极配合抢救与治疗。

四、健康教育

1. 疾病知识和康复指导　同"脑梗死"。

2. 饮食　给予低盐、低脂、适量蛋白质、富含维生素与纤维素的清淡饮食，多吃蔬菜、水果，少食辛辣刺激性强的食物，戒烟酒。

3. 避免诱因　指导患者尽量避免使血压骤然升高的各种因素。

（1）避免情绪激动，去除不安、恐惧、愤怒、忧郁等不良心理，保持正常心态。避免惊吓等刺激。

（2）建立健康的生活方式，生活有规律，保证充足睡眠。

（3）养成定时排便的习惯，保持大便通畅，避免大便时用力过度和憋气。

（4）坚持适度锻炼，避免重体力劳动。如坚持做保健体操、慢散步、打太极拳等。避免突然用力过猛。

4. 控制高血压　遵医嘱正确服用降压药，维持血压稳定，减少血压波动对血管的损害。

5. 出院后护理　出院后定期复查血压、血糖、血脂、血常规等项目，积极治疗原发性高血压病、糖尿病、心脏病等原发疾病。如出现头痛、呕吐、肢体麻木无力、进食困难、饮水呛咳等症状时需及时就医。

（刘　超）

第六节　蛛网膜下隙出血

蛛网膜下隙出血是指由多种病因所致脑底部或脑及脊髓表面血管破裂、出血进入蛛网膜下隙引起的原发性 SAH，不同于脑实质出血直接破入或经脑室进入蛛网膜下隙引起的继发性 SAH。SAH 占整个脑卒中的 5%～10%，年发病率为（5～20）/10 万。SAH 的病因以先天动脉瘤最常见，脑血管畸形居第二位，其次为高血压动脉硬化性动脉瘤、脑底异常血管（Moyamoya 病）、血液病、各种感染所致的脑动脉炎、肿瘤破坏血管、抗凝治疗的并发症等。由于 SAH 的病因不同，其发病机制也有所不同：①先天性动脉瘤可能与遗传及先天性发育缺陷有关；②脑血管畸形则因先天性发育异常所致；③脑动脉炎也可造成血管壁病变致血管破裂出血；④肿瘤可直接侵蚀血管而造成出血。SAH 以突起的剧烈头痛、呕吐、脑膜刺激征和血性 CSF 为临床特征。各个年龄组均可发病，动脉瘤破裂所致者好发于 30～60 岁，女性多于男性；因血管畸形所致者多见于青少年，无性别差异。无意识障碍的轻症患者经积极治疗预后好；部分患者可留有认知障碍等后遗症；个别及重症患者可因脑疝形成而迅速死亡。

一、护理评估

1. 询问患者起病的情况

（1）了解起病的形式：询问患者起病时间，了解是否在剧烈活动或情绪大悲大喜时急性起病，SAH 起病很急，常在突然剧烈活动或情绪激动、兴奋时突然发病。

（2）了解有无明显诱因和前驱症状：询问患者起病前数日内是否有头痛等不适症状，部分患者在发病前数日或数周有头痛、恶心、呕吐等"警告性渗漏"的前驱症状。

（3）询问患者有无伴随症状：多见的有短暂意识障碍、项背部或下肢疼痛、畏光等伴随症状。

2. 观察神志、瞳孔及生命体征的情况 询问患者病情，了解患者有无神志障碍。少数患者意识始终清醒，瞳孔大小及对光反射正常；半数以上患者有不同程度的意识障碍，轻者出现神志模糊，重者昏迷逐渐加深。监测患者血压、脉搏状况，了解患者血压、脉搏有无改变。起病初期患者常可出现血压上升，脉搏加快，有时节律不齐，但呼吸和体温均可正常；由于出血和脑动脉痉挛对下丘脑造成的影响，24h 以后患者可出现发热、脉搏不规则、血压波动、多汗等症状。

3. 评估有无神经功能受损

（1）活动患者头颈部，了解脑膜刺激征是否阳性，大多数患者在发病后数小时内即可出现脑膜刺激征，以颈项强直最具特征性，Kerning 征及 Brudzinski 征均呈阳性。

（2）了解患者有无瘫痪、失语及感觉障碍，这与出血引起脑水肿、血肿压迫脑组织，或出血后迟发性脑血管痉挛导致脑缺血、脑梗死等有关；大脑中动脉瘤破裂可出现偏瘫、偏身感觉障碍及抽搐；椎－基底动脉瘤可出现面瘫等脑神经瘫痪。

（3）观察患者瞳孔，了解有无眼征：后交通动脉瘤可压迫动眼神经而致眼睑下垂、瞳孔散大、复视等麻痹症状，有时眼内出血亦可引起严重视力减退。

（4）有无精神症状，少数患者急性期可出现精神症状，如烦躁不安、谵妄、幻觉等，且 60 岁以上的老年患者精神症状常较明显；大脑前动脉瘤可出现精神症状。

（5）有无癫痫发作，脑血管畸形患者常有癫痫发作。

4. 了解既往史及用药情况 询问患者既往身体状况，了解有无颅内动脉瘤，脑血管畸形和高血压、动脉硬化病史；有无冠心病、糖尿病、血液病、颅内肿瘤、脑炎病史；询问患者是否进行过治疗，过去和目前的用药情况怎样；了解患者有无抗凝治疗史等。

5. 评估患者的心理状态 主动与患者进行交谈，了解患者有无恐惧、紧张、焦虑及悲观绝望的心理，患者常因起病急骤，对病情和预后的不了解以及害怕进行 DSA 检查和开颅手术，易出现上述不良心理反应。

6. 了解实验室检查情况

（1）三大常规检查：起病初期常有白细胞增多，尿糖常可呈阳性但血糖大多正常，偶可出现蛋白尿。

（2）脑脊液检查：CSF 为均匀一致血性，压力增高（>200mmH$_2$O），蛋白含量增加。

（3）影像学检查：颅脑 CT 是确诊 SAH 的首选诊断方法，可见蛛网膜下隙高密度出血灶，并可显示出血部位、出血量、血液分布、脑室大小和有无再出血；MRI 检查可发现动脉瘤或动静脉畸形。

（4）数字减影血管造影 DSA 检查可为 SAH 的病因诊断提供可靠依据，如发现动脉瘤的部位、显示解剖行程、侧支循环和血管痉挛情况；还可发现动静脉畸形（AVM）、烟雾病、血管性肿瘤等。

（5）经颅多普勒 TCD 检查可作为追踪监测 SAH 后脑血管痉挛的一个方法，具有无创伤性。

二、治疗原则

积极控制脑水肿，降低颅内压；控制继续出血和防治迟发性脑血管痉挛及脑缺血；可行脱水、止血及钙通道阻滞剂治疗，也可考虑行脑室穿刺引流减压或 CSF 置换疗法，对动脉瘤和 AVM 患者可择期手术，去除病因，防止复发；维持生命体征稳定，纠正水、电解质紊乱，预防感染。

三、护理措施

1. 一般护理

（1）绝对卧床休息4~6周，头部稍抬高（15°~30°），以减轻脑水肿；尽量少搬动患者，避免震动患者头部；在此期间，禁止患者洗头、如厕、淋浴等一切下床活动。

（2）保持病房安静、舒适，治疗、护理活动集中进行，避免频繁接触和打扰患者休息。

（3）避免精神紧张、情绪波动、用力排便、屏气、咳嗽、喷嚏、过度劳累等诱发再出血的因素。

（4）保持呼吸道通畅：长期卧床的患者呼吸道内的分泌物不能有效排出，常合并坠积性肺炎。对呕吐频繁的患者应取侧卧位，及时引流呕吐物，预防吸入性肺炎，痰多者用吸痰器，以保持呼吸道通畅。

（5）急性蛛网膜下隙出血的患者发病3~7d后，如不合并其他感染常有体温升高到38~40℃，此发热称为生理性发热，不用药物即可恢复正常。

（6）对血压高者一定要密切观察血压变化，定时定位测量血压，避免误差。

（7）SAH 再发率较高，出血后1个月内再出血危险性最大，其中2周内再发率占再发病例的半数以上，其原因多为动脉瘤再破裂。如果患者在病情稳定或好转情况下，突然再发剧烈头痛、呕吐、抽搐发作、昏迷，甚至去皮质强直及脑膜刺激征明显加重，多为再出血。护士应加强观察与巡视，密切观察生命体征、意识、瞳孔、头痛、呕吐等各种病情变化。并及时报告医生立即配合抢救治疗。

2. 饮食护理　给予清淡易消化，含丰富维生素和蛋白质的低盐、低脂饮食，谷类和鱼类、新鲜蔬菜、水果、豆类、坚果；少吃糖类和甜食。避免辛辣、油炸食物等刺激性强的食物；禁忌暴饮暴食；注意粗细搭配、荤素搭配；戒烟、限酒；控制食物热量，保持理想体重。

3. 症状护理

（1）头痛的护理：注意保持病室安静、舒适，避免不良的声、光刺激，控制探视，指导患者采用放松术减轻疼痛，如缓慢深呼吸，听轻音乐，全身肌肉放松等。必要时可遵医嘱给予止痛和脱水降颅内压药物。

（2）运动和感觉障碍的护理：应注意保持良好的肢体功能位，防止足下垂、爪形手、足外翻等后遗症，恢复期指导患者积极进行肢体功能锻炼，用温水擦洗患肢，改善血液循环，促进肢体知觉的恢复。

（3）对有精神症状的患者，应注意保持周围环境的安全，对烦躁不安等不合作的患者，应加护栏，防止坠床，必要时遵医嘱予以镇静治疗。有记忆力，定向力障碍的老年患者，外出时应有人陪护，注意防止患者走失或其他意外发生。

4. 预防并发症的护理

（1）压疮的护理：为避免加重出血，在尽量减少头部摆动时，采用小角度的翻身和轻度按摩，一般在2h左右为宜，以促进受压部位的血液循环。保持床铺平整、干燥、无碎屑，被褥要清洁、干燥。定期用温水清洗皮肤，保持皮肤清洁。补充足够营养，以维持患者机体所需要的热量，增强抵抗力。

（2）口腔的护理：每天早晚用0.9%的生理盐水棉球擦拭，严防患者将溶液吸入呼吸道。若有假牙者，应取下清洗。

（3）眼睛护理：昏迷患者常因眼睑闭合不全，应每日清洗眼睛排泄物，然后涂抗生素软膏，再用生理盐水纱布遮盖。

（4）二便观察：对于尿潴留者给予腹部热敷、针灸、按摩，促使患者自行排尿。必要时遵医嘱给予留置尿管。对便秘者，应按摩腹部遵医嘱予开塞露、番泻叶通便治疗，以防患者排便用力，诱发再出血。

5. 用药护理　告知药物的作用与用法，注意观察药物的疗效与不良反应，发现异常情况，及时报告医生处理。

（1）使用20%甘露醇脱水治疗时，应快速静脉滴入，并确保针头在血管内，必要时遵医嘱记录24h尿量。

（2）尼莫地平等缓解脑血管痉挛的药物静脉滴注时可能刺激血管引起皮肤发红、剧烈疼痛，及多汗、心动过速、心动过缓、胃肠道不适等反应。应通过三通阀与5%葡萄糖注射液或生理盐水溶液同时缓慢滴注，5～10mL/h，并密切注意血压变化，如果出现不良反应或收缩压小于90mmHg，应报告医生适当减量、减速或停药处理；如果无三通阀联合输液，一般将50mL尼莫地平针剂加入5%葡萄糖注射液500mL中静脉滴注，速度为15～20滴/分，6～8h输完。

（3）使用6-氨基己酸（EACA）止血时应特别注意有无双下肢肿胀疼痛等临床表现，谨防深部静脉血栓形成；有肾功能障碍者应慎用。

6. 心理护理　关心患者，耐心告知病情、特别是绝对卧床与预后的关系，详细介绍DSA检查的目的、程序与注意事项，指导患者消除紧张、不安、焦虑、恐惧等不良心理，增强战胜疾病的信心，配合治疗和检查，并保持情绪稳定，安静休养。

四、健康教育

（1）避免情绪激动，去除不安、恐惧、愤怒、忧郁等不良心理，保持正常心态。避免惊吓等刺激。建立健康的生活方式，生活有规律，保证充足睡眠。

（2）养成定时排便的习惯，保持大便通畅，避免大便时用力过度和憋气。

（3）坚持适度锻炼，避免重体力劳动。如坚持做保健体操、慢散步、打太极拳等。避免突然用力过猛。

（4）合理饮食。

（5）SAH患者一般于首次出血3周后进行DSA检查，应告知脑血管造影的相关知识，指导患者积极配合，以明确病因，尽早手术，解除潜在威胁，以防复发。

（6）女性患者1～2年内避免妊娠和分娩。

（7）指导家属应关心、体贴患者，为其创造良好的修养环境，督促尽早检查和手术，发现再出血征象及时就诊。

（刘　超）

第七节　中枢神经系统感染性疾病

中枢神经系统（CNS）感染性疾病是指各种生物病原体侵犯中枢神经系统实质、脑膜和血管等引起的急性或慢性炎症性（或非炎症性）疾病。引起疾病的生物病原体包括病毒、细菌、螺旋体、寄生虫、真菌、立克次体和朊蛋白等。临床上根据中枢神经系统感染的部位不同可分为：脑炎、脊髓炎或脑脊髓炎，主要侵犯脑和（或）脊髓实质；脑膜炎、脊膜炎或脑脊膜炎，主要侵犯脑和（或）脊髓软膜；脑膜脑炎：脑实质和脑膜合并受累。生物病原体主要通过血行感染、直接感染和神经干逆行感染等途径进入中枢神经系统。

一、病毒性脑膜炎患者的护理

病毒性脑膜炎是一组由各种病毒感染引起的脑膜急性炎症性疾病。多为急性起病，出现病毒感染的全身中毒症状如发热、头痛、畏光、恶心、呕吐、肌痛、食欲减退、腹泻和全身乏力等，并伴有脑膜刺激征，通常儿童病程超过 1 周，成人可持续 2 周或更长。本病大多呈良性过程。

（一）专科护理

1. 护理要点　急性期患者绝对卧床休息，给予高热量、高蛋白、高维生素、易消化的流质或半流质饮食，不能进食者给予鼻饲。密切观察病情变化，除生命体征外，必须观察瞳孔、精神状态、意识改变、有无呕吐、抽搐症状，及时发现是否有脑膜刺激征和脑疝的发生。

2. 主要护理问题　如下所述。

（1）急性疼痛——头痛：与脑膜刺激征有关。

（2）潜在并发症——脑疝：与脑水肿导致颅内压增高有关。

（3）体温过高：与病毒感染有关。

（4）有体液不足的危险：与反复呕吐、腹泻导致失水有关。

3. 护理措施　如下所述。

（1）一般护理：①为患者提供安静、温湿度适宜的环境，避免声光刺激，以免加重患者的烦躁不安、头痛及精神方面的不适感。②衣着舒适，患者内衣以棉制品为宜，勤洗勤换，且不易过紧；床单保持清洁、干燥、无渣屑。③提供高热量、高蛋白质、高维生素、低脂肪的易消化饮食，以补充高热引起的营养物质消耗。鼓励患者增加饮水量，1 000 ~ 2 000mL／d。④做好基础护理，给予口腔护理，减少患者因高热、呕吐引起的不适感，并防止感染；加强皮肤护理，防止降温后大量出汗带来的不适。

（2）病情观察及护理：①严密观察患者的意识、瞳孔及生命体征的变化，及时准确地报告医生。积极配合医生治疗，给予降低颅内压的药物，减轻脑水肿引起的头痛、恶心、呕吐等，防止脑疝的发生。保持呼吸道通畅，及时清除呼吸道分泌物，定时叩背、吸痰，预防肺部感染。②发热患者应减少活动，以减少氧耗量，缓解头痛、肌痛等症状。发热时可采用物理方法降温，可用温水擦浴、冰袋和冷毛巾外敷等措施物理降温。必要时遵医嘱使用药物降温，使用时注意药物的剂量，尤其对年老体弱及伴有心血管疾病者应防止出现虚脱或休克现象；监测体温应在行降温措施 30min 后进行。③评估患者头痛的性质、程度及规律，恶心、呕吐等症状是否加重。患者头痛时指导其卧床休息，改变体位时动作要缓慢。讲解减轻头痛的方法，如深呼吸、倾听音乐、引导式想象、生物反馈治疗等。④意识障碍患者给予侧卧位，备好吸引器，及时清理口腔，防止呕吐物误入气管而引起窒息。观察患者呕吐的特点，记录呕吐的次数，呕吐物的性质、量、颜色、气味，遵医嘱给予止吐药，帮助患者逐步恢复正常饮食和体力。指导患者少量多次饮水，以免引起恶心呕吐；剧烈呕吐不能进食或严重水电解质失衡时，给予外周静脉营养，准确记录 24h 出入量，观察患者有无失水征象，依失水程度不同，患者可出现软弱无力、口渴、皮肤黏膜干燥和弹性减低，尿量减少、尿比重增高等表现。⑤抽搐的护理：抽搐发作时，应立即松开衣领和裤带，取下活动性义齿，及时清除口鼻腔分泌物，保持呼吸道通畅；放置压舌板于上、下臼齿之间，防止舌咬伤，必要时用舌钳将舌拖出，防止舌后坠阻塞呼吸道；谵妄躁动时给予约束带约束，勿强行按压肢体，以免造成肢体骨折或脱臼。

（二）健康指导

1. 疾病知识指导　如下所述。

（1）概念：病毒性脑膜炎又称无菌性脑膜炎，是一组由各种病毒感染引起的脑膜急性炎症性疾病，主要表现为发热、头痛和脑膜刺激征。

（2）形成的主要原因：85% ~ 95% 的病毒性脑膜炎由肠道病毒引起，主要经粪 - 口途径传播，少数经呼吸道分泌物传播。

（3）主要症状：多为急性起病，出现病毒感染全身中毒症状，如发热、畏光、头痛、肌痛、食欲减退、腹泻和全身乏力等，并伴有脑膜刺激征。幼儿可出现发热、呕吐、皮疹等，而颈项强直较轻微甚至缺如。

（4）常用检查项目：血常规、尿常规、腰椎穿刺术、脑电图、头 CT、头 MRI。

（5）治疗：主要治疗原则是对症治疗、支持治疗和防治并发症。对症治疗如剧烈头痛可用止痛药，癫痫发作可首选卡马西平或苯妥英钠，抗病毒治疗可用阿昔洛韦，脑水肿可适当应用脱水药。

（6）预后：预后良好。

（7）其他：如疑为肠道病毒感染应注意粪便处理，注意手部卫生。

2. 饮食指导 如下所述。

（1）给予高蛋白，高热量、高维生素等营养丰富的食物，如鸡蛋、牛奶、豆制品、瘦肉，有利于增强抵抗力。

（2）长期卧床的患者易引起便秘，用力屏气排便、过多的水钠潴留都易引起颅内压增高，为保证大便通畅，患者应多食粗纤维食物，如芹菜、韭菜等。

（3）应用甘露醇、呋塞米等脱水剂期间，患者应多食含钾高的食物如香蕉、橘子等，并要保证水分摄入。

（4）不能经口进食者，遵医嘱给予鼻饲，制订鼻饲饮食计划表。

3. 用药指导 如下所述。

（1）脱水药：保证药物滴注时间、剂量准确，注意观察患者的反应及患者皮肤颜色、弹性的变化，记录24h出入量，注意监测肾功能。

（2）抗病毒药：应用阿昔洛韦时注意观察患者有无谵妄、皮疹、震颤及血清转氨酶暂时增高等不良反应。

4. 日常生活指导 如下所述。

（1）保持室内环境安静、舒适、光线柔和。

（2）高热的护理：①体温上升阶段：寒战时注意保暖。②发热持续阶段：给予物理降温，必要时遵医嘱使用退热药，并要注意补充水分。③退热阶段：要及时更换汗湿衣服，防止受凉。

（3）腰椎穿刺术后患者取去枕平卧位4~6h，以防止低颅压性头痛的发生。

（三）循证护理

病毒性脑膜炎是由各种病毒引起中枢神经系统的炎症性疾病，其发病机制可能与病毒感染和感染后的免疫反应有关。而症状性癫痫是由脑损伤或全身性疾病引起脑代谢失常引发的癫痫，病毒性脑膜炎是引起癫痫发作的因素之一。针对病毒性脑膜炎并发症状性癫痫患者的临床特点，有学者研究得出病毒性脑炎并发症状性癫痫患者的护理重点应做好精神异常、癫痫发作、腰椎穿刺术和用药的观察及护理。

使用头孢菌素类和硝基咪唑类抗生素后服用含有酒精类的液体或食物时会引发双硫仑样反应。双硫仑样反应表现为面部潮红、头痛、眩晕、恶心、呕吐、低血压、心率加快、呼吸困难，严重者可致急性充血性心力衰竭、呼吸抑制、意识丧失、肌肉震颤等。据报道，一个高压电烧伤者，术后给予头孢哌酮抗感染，用75%乙醇处理创面，反复出现双硫仑样反应。说明应用上述药物的患者接触任何含乙醇的制品都有导致双硫仑样反应的可能，医护人员应提高警惕，并将有关注意事项告知患者。

二、化脓性脑膜炎患者的护理

化脓性脑膜炎即细菌性脑膜炎，又称软脑膜炎，是由化脓性细菌所致脑脊膜的炎症反应，脑和脊髓的表面轻度受累，是中枢神经系统常见的化脓性感染疾病。病前可有上呼吸道感染史，主要临床表现为发热、头痛、呕吐、意识障碍、偏瘫、失语、皮肤瘀点及脑膜刺激征等。通常起病急，好发于婴幼儿和儿童。

（一）专科护理

1. 护理要点 密切观察患者的病情变化，定时监测患者的生命体征、意识、瞳孔的变化及颅内压增高表现。做好高热患者的护理。对有肢体瘫痪及失语的患者，给予康复训练，预防并发症。加强心理护理，帮助患者树立战胜疾病的信心。

2. 主要护理问题 如下所述。

（1）体温过高：与细菌感染有关。

（2）急性疼痛——头痛：与颅内感染有关。

（3）营养失调——低于机体需要量：与反复呕吐及摄入不足有关。

（4）潜在并发症——脑疝：与颅内压增高有关。

（5）躯体活动障碍：与神经功能损害所致的偏瘫有关。

（6）有皮肤完整性受损的危险：与散在的皮肤瘀点有关。

3. 护理措施　如下所述。

（1）一般护理：①环境：保持病室安静，经常通风，用窗帘适当遮挡窗户，避免强光对患者的刺激，减少患者家属的探视。②饮食：给予清淡、易消化且富含营养的流质或半流质饮食，多吃水果和蔬菜。意识障碍的患者给予鼻饲饮食，制订饮食计划表，保证患者摄入足够的热量。③基础护理：给予口腔护理，保持口腔清洁，减少因发热、呕吐等引起的口腔不适；加强皮肤护理，保持皮肤清洁干燥，特别是皮肤有瘀点、瘀斑时避免搔抓破溃。

（2）病情观察及护理：①加强巡视，密切观察患者的意识、瞳孔、生命体征及皮肤瘀点、瘀斑的变化，婴儿应注意观察囟门。若患者意识障碍加重、呼吸节律不规则、双侧瞳孔不等大、对光反射迟钝、躁动不安等，提示脑疝的发生，应立即通知医生，配合抢救。②备好抢救药品及器械：抢救车、吸引器、简易呼吸器、氧气装置及硬脑膜下穿刺包等。

（3）用药护理：①抗生素：给予抗生素皮试前，询问有无过敏史。用药期间监测患者的血常规、血培养、血药敏等检查结果。用药期间了解患者有无不适主诉。②脱水药：保证药物按时、准确滴注，注意观察患者的反应及皮肤颜色、弹性的变化，注意监测肾功能。避免药液外渗，如有外渗，可用硫酸镁湿热敷。③糖皮质激素：严格遵医嘱用药，保证用药时间、剂量的准确，不可随意增量、减量，询问患者有无心悸、出汗等不适主诉；用药期间监测患者的血常规、血糖变化；注意保暖，预防交叉感染。

（4）心理护理：根据患者及家属的文化水平，介绍患者的病情及治疗和护理的方法，使其积极主动配合。关心和爱护患者，及时解除患者的不适，增强其信任感，帮助患者树立战胜疾病的信心。

（5）康复护理：有肢体瘫痪和语言沟通障碍的患者可以进行如下的康复护理。

1）保持良好的肢体位置，根据病情，给予床上运动训练，包括：①桥式运动：患者仰卧位，双上肢放于体侧，或双手十指交叉，双上肢上举；双腿屈膝，足支撑于床上，然后将臀部抬起，并保持骨盆成水平位，维持一段时间后缓慢放下。也可以将健足从治疗床上抬起，以患侧单腿完成桥式运动。②关节被动运动：为了预防关节活动受限，主要进行肩关节外旋、外展，肘关节伸展，腕和手指伸展，髋关节外展，膝关节伸展，足背屈和外翻。③起坐训练。

2）对于清醒患者，要更多关心、体贴患者，增强自我照顾能力和信心。经常与患者进行交流，促进其语言功能的恢复。

（二）健康指导

1. 疾病知识指导　如下所述。

（1）概念：化脓性脑膜炎是由化脓性细菌感染所致的脑脊膜炎症，脑和脊髓的表面轻度受累。通常急性起病，是中枢神经系统常见的化脓性感染疾病。

（2）形成的主要原因：化脓性脑膜炎最常见的致病菌为肺炎链球菌、脑膜炎双球菌及 B 型流感嗜血杆菌。这些致病菌可通过外伤、直接扩延、血液循环或脑脊液等途径感染软脑膜和（或）蛛网膜。

（3）主要症状：寒战、高热、头痛、呕吐、意识障碍、腹泻和全身乏力等，有典型的脑膜刺激征。

（4）常用检查项目：血常规、尿常规、脑脊液检查、头 CT、头 MRI、血细菌培养。

（5）治疗：①抗菌治疗：未确定病原菌时首选三代头孢曲松或头孢噻肟，因其可透过血脑屏障，在脑脊液中达到有效浓度。如确定病原菌为肺炎球菌，首选青霉素，对其耐药者，可选头孢曲松，必要时联合万古霉素治疗；如确定病原菌为脑膜炎球菌，首选青霉素；如确定病原菌为铜绿假单胞菌可选头孢他啶。②激素治疗。③对症治疗。

（6）预后：病死率及致残率较高，但预后与机体情况、病原菌和是否尽早应用有效的抗生素治疗有关。

（7）宣教：搞好环境和个人卫生。

2. 饮食指导　给予高热量、清淡、易消化的流质或半流质饮食，按患者的热量需要制订饮食计划，保证足够热量的摄入。注意食物的搭配，增加患者的食欲，少食多餐。频繁呕吐不能进食者，给予静脉输液，维持水电解质平衡。

3. 用药指导　如下所述。

（1）应用脱水药时，保证输液速度。

（2）应用激素类药物时不可随意减量，以免发生"反跳"现象，激素类药物最好在上午输注，避免由于药物不良反应引起睡眠障碍。

4. 日常生活指导　如下所述。

（1）协助患者洗漱、如厕、进食及个人卫生等生活护理。

（2）做好基础护理，及时清除大小便，保持臀部皮肤清洁干燥，间隔 1~2h 更换体位，按摩受压部位，必要时使用气垫床，预防压疮。

（3）偏瘫的患者确保有人陪伴，床旁安装护栏，地面保持平整干燥、防湿、防滑，注意安全。

（4）躁动不安或抽搐的患者，床边备牙垫或压舌板，必要时在患者家属知情同意下用约束带，防止患者舌咬伤及坠床。

（三）循证护理

化脓性脑膜炎是小儿时期较为常见的由化脓性细菌引起的神经系统感染的疾病，婴幼儿发病较多。本病预后差，病死率高，后遗症多。相关学者通过对 78 例化脓性脑膜炎患儿的护理资料进行研究，分析总结得出做好病情的观察和加强临床护理是促进患儿康复的重要环节。

对小儿化脓性脑膜炎的临床护理效果的探讨，得出结论：提高理论知识水平、业务水平、对疾病的认识，对病情发展变化作出及时、正确的抢救和护理措施，可以提高患儿治愈率，降低并发症；后遗症发生，提高生命质量，促进患儿早日康复。

三、结核性脑膜炎患者的护理

结核性脑膜炎（TMD）是由结核杆菌引起的脑膜和脊髓膜的非化脓性炎症性疾病，是最常见的神经系统结核病。主要表现为结核中毒症状、发热、头痛、脑膜刺激征、脑神经损害及脑实质改变，如意识障碍、癫痫发作等。本病好发于幼儿及青少年，冬春季较多见。

（一）专科护理

1. 护理要点　密切观察患者的病情变化，观察有无意识障碍脑疝及抽搐加重的发生。做好用药指导，定期监测抗结核药物的不良反应。对抽搐发作、肢体瘫痪及意识障碍的患者加强安全护理，防止外伤，同时给予相应的对症护理，促进患者康复。

2. 主要护理问题　如下所述。

（1）体温过高：与炎性反应有关。

（2）有受伤害的危险：与抽搐发作有关。

（3）有窒息的危险：与抽搐发作时口腔和支气管分泌物增多有关。

（4）营养失调——低于机体需要量：与机体消耗及食欲减退有关。

（5）疲乏：与结核中毒症状有关。

（6）意识障碍：与中枢神经系统、脑实质损害有关。

（7）潜在并发症：脑神经损害、脑梗死等。

（8）知识缺乏：缺乏相关医学知识。

3. 护理措施　如下所述。

（1）一般护理：①休息与活动：患者出现明显结核中毒症状，如低热、盗汗、全身无力、精神萎靡不振时，应以休息为主，保证充足的睡眠，生活规律。病室安静，温湿度适宜，床铺舒适，重视个人卫生护理。②饮食护理：保证营养及水分的摄入。提供高蛋白、高热量、高维生素的饮食，每天摄入鱼、肉、蛋、奶等优质蛋白，多食新鲜的蔬菜、水果，补充维生素。高热或不能经口进食的患者给予鼻饲饮食或肠外营养。③戒烟、酒。

（2）用药护理：①抗结核治疗：早期、联合、足量、全程、顿服是治疗结核性脑膜炎的关键。强调正确用药的重要性，督促患者遵医嘱服药，养成按时服药的习惯，使患者配合治疗。告知药物可能出现的不良反应，密切观察，出现如眩晕、耳鸣、巩膜黄染、肝区疼痛、胃肠不适等不良反应时，及时报告医生，并遵医嘱给予相应的处理。②全身支持：减轻结核中毒症状，可使用皮质类固醇等抑制炎症反应，减轻脑水肿。使用皮质类固醇时要逐渐减量，以免发生"反跳"现象。注意观察皮质类固醇药物的不良反应，正确用药，减少不良反应。③对症治疗：根据患者的病情给予相应的抗感染、脱水降颅压、解痉治疗。

（3）体温过高的护理

1）重视体温的变化，定时测量体温，给予物理或药物降温后，观察降温效果，患者有无虚脱等不适出现。

2）采取降温措施：①物理降温：使用冰帽、冰袋等局部降温，温水擦浴全身降温，注意用冷时间，观察患者的反应，防止继发效应抵消治疗作用及冻伤的发生。身体虚弱的患者在降温过程中，控制时间，避免能量的消耗。②药物降温：遵医嘱给予药物降温，不可在短时间内将体温降得过低，同时注意补充水分，防止患者虚脱。儿童避免使用阿司匹林，以免诱发 Reye 综合征，即患者先出现恶心、呕吐，继而出现中枢神经系统症状，如嗜睡、昏睡等。小心谨慎使用金刚烷胺类药物，以免中枢神经系统不良反应的发生。

（4）意识障碍的护理：①生活护理：使用床档等保护性器具。保持床单位清洁、干燥、无渣屑，减少对皮肤的刺激，定时给予翻身、叩背，按摩受压部位，预防压疮的发生。注意口腔卫生，保持口腔清洁。做好大小便护理，满足患者的基本生活需求。②饮食护理：协助患者进食，不能经口进食时，给予鼻饲饮食，保障营养及水分的摄入。③病情监测：密切观察患者的生命体征及意识、瞳孔的变化，出现异常及时报告医生，并配合医生处理。

（二）健康指导

1. 疾病知识指导　如下所述。

（1）病因及发病机制：结核杆菌通过血行直接播散或经脉络丛播散至脑脊髓膜，形成结核结节，结节破溃后结核菌进入蛛网膜下隙，导致结核性脑膜炎。此外，结核菌可因脑实质、脑膜干酪灶破溃所致，脊柱、颅骨、乳突部的结核病灶也可直接蔓延引起结核性脑膜炎。

（2）主要症状：多起病隐袭，病程较长，症状轻重不一。①结核中毒症状：低热、盗汗、食欲减退、疲乏、精神萎靡。②颅内压增高和脑膜刺激症状：头痛、呕吐、视神经盘水肿及脑膜刺激征。③脑实质损害：精神萎靡、淡漠、谵妄等精神症状或意识状态的改变；部分性、全身性的痫性发作或癫痫持续状态；偏瘫、交叉瘫、截瘫等脑卒中样表现。④脑神经损害：动眼、外展、面及视神经易受累及，表现为视力下降、瞳孔不等大、眼睑下垂、面神经麻痹等。

（3）常用检查项目：脑脊液检查、头 CT、头 MRI、血沉等。

（4）治疗：①抗结核治疗：异烟肼、利福平、吡嗪酰胺、链霉素、乙胺丁醇等。至少选择三种药物联合治疗，根据所选药物给予辅助治疗，防止药物不良反应。②皮质类固醇：用于减轻中毒症状、抑制炎症反应、减轻脑水肿、抑制纤维化，可用地塞米松或氢化可的松等。③对症治疗：降颅压、解痉、抗感染等。

（5）预后：与患者的年龄、病情轻重、治疗是否及时彻底有关。部分患者预后较差，甚至死亡。

2. 饮食指导　提供高蛋白、高热量、高维生素、易消化吸收的食物，每天摄入鱼、肉、蛋、奶等优质蛋白，多食新鲜的蔬菜、水果，补充维生素。保证水分的摄入。

3. 用药指导　如下所述。

（1）使用抗结核药物时要遵医嘱正确用药，早期、足量、联合、全程、顿服是治疗本病的关键。

药物不良反应较多，如使用异烟肼时需补充维生素 B_6 以预防周围神经病；使用利福平、异烟肼、吡嗪酰胺时需监测肝酶水平，及时发现肝脏损伤；使用链霉素时定期进行听力检测，及时应对前庭毒性症状。

（2）使用皮质类固醇药物时，观察用药效果，合理用药，减少不良反应的发生。

（3）应用脱水、降颅压药物时注意电解质的变化，保证水分的摄入；使用解痉、抗感染等药物时给予相应的护理，如注意观察生命体征的变化等。

4. 日常生活指导　如下所述。

（1）指导患者注意调理，合理休息，生活规律，增强抵抗疾病的能力，促进身体康复。

（2）减少外界环境不良刺激，注意气候变化，预防感冒发生。

（3）保持情绪平稳，积极配合治疗，树立战胜疾病的信心。

（三）循证护理

结核性脑膜炎早期出现头痛、双目凝视、精神呆滞、畏光；中期出现脑膜刺激征、颅内压高、呕吐（以喷射性呕吐为主）、嗜睡；晚期出现失明、昏睡、呼吸不规则、抽搐，危重时发生脑疝而死亡的临床特点。研究表明，严密观察患者的病情变化，针对性地做好一般护理、病情观察、康复护理、饮食护理、用药护理、心理护理、康复护理和健康教育，对结核性脑膜炎患者的康复起到重要的作用。

（刘　超）

第九章

普外科疾病的护理

第一节 乳腺癌

乳腺癌（brest cancer）是女性常见的恶性肿瘤，占全身各种恶性肿瘤的7%～10%，发病率约为23/10万。多发于40～60岁的女性，其中以更年期和绝经期前后的女性尤为多见，男性很少见。

一、护理评估

1. 术前评估 如以下内容所述。

（1）健康史：询问患者的月经、妊娠、生育史，有无乳腺肿瘤手术、长期应用雌激素病史，有无乳腺癌家族史。

（2）身体状况：除确认肿瘤部位、生长状况、淋巴转移、分期外，需要了解患侧胸部皮肤、胸肌及肩关节的活动状况。

（3）心理社会状况：了解患者对乳腺癌的治疗，特别是对手术的认知程度和情绪变化。了解患者的工作、家庭经济状况和角色关系形态等。

2. 术后评估 了解术式、术中情况，观察伤口引流、包扎固定、上肢血液循环状况。了解患者术侧上肢功能锻炼和康复状况，患者与家属对乳腺癌手术健康内容的掌握程度和出院前的心理状态。

二、护理诊断及医护合作问题

1. 焦虑 与担心手术造成身体外观改变和预后有关。
2. 皮肤完整性受损 与手术和放射治疗有关。
3. 身体活动障碍 与手术影响手臂和肩关节的活动有关。
4. 自我形象紊乱 与乳房切除及化疗致脱发等有关。
5. 知识缺乏 缺乏乳腺癌自我检查、预防知识。
6. 潜在并发症 皮下积液、皮瓣坏死和上肢水肿。

三、护理目标

（1）患者焦虑减轻，情绪稳定。

（2）伤口愈合良好，无感染发生。

（3）掌握术后上肢康复训练方法。

（4）能适应乳房切除后的身体改变。

（5）掌握乳房自查技能，减少疾病复发的危险因素。

（6）护士及时发现、处理并发症。

四、护理措施

（一）术前护理

1. 妊娠与哺乳　妊娠期及哺乳期患者，立即终止妊娠或停止哺乳，因激素作用活跃可加速乳腺癌生长。

2. 控制感染　晚期乳腺癌患者术前注意保持病灶局部清洁，应用抗生素控制感染。

3. 皮肤准备　手术前 1d 备皮，对切除范围大、考虑植皮的患者，需做好供皮区的准备。

4. 心理护理　对女性来讲，除癌症带来的恐惧外，切除乳房意味着将失去部分女性象征。所以应多关心患者，解除患者和家属对切除乳房后的忧虑，使患者相信术后不但不会影响工作与生活，而且切除的乳房可以重建。

（二）术后护理

1. 病情观察　如以下内容所述。

（1）注意观察血压、心率变化，防止休克发生。胸骨旁淋巴结清除的患者，观察呼吸变化，注意有无气胸发生。

（2）观察术侧上肢远端血液循环，若出现皮肤青紫、皮温降低、脉搏不能扪及，提示腋部血管受压，应及时调整胸带或绷带的松紧度。

2. 伤口护理　术后沙袋压迫时，注意保持有效压迫与合适的体位。定时调整胸带的松紧度，如压迫过紧可引起皮瓣、术侧上肢的血运障碍；松弛则易出现皮瓣下积液，致使皮瓣或植皮片与胸壁分离不利愈合。皮瓣下引流管妥善固定，保持持续性负压吸引。注意观察引流液的颜色、量。下床活动时，将引流瓶（袋）低于上管口高度。

3. 术侧上肢康复训练　手术后 24h 鼓励患者进行手指及腕部活动，但避免外展上臂。48h 后可下床，活动时应用吊带将患肢托扶，需他人扶持时不要扶持术侧以免腋窝皮瓣滑动而影响愈合。术后 3～5d 指导肘部屈伸活动，术后一周开始做肩部活动。10～12d 后鼓励患者用术侧上肢进行自我照顾，如刷牙、梳头、洗脸等，并进行上臂各关节的活动锻炼，如爬墙运动、钟摆运动、举杠运动或滑绳运动等。

4. 并发症防治与护理　如以下内容所述。

（1）皮下积液：乳腺癌术后皮下积液较为常见，发生率在 10%～20%，若已发炎，积液要及时穿刺或引流排出。

（2）皮瓣坏死：乳腺癌切除术后皮瓣坏死率为 10%～30%。术后注意观察胸带勿加压包扎过紧，及时处理皮瓣下积液。

（3）上肢水肿：主要原因是上臂的淋巴回流不畅、皮瓣坏死后感染、腋部无效腔积液等。术后避免在术侧上肢静脉穿刺、测量血压，及时处理皮瓣下积液。卧床时抬高术侧手臂能够预防或减轻肿胀。出现明显水肿时，可采用按摩术侧上肢、进行适当的手臂运动、腋区及上肢热敷等措施。

5. 乳房外观矫正与护理　选择与健侧乳房大小相似的义乳，进行外观矫正。当癌症复发概率很小时，可实施乳房重建术。重建的方法有义乳植入术，背阔肌肌皮瓣转位术，横位式腹直肌肌皮瓣转位术等。

6. 综合治疗与护理　放射治疗时皮肤可能发生鳞屑、脱皮、干裂、瘙痒、红斑等。此时应加强局部护理，可用温和的肥皂和清水清洗照射部位，并保持局部干燥。选择柔软的内衣，减少对局部皮肤的摩擦，尽量不要戴乳罩，化学药物治疗时常发生恶心、呕吐、食欲减低，以及脱发、白细胞、血小板降低等，对这些药物不良反应应进行对症治疗及采取预防措施。

五、健康教育

（1）由于绝大部分乳腺癌是由患者自己首先发现乳房肿块，所以要大力宣传、指导、普及妇女乳房自查技能。每个月定期施行乳房自我检查。停经前的妇女在月经结束后 4～7d 进行检查为宜。检查取直立或仰卧两种姿势，将四指合并，从乳房外周开始，以圆圈状触诊方式，向内移动，直至触到乳头处；或将乳房分为四个象限，在每一象限内，以合并的四指移动触诊。

（2）术后患者定期进行另一侧乳房及手术区域的自我查体，以便早期发现复发、转移病灶，及早治疗。

（3）使用雄激素治疗者，会出现多毛、面红、粉刺增多、声音低哑、头发减少、性欲增强等不良反应，应鼓励患者坚持用药，完成治疗。

（4）出院后术侧上肢仍不宜搬动、提拉重物，避免测血压、静脉穿刺，坚持术侧上肢的康复训练。

（5）遵医嘱坚持放疗或化疗，术后五年内避免妊娠。

（6）定期来医院复诊。

六、护理评价

（1）患者焦虑是否减轻，情绪是否稳定。

（2）是否接受治疗方案并获得心理护理。

（3）术后并发症是否得到预防或及时处理。

（4）术侧上肢活动是否达到正常水平。

（5）是否知道避免乳腺癌复发的危险因素。

（6）是否学会定期自我乳房检查方法。

（7）是否知道其他疗法的重要性，并配合治疗。

（张爱贞）

第二节　腹外疝

腹外疝是由腹腔内某一脏器或组织连同腹膜壁层，经腹壁薄弱点或空隙向体表突出所形成。常见腹股沟斜疝、腹股沟直疝、股疝、脐疝及切口疝。临床表现为患者站立、行走、劳动或腹内压突然增高时疝内容物向体表突出，平卧时可推送回纳至腹腔，患者多无自觉症状。若疝内容物不能还纳入腹腔可造成嵌顿或绞窄性疝，出现剧烈疼痛、机械性肠梗阻表现。治疗上常采用疝修补手术。

一、护理措施

（一）术前护理

（1）观察有无引起腹内压力增高。避免重体力劳动和活动。

（2）遵医嘱行术前检查，有慢性基础疾病者应积极治疗。

（3）嵌顿疝和绞窄疝应禁食、补液、胃肠减压、抗生素治疗等术前准备。

（4）手术前嘱患者排尿，以免术中损伤膀胱。

（5）术前指导患者进行床上排尿练习，避免术后出现尿潴留。

（二）术后护理

（1）预防血肿：一般选择合适的沙袋在伤口处加压24h左右，减少伤口出血。腹股沟疝修补术后可用绷带托起阴囊，并密切观察阴囊肿胀情况。

（2）术后取平卧位：膝下垫一软枕使髋关节屈曲，以减少局部张力。2～3d后可取半卧位。术后3～5d可考虑下床活动，无张力疝修补术患者可以早期下床活动。年老体弱、复发性疝、绞窄疝、巨大疝患者应适当延迟下床活动时间。

（3）术后1d进流质饮食，次日进高热量、高蛋白、高维生素的软食或普食，多食蔬菜、水果、多饮水，以防便秘。行肠切除者暂禁食，待肠蠕动恢复后方可进流质饮食。

（4）避免腹内压过高，预防感冒、咳嗽，避免活动过度、便秘等。

（5）按医嘱应用抗生素，保持敷料清洁，严格无菌操作，防止切口感染。

二、健康教育

（1）注意避免增加腹腔压力的各种因素。
（2）手术后14d可恢复一般性工作，3个周避免重体力劳动。
（3）复发应及早诊治。

（张爱贞）

第三节　腹部损伤

腹部损伤（abdominal injury）在平时和战时都较多见，其发病率在平时约占各种损伤的 0.4% ~ 1.8%。战时发生率明显增高，占各种损伤的 50%。近年来随着我国交通运输业的发展，事故增多，各种创伤有增加的趋势，其中腹部伤亦增多。根据腹壁有无伤口可分为开放性和闭合性两大类。其中，开放性损伤根据腹壁伤口是否穿破腹膜分为穿透伤（多伴内脏损伤）和非穿透伤（偶伴内脏损伤）。穿透伤又可分为致伤物既有入口又有出口的贯通伤和仅有入口的非贯通伤。闭合性损伤可能仅局限于腹壁，也可同时兼有内脏损伤。

开放性损伤的致伤物常为各种锐器，如刀刺、弹丸或弹片等，闭合性损伤的致伤因素常为钝性暴力，如撞击、挤压、冲击、拳打脚踢、坠落或突然减速等。无论开放性或闭合性损伤，都可导致腹部内脏损伤。开放性损伤中受损部位以肝、小肠、胃、结肠及大血管多见，闭合性损伤以脾、小肠、肝、肠系膜受损居多。

腹部损伤的严重程度很大程度上取决于暴力的强度、速度、着力部位和作用方向等外在因素，以及受损器官的解剖特点、原有病理情况和功能状态等内在因素的影响。

一、护理评估

1. 术前评估　如以下内容所述。
（1）健康史：询问伤者或现场目击者及护送人员，了解受伤具体经过，包括受伤时间、地点、致伤因素，以及伤情、伤后病情变化、就诊前的急救措施等。
（2）身体状况：了解腹膜刺激征的程度和范围；有无伴随的恶心、呕吐；腹部有无移动性浊音，肝浊音界有否缩小或消失；肠蠕动有否减弱或消失，直肠指检有无阳性发现。了解生命体征及其他全身变化，通过全面细致的体格检查判断有无并发胸部、颅脑、四肢及其他部位损伤。了解辅助检查结果，评估手术耐受性。
（3）心理社会状况：了解患者的心理变化，以及了解患者和家属对损伤后的治疗和可能发生的并发症的认知程度和家庭经济承受能力。
2. 术后评估　了解手术的种类、术中患者情况，麻醉方式，手术后放置引流种类及位置，患者手术耐受程度，评估术后患者康复情况。

二、护理诊断及医护合作性问题

1. 体液不足　与损伤致腹腔内出血、渗出及呕吐致体液丢失过多有关。
2. 疼痛　与腹部损伤、出血刺激腹膜及手术切口有关。
3. 有感染的危险　与脾切除术后免疫力降低有关。
4. 焦虑/恐惧　与意外创伤的刺激、出血及内脏脱出等视觉刺激等有关。
5. 潜在并发症　腹腔感染、腹腔脓肿。

三、护理目标

（1）患者体液平衡能得到维持。

（2）疼痛缓解。

（3）体温得以控制，未出现继发感染的症状。

（4）焦虑/恐惧程度缓解或减轻。

（5）护士能及时发现并发症的发生并积极配合处理。

四、护理措施

1. 现场急救　腹部损伤常合并多发性损伤，急救时应分清轻重缓急。首先检查呼吸情况，保持呼吸道通畅；包扎伤口，控制外出血，将伤肢妥善外固定；有休克表现者应尽快建立静脉通路，快速输液。开放性腹部损伤者，妥善处理，伴有肠管脱出者，可覆盖保护，勿予强行回纳。

2. 非手术治疗患者的护理　如以下内容所述。

（1）一般护理：①患者绝对卧床休息，给予吸氧，床上使用便盆；若病情稳定，可取半卧位。②患者禁食，防止加重腹腔污染。怀疑空腔器官破裂或腹胀明显者应进行胃肠减压。禁食期间全量补液，必要时输血，积极补充血容量，防止水、电解质及酸碱平衡失调。待肠蠕动功能恢复后，可开始进流质饮食。

（2）严密观察病情：每15～30min监测脉搏、呼吸、血压一次。观察腹部体征的变化，尤其注意腹膜刺激征的程度和范围，肝浊音界范围，移动性浊音的变化等。有下列情况之一者，考虑有腹内器官损伤：①受伤后短时间内即出现明显的失血性休克表现。②腹部持续性剧痛且进行性加重伴恶心、呕吐者。③腹部压痛、反跳痛、肌紧张明显且有加重的趋势者。④肝浊音界缩小或消失，有气腹表现者。⑤腹部出现移动性浊音者。⑥有便血、呕血或尿血者。⑦直肠指检盆腔触痛明显、波动感阳性，或指套染血者。

观察期间需特别注意：①尽量减少搬动，以免加重伤情。②诊断不明者不予注射止痛剂，以免掩盖伤情。③怀疑结肠破裂者严禁灌肠。

（3）用药护理：遵医嘱应用广谱抗生素防治腹腔感染，注射破伤风抗毒素。必要时，进行肠外营养支持。

（4）术前准备：除常规准备外，还应包括交叉配血试验，有实质性器官损伤时，配血量要充足；留置胃管；补充血容量，血容量严重不足的患者，在严密监测中心静脉压的前提下，可在15min内输入液体1 000～2 000mL。

（5）心理护理：主动关心患者，提供人性化服务。向患者解释腹部损伤后可能出现的并发症、相关的治疗和护理知识，缓解其焦虑和恐惧，稳定情绪，积极配合各项治疗和护理。

3. 手术治疗患者的护理　根据手术种类做好术后患者的护理，包括监测生命体征、观察病情变化、禁食、胃肠减压、口腔护理。遵医嘱静脉补液、应用抗生素和进行营养支持，保持腹腔引流的通畅，积极防治并发症。

五、健康教育

（1）加强安全教育：宣传劳动保护、安全行车、遵守交通规则的知识，避免意外损伤的发生。

（2）普及急救知识：在意外事故现场，能进行简单的急救或自救。

（3）出院指导：适当休息，加强锻炼，增加营养，促进康复。若有腹痛、腹胀、肛门停止排气排便等不适，应及时到医院就医。

六、护理评价

（1）患者体液平衡能否得以维持，生命体征是否稳定，有无水电解质紊乱征象。

（2）腹痛有无缓解或减轻。

（3）体温是否正常，有无感染发生。

（4）焦虑/恐惧程度是否得到缓解或减轻，情绪是否稳定，能否配合各项治疗和护理。

（5）有无腹腔感染或脓肿发生，有无得到及时发现和处理。

（张爱贞）

第四节　急性阑尾炎

急性阑尾炎（acute appendicitis）是外科常见病，是最多见的急腹症之一，多发生于青壮年，男性发病率高于女性。

一、护理评估

1. 术前评估　如以下内容所述。

（1）健康史：了解患者既往病史，尤其注意有无急性阑尾炎发作史，了解有无与急性阑尾炎鉴别的其他器官病变如胃十二指肠溃疡穿孔、右侧输尿管结石、胆石症及妇产科疾病等。了解患者发病前是否有剧烈活动、不洁饮食等诱因。

（2）身体状况：了解患者发生腹痛的时间、部位、性质、程度及范围等，了解有无转移性右下腹痛、右下腹固定压痛、压痛性包块及腹膜刺激征等。了解患者的精神状态、饮食、活动及生命体征等改变，有无乏力、脉速、寒战、高热、黄疸及感染性休克等表现。查看血、尿常规检查结果，了解其他辅助检查结果如腹部 X 线、B 超等。

（3）心理社会状况：本病发病急，腹痛明显，需急诊手术治疗，患者常感突然而焦虑、不安。应了解患者的心理状态、患者和家属对疾病及治疗的认知和心理承受能力，了解家庭的经济承受能力。

2. 术后评估　了解麻醉和手术方式、术中情况、病变情况，对放置腹腔引流管的患者，应了解引流管放置的位置及作用。了解术后切口愈合情况、引流管是否通畅及引流液的颜色、性状及量等；有无并发症发生。患者对于术后康复知识的了解和掌握程度。

二、护理诊断及医护合作性问题

1. 疼痛　与阑尾炎炎症刺激、手术切口等有关。
2. 体温过高　与急性阑尾炎有关。
3. 焦虑　与突然发病、缺乏术前准备及术后康复等相关知识有关。
4. 潜在并发症　出血、切口感染、粘连性肠梗阻、腹腔脓肿等。

三、护理目标

（1）患者主诉疼痛程度减轻或缓解。
（2）体温逐渐降至正常范围。
（3）焦虑程度减轻或缓解，情绪平稳。
（4）护士能及时发现并发症的发生并积极配合处理。

四、护理措施

（一）术前护理

1. 病情观察　加强巡视、观察患者精神状态，定时测量体温、脉搏、血压和呼吸；观察患者的腹部症状和体征，尤其注意腹痛的变化。患者体温一般低于 38℃，高热则提示阑尾穿孔；若患者腹痛加剧，出现腹膜刺激征，应及时通知医师。

2. 对症处理　疾病观察期间，通知患者禁食；按医嘱静脉输液、保持水电解质平衡，应用抗生素控制感染。为减轻疼痛，患者可取右侧屈曲被动体位，屈曲可使腹肌松弛。禁服泻药及灌肠，以免肠蠕动加快，增高肠内压力，导致阑尾孔或炎症扩散。诊断未明确之前禁用镇静止痛剂，如吗啡等，以免掩盖病情。

3. 术前准备　做好血、尿、便常规、出凝血时间及肝、肾、心、肺功能等检查，清洁皮肤，遵医嘱行手术区备皮。做好药物过敏试验并记录。嘱患者术前禁食12h，禁水4h。按手术要求准备麻醉床、氧气及监护仪等用物。

4. 心理护理　在与患者和家属建立良好沟通的基础上，做好解释安慰工作，稳定患者的情绪，减轻其焦虑；向患者和家属介绍有关急性阑尾炎的知识，讲解手术的必要性和重要性，提高他们的认识，消除不必要的紧张和担忧，使之积极配合治疗和护理。

（二）术后护理

1. 一般护理　如以下内容所述。

（1）休息与活动：患者回室后，应根据不同麻醉，选择适当卧位休息，全身麻醉术后清醒、连续硬膜外麻醉患者可取平卧位，6h后，血压脉搏平稳者，改为半卧位，利于呼吸和引流。鼓励患者术后在床上翻身、活动肢体，术后24h可起床活动，促进肠蠕动恢复，防止肠粘连，同时可增进血液循环，加速伤口愈合。老年患者术后注意保暖，协助咳嗽咳痰，预防坠积性肺炎。

（2）饮食护理：患者手术当天禁食，经静脉补液。术后第1d可进少量清流质，待肠蠕动恢复，第3～4d可进易消化的普食。少数病情重的坏疽、穿孔性阑尾炎，术后饮食恢复较缓慢。

2. 病情观察　密切监测生命体征及病情变化遵医嘱定时测量体温、脉搏、血压及呼吸；加强巡视，倾听患者的主诉，观察患者腹部体征的变化，尤其注意观察有无粘连性肠梗阻、腹腔感染或脓肿等术后并发症的表现，及时发现异常，通知医生并积极配合治疗。

3. 切口和引流管的护理　保持切口敷料清洁、干燥，及时更换渗血、渗液污染的敷料；观察切口愈合情况，及时发现出血及切口感染的征象。对于腹腔引流的患者，应妥善固定引流管，防止扭曲、受压，保持通畅；经常从近端至远端方向挤压引流管，防止因血块或脓液而堵塞；观察并记录引流液的量、颜色、性状等。当引流液量逐渐减少、颜色逐渐变淡至浆液性，患者体温及血象正常，可考虑拔管。

4. 用药护理　遵医嘱术后应用有效抗生素，控制感染，防止并发症发生。术后3～5d禁用强泻剂和刺激性强的肥皂水灌肠，以免增加肠蠕动，而使阑尾残端结扎线脱落或缝合伤口裂开，如术后便秘可口服轻泻剂。

5. 并发症的预防和护理　如以下内容所述。

（1）切口感染：是阑尾术后最常见的并发症。多见于化脓或穿孔性急性阑尾炎，表现为术后2～3d体温升高，切口胀痛或跳痛，局部红肿、压痛等，可先行试穿抽出脓汁，或于波动处拆除缝线，排出脓液，放置引流，定期换药。手术中加强切口保护、彻底止血、消灭无效腔等措施可预防切口感染。

（2）粘连性肠梗阻：较常见的并发症。病情重者须手术治疗。早期手术，早期离床活动可适当预防此并发症。

五、健康教育

（1）对于非手术治疗的患者，应向其解释禁食的目的和重要性，教会患者自我观察腹部症状和体征变化的方法。

（2）对于手术治疗的患者，指导患者术后饮食的种类及量，鼓励患者循序渐进，避免暴饮暴食；向患者介绍术后早期离床活动的意义，鼓励患者尽早下床活动，促进肠蠕动恢复，防止术后肠粘连。

（3）出院指导，若出现腹痛、腹胀等不适，应及时就诊。

六、护理评价

（1）患者的疼痛程度是否减轻或消失，腹壁切口是否愈合。

（2）体温是否恢复到正常范围。

（3）焦虑程度是否缓解，情绪是否稳定。

（4）术后并发症是否被及时发现并积极处理。

（张爱贞）

第十章

骨科疾病的护理

第一节　骨科患者的一般护理

一、骨科患者入院后的护理

（一）体位的安置要求

1. 功能位　正确安置患者体位，保持各关节于功能位，使固定关节发挥最大效能，有利于患者功能的恢复。人体各大关节的功能位如下。

（1）肩关节：前屈30°，外展45°，外旋15°。

（2）肘关节：屈曲90°。

（3）腕关节：背屈20°～30°。

（4）髋关节：前屈15°～20°，外展10°～20°，外旋5°～10°。

（5）膝关节：屈曲±5°或伸直180°。

（6）踝关节：屈曲5°～10°。

2. 卧位

（1）平卧位：①垫枕不要过高，要顺沿到肩部，防止头前屈、下颌前翘及胸部凹陷；②足部盖被物等不宜过重，足底应用垫枕支撑，保持踝关节背屈90°。

（2）侧卧位：①用垫枕垫平头部与肩部之间的空隙；②靠床侧的膝屈曲度要比另一侧稍小，用垫枕垫于上侧大腿下，以防髋内收。

（3）半坐位：①臀部尽量向后靠，使上身重量落在坐骨与股骨上，并在腰背部垫一软枕，以保持脊柱正常的生理曲线；②腘窝处垫软枕，足底顶沙袋，防止膝过伸及足下垂；又可增大支撑面防止身体下滑。

（4）俯卧位：①自肋缘至骨盆处垫一薄软枕，以放松脊柱肌肉；②小腿下垫软枕，使踝部抬高，维持踝关节功能位。

（二）搬动患者的力学要求与方法

骨科患者入院后应及时给予妥善安置，在搬动患者时要掌握搬动的原则及力学要求，运用正确的搬动方法。

1. 搬动的原则

（1）骨折患者先固定，再搬动，避免因搬动加重骨折的程度。肢体肿胀者，搬动时可剪开衣袖或裤管。

（2）疑有脊柱骨折者，搬动时应保持头颈与躯干成一直线，切忌背、抱等动作，防止脊柱扭曲。

（3）颈椎骨折、脱位者，应在颈部两侧放置沙袋制动，搬动时需专人固定头部，以防脊髓损伤。

2. 搬动的力学要求

（1）防止病损部位产生剪切应力或旋转应力，以免加重原有病理损害及疼痛。

（2）保持平衡稳定及舒适，避免患者其他部位受损。

（3）护理人员应力求省力，减轻疲劳，防止发生自身损伤（如腰部损伤）。

3. 搬动的方法

（1）了解患者的体重，确定身体各部段的重心位置，合理分配力量和选择着力点。身体各部段的重量大概为：头、颈和躯干占体重的58%，双上肢占10%，双下肢占32%。

（2）了解损伤部位和病情，采取相应的保护措施。如：颈椎损伤患者应专人保护头颈部平直，胸腰椎损伤患者应至少3人平行搬运，四肢骨折及多发骨折患者应局部妥善固定，同时应尽量保护患肢，以减少搬运时疼痛和加重损伤。

（3）搬动者应适当加大双脚支撑面，双臂尽量靠向身体两侧以减小阻力臂；两人以上搬动时要同时用力，动作应平稳、轻柔、到位，保证患者安全舒适。

（三）入院后的护理评估

认真观察病情变化，及时准确收集各项护理资料，发现异常及时通知医生。

1. 全身情况

（1）观察生命体征：及时准确测量体温、脉搏、呼吸、血压。

（2）卧床患者：检查受压部位皮肤情况，必要时填写压疮评估表。

（3）骨病患者：卧床减少活动，防止病理性骨折发生。

2. 局部情况

（1）观察患肢血液循环，检查肢体远端皮肤颜色、温度及动脉搏动情况。

（2）观察局部疼痛情况。

（3）观察伤口有无出血、感染等情况。

（四）骨科患者肢体畸形的预防与护理措施

1. 足下垂畸形　足下垂畸形也称垂足畸形，即足前部向跖侧屈。这种畸形的出现导致下地走路疼痛与困难。

（1）原因：①长期卧床时，未重视踝关节的活动，足底无支撑，使踝关节长期处于跖屈状态；②患肢行皮牵引治疗时压迫肢体所致；③患者瘦弱，皮下脂肪少，强迫体位时，腓骨颈处极易受压，损伤腓总神经。

（2）预防与护理：①加强宣教，患肢保持外展中立位，避免外旋压迫腓骨颈处；②每2~3小时按摩一次腓骨小头处；③指导患者踝泵锻炼，每次20~30下，每天2~3次；④加强腓骨颈处的保护，可在膝关节下垫软枕，暴露腓骨颈处；⑤长期卧床或截瘫患者使用专用支具，如防垂足板。

2. 膝关节屈曲畸形　腘绳肌是一组很容易发生挛缩的肌肉。如持续在腘窝部垫枕屈曲膝关节，此关节很快会发生挛缩。预防的方法是每天数次把枕垫拿开，进行膝关节屈伸活动，以增强肱四头肌肌力。

3. 屈髋畸形

（1）原因：长期卧床患者，因床面太软、臀部凹陷，使髋部处于屈曲位，如不注意矫正卧位和进行伸髋锻炼，则可能产生屈髋畸形。

（2）预防：长期卧床患者应使用硬板床，禁用软床；如病情允许，应加强髋周肌群的锻炼，每日进行髋关节活动。

4. 肩内收畸形

（1）原因：①卧床患者肩臂部用得少，活动得少，可发生某种程度的失用性萎缩；②当患者仰卧时，常常习惯于把两臂靠着躯干，两手放于腹部，导致肩部内收；③胸大肌等腋部内收肌组，也很容易发生挛缩，导致内收畸形。

（2）预防：①将卧床患者的两臂离开躯干放置，以防内收；用枕垫起全臂，不使其后伸；②在病情允许下，鼓励患者自己梳头，扣背后的纽扣；③指导患者拉住床头栏杆向床头方向移动身体，以使膀臂外旋、外展。

二、骨科患者的术前护理

对骨科患者术前护理的重点是全面地进行评估，发现并消除威胁手术安全性的因素，细致地做好各项准备及健康指导工作，使患者能良好地耐受手术。

（一）骨科手术的分类

骨科手术包括四肢、躯干骨、关节、肌肉、肌腱以及脊髓、周围神经和血管的各种手术，还包括部分整形手术，涉及整个运动系统，手术的性质根据时限要求分为三大类。

1. 急症手术　病情急迫，需在短时间内实施手术，以挽救生命和肢体。如断肢（指）再植、开放性骨折清创缝合等。

2. 限期手术　由于病情关系手术时间虽然不能拖延过久，但可以在限定时间内选择。如闭合复位内固定术、恶性肿瘤根治术等。术前准备和护理工作应该在较短时间内较全面地完成，提高患者全身和局部素质。

3. 择期手术　手术时间的迟缓不影响手术效果。如各种畸形矫正术、良性肿瘤切除等，术前准备时间宽裕，能保证患者有良好的身体素质和较强的手术耐受力。

（二）手术前的护理评估

1. 健康史　①病史：了解疾病的性质，尤其对骨科疾病或损伤发生、发展的过程，需详细询问病因、症状、治疗经过及病情的发展，询问受伤时间、地点、暴力的性质、方向、着力点等因素，评估损伤的部位、严重程度以及是否发生合并伤等；②手术史：了解既往是否接受过手术治疗以及手术名称、部位、时间、术后恢复情况；③用药史及过敏史：询问药物的名称、剂量、时间以及有无药物、食物、花粉、气体等过敏史；④个人史：询问有无吸烟史及饮酒史。

2. 身体状况　①年龄：青壮年对手术耐受力较好。婴幼儿及老年人对手术的耐受力较差，易出现并发症；②营养状况：营养不良会降低机体抵抗力，影响伤口愈合；肥胖者易引起伤口感染及延迟愈合；③体液、电解质平衡状况：评估患者有无脱水、电解质代谢紊乱及酸碱平衡失调；④体温：评估有无发热或体温不升；⑤重要器官功能评估：心、肺、肝、肾、脑等重要脏器功能状况。

3. 心理-社会状况　术前最常见的心理反应是焦虑和恐惧，其发生原因多与对手术缺乏了解，担心手术效果，害怕手术后疼痛和发生术后并发症有关。尤其是截肢、截瘫患者易存在抑郁、悲观、绝望的消极情绪。故在术前应评估患者的心理活动、心理特征、压力源及其应对方式。还需要了解患者的经济承受能力、家庭及社会对患者的支持程度。

（三）术前辅助检查

1. 实验室检查　包括血、尿常规；出、凝血时间；肝肾功能；血电解质、血糖、血型、交叉配血试验等，是必须进行的检查项目。某些骨病及骨肿瘤进行血沉、血钙、血磷、碱性磷酸酶及本-周蛋白的化验检查。血液类风湿因子及抗"O"检查对于风湿关节炎、类风湿骨关节疾病的诊断有意义。

2. X线检查　X线检查是骨科最常用的辅助检查方法，可以了解有无骨折、脱位及损伤的部位、形状及程度；通过局部骨组织在X线片上的表现如破坏、增生及骨膜反应等，可以为骨病的诊断提供参考依据。手术前还应常规进行肺部X线检查，以观察肺脏的健康状况，评估对手术的耐受能力。

3. CT、MRI检查　CT及MRI可获得人体组织的三维结构，图像清晰。这两种检查方法已被广泛应用于骨科疾病的检查。

4. 心电图检查　术前应常规进行心电图检查，进一步了解患者的心脏功能及对手术的耐受能力，以确保患者术中及术后的安全。

（四）术前常规准备

（1）协助医生及帮助患者完成术前各种检查。检查前需要做碘过敏试验的要提前做好试验，需要禁食禁水的检查项目，要提前给患者交代清楚。

（2）对于术前需要进行自体血备血，术中回输的患者，协助血库做好术前患者血液的采集和留存。

（3）根据医嘱进行交叉配血和药物过敏试验。

（4）患者手术前12小时禁食禁水，防止患者在麻醉过程中发生呕吐，误吸而引起吸入性肺炎、窒息或意外。

（5）术前一晚为缓解患者的紧张情绪，根据患者情况给予镇静剂，保证患者的休息。

（6）术日早晨测量血压、脉搏、体温。如出现异常及时通知医生及时进行处理，必要时停止手术。女患者月经来潮后不能手术。

（7）遵医嘱准时给予术前药物肌内注射。

（8）全身麻醉患者术前给予清洁灌肠，防止术中因麻醉导致肛门括约肌松弛，大便排出，污染术区。

（五）护理诊断

1. 焦虑、恐惧　与对手术不了解、担心预后不佳、害怕术后并发症有关。
2. 营养失调：低于机体需要量　与消耗性疾病、禁食或进食不足有关。
3. 体液不足　与失水过多、摄入过少有关。
4. 知识缺乏　缺乏手术前后的配合知识。

（六）护理措施

1. 补充营养，维持体液、电解质平衡　手术前需改善机体营养状况，使之能承受手术创伤带来的损害。因此，应增加营养，给予高蛋白、高热量、高维生素食物。患者若有贫血或低蛋白血症，应少量多次输血或清蛋白、血浆等血制品，使患者身体处于正氮平衡、体重增加的状态。若有体液、电解质平衡紊乱，手术前应予以纠正，方能保证手术的安全性。

2. 皮肤准备　术前备皮的目的是在不损伤皮肤完整性的前提下减少皮肤细菌数量，降低手术后伤口感染概率。

（1）备皮范围：骨科手术的切口由于术中临时延伸、术中复位徒手牵引、术中体位变动等，要求皮肤准备范围较大。①颈部手术（前路）：上至颌下缘，下至乳头水平线，左右过腋中线；②颈部手术（后路）：理发，头肩至肩胛下缘，左右过腋中线；③胸椎手术（后路）：第7颈椎至第12肋缘，左右过腋中线；④胸椎手术（侧后方）：上至锁骨及肩上，下至肋缘下，前后胸都超过正中线20cm；⑤腰椎手术（前路）：乳头下方至大腿上1/3，左右过腋中线，包括剃阴毛；⑥腰椎手术（后路）：肩胛下角至臀沟，左右过腋中线；⑦上肢前臂手术：上臂下1/3至手部，剪指甲，如果是臂丛麻醉则包括剃去腋毛；⑧上肢手术：肩关节至前臂中段，如果是臂丛麻醉则包括剃去腋毛；⑨手指手术：肘关节至手指，剪指甲，如果是臂丛麻醉则包括剃去腋毛；⑩下肢髋部手术：肋缘至膝关节，前后过正中线，剃阴毛；⑪膝部手术：患侧腹股沟至踝关节；⑫小腿手术：大腿中段至足部；⑬足部手术：膝关节至足趾。

（2）备皮的注意事项：①一般手术备皮在手术前一日进行，关节置换患者备皮在手术当日晨进行。备皮后用碘酒、酒精消毒手术部位，并进行消毒包扎；②备皮前了解手术的部位、切口位置、患者的基本情况；③备皮时尽量减少对患者躯体的暴露，最好在换药室进行备皮，如果患者行动不便在床边进行时，注意保护患者隐私，注意保暖；④有牵引和石膏患者，在清洁皮肤后进行备皮，然后重新包石膏或维持牵引；⑤有伤口的患者备皮后给予重新换药，并包扎伤口；⑥备皮后嘱患者沐浴，更换衣服；⑦备皮时不能将患者皮肤划伤，否则容易导致患者术后伤口感染。

3. 手术前指导　①指导患者练习床上排便：躯干或下肢骨科手术后，患者往往不能下床活动，并且因手术和麻醉的影响，易发生尿潴留和便秘。因此，骨科患者手术前3日应练习床上排尿排便的动作；②指导患者练习深呼吸、咳嗽：深呼吸有助于肺泡扩张、促进气体交换、预防肺部并发症。因此，要教会患者深呼吸、有效呼吸、咳痰方法，并指导患者手术前需戒烟2周以上；③指导患者翻身及床上活动：功能锻炼可促进肿胀消退，防止关节粘连及肌肉萎缩，对手术后功能的恢复大有帮助，因此应使患者预先熟悉手术后的功能锻炼方法如抬腿练习、腰背肌练习等，有利于手术后早日进行功能锻炼。由于手术后患者需长时间卧床或固定，因而要指导患者学会向两侧翻身、双手支撑床面抬臀等方法。

4. 应用抗生素　预防手术后感染对于骨科手术来说，极为重要。如果伤口感染，所植入的内固定物将成为非常棘手的问题。如果予以取出将影响固定，不予取出则感染延续不止，难以治愈。因此，对于年老体弱的患者或预计手术时间长、损伤大的手术，可在术前 3 ~ 7 日内，应用适量的抗生素，以预防手术后感染的发生。

5. 胃肠道准备　除局部麻醉外，手术前禁食 8 小时，禁水 4 ~ 6 小时。

6. 其他准备　①备血与输血：较大骨科手术及不宜应用止血带部位的手术，出血较多，手术前应做好血型检验、交叉配备试验等输血准备。如患者贫血或血容量不足，术前应给予输血，以改善全身状况。②保证充足的睡眠：手术前晚酌情给予镇静催眠药。③并发特殊疾病，如高血压、心脏病、糖尿病及肾病等，应遵医嘱做好疾病的治疗及控制等特殊准备工作。

7. 手术日晨护理　①测量体温、脉搏、呼吸、血压，如有体温升高，及时汇报给医生。②检查手术前准备是否完成，如皮肤准备、禁食、禁水、更换清洁衣裤。嘱患者取下首饰、义齿、眼镜、发夹、手表等。③遵医嘱进行导尿，并留置导尿管。④手术前 30 分钟按医嘱给予术前用药。⑤准备术中用物，如特殊药物、X 线片、CT 片或 MRI 片、绷带、石膏、支架等，送患者至手术室。⑥根据手术大小及麻醉方式准备麻醉床及用物，包括输液架、吸引器、氧疗装置、引流袋或负压引流器、各种监护设备等。截肢手术床边应备止血带，气性坏疽手术准备隔离病房及用物。

（七）术前健康教育

手术是治疗骨科疾病的主要手段之一。护士在术前针对患者的病情和手术情况对患者进行健康教育，指导患者做好手术前的心理准备和生理准备；正确指导患者掌握功能锻炼的方法，进行有效的康复指导和卫生宣传教育，使患者和家属积极配合治疗，取得满意的疗效。术前健康教育包括以下内容。

（1）讲明手术的必要性和手术治疗的目的，可能取得的效果，手术的危险性，有可能发生的并发症和预防处理措施，协助患者完成各种检查。

（2）督促患者开始练习在床上大小便，防止术后尿潴留。

（3）进行手术中和手术后适应性锻炼，例如对颈椎前路手术的患者进行气管推移训练，目的是使颈部组织在手术中的适应性增强，使手术过程中患者的血压、心率、呼吸及吞咽变化程度减少，从而降低手术的风险。让患者了解咳嗽、咳痰的重要性和方法，吸烟的患者应在术前 2 周戒烟，以减少术后肺部感染的发生。

（4）督促患者做好个人卫生，洗澡、理发、更换病号服，剪指（趾）甲等。

三、骨科患者的术中护理

手术对患者来说是一种创伤，可引起一系列身体损害，甚至发生严重的并发症而危及患者生命。手术进行期间，护理工作的重点是积极配合手术医生，严密监测生命体征，及早发现并抢救呼吸、心脏骤停，以保护患者免受意外伤害。

（一）常用体位

手术部位通常分为颈部、躯干（胸腰椎）及上、下肢等部分。根据手术要求摆放体位，充分暴露术野，便于操作。但应注意：摆放体位时首先要保证患者的舒适与安全，尤其俯卧位时保证患者呼吸顺畅，使其放松紧张的心情主动配合；保证患者肢体支托可靠不应有悬空，也不可强行牵拉或压迫肢体，以免造成肌肉、神经损伤。摆放体位常用物品为各种规格的海绵垫、沙袋、约束带、特殊支架等。

1. 仰卧位　适用于四肢手术。①物品准备：支臂架 1 ~ 2 个，约束带 2 条，海绵膝垫 1 个；②固定方法：将患者仰位平卧，手臂外展放在支臂架上，用约束带固定；腘窝处放一海绵垫，以免双下肢伸直时间过长引起神经损伤，用约束带固定。

2. 俯卧位　适用于腰部、背部、颈椎后路、下肢、腘窝囊肿切除术，脊柱后路的畸形矫正及椎体骨折内固定手术、骶尾部等手术。①物品准备：大枕头 2 个、软膝垫 1 个、皮垫 1 个、海绵垫 1 个、侧臂板 1 个、约束带 1 个；脊柱手术可准备一个能调节高度的专用俯卧位支架；②固定方法：将患者俯卧，胸部、髋部各垫一个大枕头，将腹部空出，以利于呼吸；膝下垫一个软垫，踝部垫一个皮垫，使踝关节自然弯曲下垂，防止足背过伸；小腿上放一个海绵垫，用约束带固定；头部偏向一侧或支撑于头架上，双上肢固定于侧臂板上；男性患者防止阴茎、阴囊受压；如脊柱手术，手术部位渗血较多，安置体位最好用俯卧位支架，在双肩及髂前上棘支点处各垫一软垫，并在双膝下方及足部分别垫一软垫；注意保护双眼不受压。

3. **侧卧位** 适用于髋臼骨折并发髋关节后脱位、人工髋关节置换术、股骨头无菌性坏死、股骨颈和股骨干骨折或股骨粗隆间骨折切开复位内固定、股骨上端截骨术等。①物品准备：腋垫 1 个、方垫 2 个、长筒海绵垫 2 个、肩托 2 个、双层托手板 1 个、约束带 2~3 条；②固定方法：侧卧 90°，患侧向上；腋下垫一腋垫，用背托固定胸背部，或胸、背部各垫一长筒海绵垫，用约束带固定；将双上肢固定于托手架上；头下垫一软枕，两腿之间垫一大软垫，用约束带将大软垫和位于下方的下肢一起固定。

4. **侧俯卧位（45°）** 适用于胸腰段椎体肿瘤、植骨术、人工椎体置换术、腰椎段结核病灶清除术。①物品准备：腋垫 1 个、大软枕 1 个、方垫 2 个、长筒海垫 2 个、背托 2 个、双层托手板 1 个、约束带 2~3 条；②固定方法：术侧向上，身体半俯卧 45°；腋下垫一个腋垫，用背托固定胸腹部，或胸部和背部各垫一长筒海绵垫，用长约束带于背部固定，将双上肢固定于托手架上；头下垫一软枕，两膝之间垫一大软垫，位于下方的下肢伸直，位于上方的下肢屈曲 90° 自然放松，用约束带将髋关节处垫软垫加以固定。

5. **膝下垂位** 适用于膝部手术，如半月板切除术、膝关节镜手术等。

（二）消毒范围

1. **颈椎手术** 上至枕骨结节，下至尾骨；左右分别至身体两侧腋中线。
2. **胸腰椎手术** 上至肩峰，下至尾骨；左右分别至身体两侧腋中线。
3. **肩部手术** 患侧上至颈部，下至肋缘，前后过中线；臂部至腕关节。
4. **肘部手术** 上至上臂中段，下至腕关节。
5. **手部手术** 前臂过肘关节。
6. **髋部及大腿手术** 上至肋缘，下至踝关节。
7. **膝部手术** 大腿中上段至踝关节。
8. **小腿手术** 膝关节上端至足部。
9. **足部手术** 膝关节至足部。

（三）铺置无菌单

1. **铺无菌单的注意事项** ①护士传递治疗巾或中单时，手持两端，向内翻转遮住双手，医生接单时手持中间，可避免接触护士的手；②打开无菌中单时，无菌单不可接触腰以下的无菌衣；③铺置大的无菌单，在铺展开时，要手握单角向内翻转遮住手背，以免双手被污染；④已铺置的无菌单巾不可随意移动，只能由切口内向切口外移动，如铺置不准确时，不能向切口内移动；⑤手术野四周及托盘上的无菌单为 4~6 层，手术野以外为 2 层以上。无菌单下垂床沿 35cm 以上。

2. **上肢手术无菌单的铺置** ①患肢下横铺对折中单 1 个，中单全展铺 1 个；②一块四折治疗巾围绕手术部位上方，裹住上臂及气囊止血带，用一把布巾钳固定，手术部位以下的前臂和手，用折合中单或治疗巾 2 块包裹，无菌绷带包扎固定；③手术部位铺一大孔巾，手从孔巾中钻出。

3. **下肢手术单的铺置** ①患肢下横铺 2 层夹大单，自臀部往下并覆盖健侧下肢；②治疗巾对折 1 块围绕手术部位上方，裹住消毒气囊止血带，以布巾钳固定；③折合中单包裹手术区下方未消毒区域，绷带包扎固定；④手术部位上缘用夹大单盖上身，与另夹大单连接处用两把布巾钳固定。

4. **髋部手术无菌单的铺置** ①患侧髋下垫对折中单 1 块，覆盖健侧下肢；②双折夹小从大腿根部绕至髋部，再在上身铺置一夹大单与此交叉，以两把布巾钳固定；③下肢用一折合中单 1 块，用绷带包扎固定。

（四）护理评估

1. 手术情况 了解麻醉种类、手术方式、手术出血量、尿量、术中输血、补液及用药情况。

2. 麻醉情况 评估患者神志、呼吸和循环功能、肢体感觉和运动等情况，判断麻醉程度。

3. 身体各系统的功能 ①呼吸系统：观察呼吸运动、呼吸频率、深度和节律性，必要时测血气分析，以评估呼吸功能；②循环系统：检测血压、脉搏的变化，评估循环功能；③神经系统：评估患者感觉、运动功能。

（五）护理诊断

1. 焦虑、恐惧 与环境陌生、对手术不了解；害怕麻醉、手术不安全；害怕术后疼痛或发生并发症有关。

2. 有受伤的危险 与麻醉后患者感觉减退及术中出血有关。

3. 有血管神经功能异常的危险 与手术止血带、约束带的使用过久有关。

4. 有皮肤完整性受损的危险 与手术体位固定过久、术中使用电刀有关。

5. 有感染的危险 与手术伤口开放，手术时间长有关。

（六）护理措施

1. 心理护理

（1）热情迎接患者，介绍手术室环境，以减轻患者的焦虑感。

（2）采取语言保护性措施，酌情介绍麻醉及手术程序，消除患者恐惧感。

（3）鼓励患者诉说自己的感受，给予心理安慰。

2. 体位护理 根据手术要求摆放体位，患者意识清醒时应给予解释其体位的目的及重要性，以取得患者合作。摆放体位的注意事项如下。

（1）保证患者舒适与安全。

（2）充分暴露手术部位。

（3）保持呼吸道通畅，防止颈部、胸部受压而影响呼吸。保持循环正常，避免约束带固定过紧影响肢体血液循环。

（4）保护受压部位，以防神经、肌肉过度牵拉而造成损伤。

（5）注意保暖，避免身体不必要的暴露。

3. 避免患者受到意外损伤

（1）严格遵守手术室查对制度，仔细核对患者的姓名、性别、年龄、科别、床号、诊断、手术名称、术前准备、术前用药及药物过敏试验等。接送患者途中，注意保暖，防止患者坠床。

（2）严格遵守无菌操作原则，以预防伤口感染、保证患者安全。①手术人员穿上无菌手术衣后，从腰部到肩前缘以下，袖口到手肘以上的10cm为无菌区。手术台及器械台的台面以上是无菌区。②传递器械，不允许在手术者背后传递。手术者同侧交换位置时，应背对背进行横向移动换位。③手套污染或破损时，必须立即更换。④接触污染区的器械应放在另一个弯盘内，不能重复使用于无菌区。

（3）维持皮肤完整：①保护受压部位，防止压疮：保持床单干燥平整，对易受压部位用软枕垫好，必要时给予按摩。②防止烫伤或灼伤：术中使用高频电刀时，电极板应摆放平整，要放在肌肉丰富的部位，以防止皮肤灼伤。③使用约束带、绷带时注意给予衬垫保护受压部位。

（4）根据麻醉要求安置体位，全身麻醉或神志不清的患者或儿童，应适当约束或专人看护，防止坠床。

4. 维持四肢神经血管功能 摆放患者体位时，应使肢体处于功能位；使用约束带时，防止固定过紧导致肢体血液循环障碍及神经受压；观察肢端皮肤有无苍白或发绀，有无肿胀、感觉减退、不能活动、远端动脉搏动减弱或消失等血管神经功能异常情况。

5. 病情观察

（1）观察有无麻醉意外的发生，做到早发现、早治疗、早处理。常见的麻醉意外有：①呼吸道梗阻；②呼吸抑制及呼吸延长麻痹；③缺氧及 CO_2 蓄积；④低血压及高血压；⑤心律失常或心脏骤停。

（2）手术过程中密切观察患者生命体征情况，如出现大出血、心脏呼吸骤停等意外时，应立即配合医生及麻醉师进行抢救。

6. 药物应用的护理 手术中用药时应注意认真核对药名、浓度、剂量、有效期及药物的质量、用法等，执行后应及时记录；紧急情况下可执行口头医嘱，但需复述一遍，确认无误后再执行；使用可能导致过敏的药物前需核对病历，检查有无过敏史后再使用；应用药物后应注意观察药物反应；用过的药瓶、血袋等应放在固定位置，保留至手术结束后方可丢弃，以备查对。

四、骨科患者的术后护理

手术后护理的工作重点是尽快恢复患者的正常生理功能，观察并预防并发症的发生，积极采取措施促进伤口愈合，以及最大限度地促进关节功能的恢复。

（一）手术后的各项准备

1. 病室准备 病室内应安静，空气清新，光线柔和，温湿度适宜，保持室温在 18～22℃，湿度 50%～60%。

2. 床单位准备 ①以硬板床为主铺麻醉床，臀下及患肢切口处垫一次性防渗垫，避免尿液及切口渗出液污染床单，全身麻醉患者头部也应垫防渗垫，防止呕吐物污染床单；②根据患者术后体位要求备好体位垫，以达到抬高患肢及保持肢体功能位的目的。

3. 用物准备 ①床旁常规准备输液架、一次性引流瓶（袋）等物品，全身麻醉及大手术患者需准备心电监护仪、吸氧装置、负压吸引器等；②颈椎手术床头应备气管切开包；股骨颈骨折手术要备矫形鞋、弹力绷带，需牵引者备牵引装置；截肢术备止血带、沙袋；显微外科手术备烤灯、室温计、电暖器等。

（二）护理评估

1. 手术情况 了解麻醉种类、手术方式、手术出血量、尿量、术中补液、输血及用情况；引流管的放置及外固定方式，是否应用持续镇痛泵等。

2. 身体状况

（1）麻醉恢复情况：评估患者神志、呼吸和循环功能、肢体感觉和运动等情况，判断麻醉是否苏醒及苏醒程度。

（2）身体各系统的功能：①呼吸系统：观察呼吸运动，呼吸频率、深度和节律性，必要时测血气分析，以评估呼吸功能；②循环系统：监测血压、脉搏的变化，评估循环功能；③泌尿系统：观察有无尿潴留，以及尿液的量及性状；④消化系统：询问患者有无恶心、呕吐、腹胀、便秘等情况；⑤神经系统：评估患者感觉、运动功能。

（3）伤口及引流情况：①观察伤口敷料有无渗血、渗液及其量、性状；②观察伤口有无红肿、压痛、渗液等感染症状；③观察引流是否通畅、有效，评估引流液的量及性状。

（4）体位：评估患者有无消极心理反应。手术后患者常出现焦虑、抑郁，多因渴望了解疾病的真实情况，担忧手术效果和功能的恢复，伤口疼痛等不适而发生。

（三）护理诊断

1. 有窒息的危险 与呼吸道阻塞、颈部手术后血肿等压迫气管有关。

2. 有误吸的危险 与麻醉、昏迷后咳嗽反射减弱或呕吐等因素有关。

3. 体液不足 与术中血液、体液的丢失或术后呕吐、引流等有关。

4. 疼痛 与手术有关。

5. 尿潴留　与紧张疼痛、麻醉后排尿反射受抑制、不习惯床上排尿有关。

6. 有感染的危险　与手术、呼吸道分泌物排除不畅、留置导尿管有关。

7. 焦虑、抑郁　与对手术治疗及术后正常反应认识不足有关。

8. 知识缺乏　缺乏术后功能锻炼知识。

（四）护理措施

1. 维持呼吸与循环功能　①监测生命体征：手术当日严密观察血压、脉搏、呼吸。大手术需给予心电监护，每 15～30 分钟测量 1 次，病情稳定后改为每 1～2 小时 1 次；中小手术每 1～2 小时测量 1 次，病情稳定后可改为 4 小时 1 次；②保持呼吸道通畅：全身麻醉未清醒患者，应去枕平卧，头偏向一侧，有利于呼吸道分泌物或呕吐物排出，防止误吸。观察有无呼吸道阻塞现象，防止舌后坠、痰液堵塞气道引起缺氧、窒息。鼓励患者深呼吸、咳嗽、咳痰，病情允许时可给予更换卧位、拍背，促使痰液排出，必要时给予吸痰。痰液黏稠者，可行雾化吸入，稀释痰液，以利排出，保持呼吸道通畅；③注意观察头颈胸石膏或支架固定、髋人字石膏固定患者有无因包扎过紧导致呼吸受限；④观察伤口出血情况，引流物的量及性状。若术中止血不彻底、大血管结扎不牢或结扎缝线松脱，会引起持续的出血，导致血压下降甚至休克而危及生命。因此，手术后需严密观察伤口出血情况，应注意敷料或石膏表面的血迹是否扩大或逐渐变干。石膏内伤口出血的观察，可用铅笔在石膏表面铺出血迹轮廓，隔 1～2 小时后再观察血迹是否超出划痕，以判断出血是否停止。对于截肢术后患者，应常规在床旁准备橡皮止血带，以备急用。若因大血管的结扎缝线脱落而致大出血，应立即用手紧压出血的部位并抬高患肢，协助医生系好止血带，急送手术室进行止血处理。

2. 改善营养状况，维持水、电解质平衡　使患者了解营养的重要性，多食高蛋白、高热量及富含维生素的食物，如豆类、瘦肉、奶类、蔬菜、粗粮、水果等。手术后应给予静脉补液，可根据病情输血、输入葡萄糖溶液或电解质溶液，以维持营养、保持水电解质平衡。还可将止血药物、抗生素及能量合剂等经静脉通道输入。

3. 术后恶心、呕吐的护理　手术后的恶心、呕吐是麻醉反应，麻醉作用消失后即可自行停止。其护理措施是：①关心、安慰患者，讲解呕吐原因，使患者安静，避免紧张；②呕吐时头应偏向一侧，以防呕吐物坠入呼吸道而引起窒息；③观察呕吐物颜色、量、性状及次数，大量频繁的呕吐可引起水、电解质丢失，应注意患者全身情况，如血压、脉搏等；④呕吐停止后应清理呕吐物，并加强口腔护理；⑤遵医嘱给予镇吐药。

4. 术后疼痛的护理　麻醉作用消失后患者即可感觉切口及手术部位疼痛，一般 24～72 小时后逐渐减轻。手术后外固定包扎过紧也可引起患肢肿胀和疼痛。疼痛会影响患者的休息和睡眠，需采取措施缓解疼痛，以使患者舒适：①观察患者疼痛的部位、性质及程度，了解疼痛的原因；②介绍疼痛的性质及规律，缓解患者的焦虑情绪；③指导患者运用无创伤性解除疼痛的方法，如松弛疗法、分散注意力等；④疼痛剧烈时，可适当给予镇痛剂或使用镇痛泵，并观察用药后的效果；⑤保持患肢功能位，抬高患肢 15°～30°，促进静脉回流，减轻肿胀；⑥减少或消除引起疼痛的原因，如石膏包扎过紧时，可做石膏开窗或剖开，解除石膏、绷带对患部的压迫。

5. 术后腹胀的护理　手术后腹胀多因胃肠蠕动受抑制，肠腔内积气过多所致。其护理措施是：①鼓励患者早期活动，促进肠蠕动；②指导患者不要进食产气食物，严重腹胀时酌情禁饮水，行腹部热敷或腹部按摩，针刺疗法；③必要时遵医嘱给予胃肠减压，肛管排气，新斯的明肌内注射。

6. 术后尿潴留的护理　手术后麻醉导致排尿反射受抑制，患者紧张、疼痛，不习惯床上排尿等，都可引起尿潴留，解除尿潴留的措施是：①安慰患者，向患者解释尿潴留的原因，消除紧张心理；②创造良好的环境，鼓励患者自行排尿，病情允许时坐起或下床排尿；③按摩下腹部，应用诱导排尿法；④经上述处理仍不能解除尿潴留时，可采用导尿术。

7. 促进伤口愈合　①保持切口敷料清洁干燥，观察切口有无渗液、渗血，及时更换敷料。②观察切口有无发红、肿胀、热感、疼痛等感染症状。如有感染，应及时引流。③手术后应保证及时给予足量、有效的抗生素，预防切口感染。④注意引流管护理：手术中可放置引流管，连接引流袋或负压引流器，将渗出物引出体外，促进切口愈合。一般术后 2~3 日内渗血量逐渐减少并自行停止。应妥善固定引流管，防止扭曲、受压；保持引流通畅，观察引流量及性状；每日更换引流袋，严格遵守无菌技术。

8. 患肢血液循环及神经功能的观察　手术后固定包扎过紧，原发创伤和手术创伤所致的肿胀均对肢体形成压迫，能引起血液循环、神经功能障碍。如长时间的缺血，会造成肢体坏疽并可导致严重的全身并发症，如休克、酸中毒、高血钾症及肾衰竭等。因此，手术后 1 周内必须严密观察患肢血液循环状况，以便及时发现早期缺血症状并及时处理。其护理措施有：①密切观察患肢血液循环，有无皮肤苍白或青紫、温度降低；肢端有无剧烈疼痛或麻木；肢端动脉搏动有无减弱或消失；毛细血管充盈时间是否延长，如发现异常应及时处理；②切口内放置引流管，用以引流术后切口内的渗血，保持引流管的通畅，有利于减轻患肢肿胀、改善患肢血液循环；③石膏、绷带包扎不可过紧，术后需严密观察有无肢体受压症状，表现为持久性局限性疼痛；④抬高患肢 15°~30°，以促进静脉回流，利于消肿；⑤密切观察、早期发现、及时消除影响患肢血液循环及神经功能的因素。

9. 心理护理　手术后消极的情绪反应能影响患者的康复。因此，患者回病房或麻醉清醒后，应及时安慰患者手术已顺利完成，手术的目的已达到，以减轻心理负担。如手术效果不好或术后带来残疾，应同情关心患者，鼓励患者承认现实，正确面对长期的恢复过程，积极配合治疗，以取得最佳的治疗效果。对于术后疼痛的患者，应指导患者运用松弛疗法，疼痛剧烈时，遵医嘱给予镇痛剂，以减轻疼痛，解除焦虑。

10. 功能锻炼　①应遵循循序渐进的原则：手术后 1~2 周内，练习患肢的肌肉等长收缩运动及健肢的全关节运动，每日数次，每次 5~20 分钟，以防止肌肉萎缩与关节粘连。小夹板外固定患者在早期即可进行带夹板的关节活动练习。外固定拆除后，则需加强骨关节的各种活动练习，使之尽可能地达到其应有的功能范围。锻炼的强度、时间及范围，应随全身及局部情况的好转而逐渐增加，不可使患者感到疲劳或疼痛；②以恢复患者的固有生理功能为主：上肢以恢复手部灵活性为主，主要练习伸指、握拳、拇指对掌等功能；肩、肘、腕则以伸、屈、旋转练习为主；下肢功能主要是负重及行走，可通过屈伸、蹲站等练习而达到恢复功能的目的；③以主动运动为主，被动运动为辅：功能锻炼应以主动运动为主，促进血液循环，防止肌肉萎缩和关节僵硬，以帮助肢体功能的恢复，而且患者可自行调整活动强度及幅度，避免疼痛或加重损伤。对于年老体弱、大手术后、截瘫或关节僵硬患者可协助做全身或肢体的被动运动。

11. 并发症的预防及护理　患者长期卧床，可能发生一些并发症如压疮、坠积性肺炎、泌尿系感染、血栓性静脉炎等。因此手术后应注意并发症的预防。①压疮：骨科手术后因用石膏、夹板、支架等固定患肢而限制肢体的活动，有些患者也因疼痛、神经麻痹而未进行活动，因而易发生压疮，尤其是截瘫患者及年老体弱、营养不良的患者。其预防措施是：勤翻身、避免骨突起部位长时间受压；受压部位给予按摩，以促进局部血液循环；保持床单平整，易受压部位用气垫及棉圈托起，使其不与床面接触而避免受压。一旦发生压疮，应积极治疗；②坠积性肺炎、泌尿系感染等并发症：其预防措施是加强翻身拍背、协助肢体活动、鼓励患者做深呼吸及咳痰、多饮水等。截瘫患者应注意导尿管护理，防止发生尿路感染；③血栓性静脉炎：由于肢体活动减少，以及静脉输液对血管的损伤与刺激，骨科术后的患者易并发下肢静脉血栓形成及血栓性静脉炎。在病情允许的情况下，应鼓励患者多进行患肢的功能锻炼，并协助进行瘫痪肢体的被动活动及按摩。如已发生静脉血栓或静脉炎时，应立即停止活动，遵医嘱给予抗凝治疗。

12. 拆线　骨科手术切口多在四肢或躯干，伤口较长。活动多、张力较大、过早拆线等易导致切口裂开，因此拆线时间较其他外科手术迟，一般术后 10~14 日拆线。可先行间断拆线，3~4 日后观察切口，若生长良好，再拆除余线。

（贺艳霞）

第二节　骨折概述

一、骨折的定义与病因

骨的连续性和完整性中断称为骨折。

骨折可因创伤所致，也可由于骨骼疾病，如骨髓炎、骨肿瘤导致骨质破坏，受轻微的外力作用即发生骨折，前者称为创伤性骨折，后者称为病理性骨折。骨折的产生原因如下。

1. 直接暴力　暴力直接作用于骨骼，使受撞击的部位发生骨折，常伴有不同程度软组织损伤或有开放伤口。例如，汽车辗压小腿引起的胫腓骨骨折。

2. 间接暴力　暴力通过传导、杠杆、旋转和肌肉收缩作用造成暴力作用点以外的远处部位骨折。如滑倒时手掌撑地，外力经传导而致肱骨髁上骨折；高处坠落，双足着地导致胸腰段椎体的压缩骨折；骤然跪倒时，股四头肌猛烈收缩，致髌骨骨折。

3. 积累劳损　骨骼某处长久承受一种持续应力，使该处发生骨折，称为疲劳骨折。如长距离跑步、行军造成的第 2、3 跖骨和腓骨干下 1/3 处骨折。

4. 骨骼疾病　当骨骼处于病理状态时，即使遭受轻微外力或肌肉拉力，就可发生骨折，称为病理性骨折。如骨髓炎、骨肿瘤、骨质疏松症并发的骨折。

二、骨折的分类

骨折依据其受伤机制与伤后解剖状态，可以分为若干类型。这些分类复杂而重叠。对骨折的治疗、护理方法的选择、预后判断和效果评价极为重要。骨折有以下几种分类。

1. 按骨折发病原因分类　分为外伤性骨折和病理性骨折。

2. 按骨折断端是否与外界相通分类

（1）闭合性骨折：骨折处皮肤或黏膜完整，骨折端与外界不相通。

（2）开放性骨折：骨折附近的皮肤或黏膜破损，骨折端与外界相通。

3. 按骨折的程度及形态分类

（1）不完全性骨折：骨的连续性或完整性部分中断，尚有一部分骨组织保持连续，按其形态又可分为以下几种。

1）青枝骨折：多见于儿童。骨质和骨膜部分断裂，有时可有成角畸形。表现为骨皮质劈裂，如同青嫩树枝被折，因而称为青枝骨折。

2）裂缝骨折：骨质发生裂缝，像瓷器上的裂纹，无移位，常见于颅骨、肩胛骨等处骨折。

（2）完全性骨折：骨的连续性或完整性全部中断。根据骨折线的方向和形态可分为以下几种。

1）横骨折：骨折线与骨干纵轴接近垂直。

2）斜骨折：骨折线与骨干纵轴呈一定角度。

3）螺旋骨折：骨折线呈螺旋状，多由于扭转性外力所致。

4）粉碎骨折：骨折碎裂成两块以上，多因受较大的直接暴力打击而引起。

5）压缩骨折：骨松质因外力压缩而变形。多见于脊椎骨和跟骨。

6）嵌插骨折：骨干的坚质骨嵌插入骺端的松质骨内，发生在长管状骨干骺端骨皮质与骨松质交界处，如股骨颈骨折、肱骨外科颈骨折，多因压缩性间接外力所致。

7）凹陷性骨折：骨折块局部下陷，如颅骨、颜面骨骨折。

8）骨骺分离：通过骨骺的骨折，骨骺的断面可带有部分骨组织，多见于少年儿童的骨折。

4. 按骨折发生的时间分类

（1）新鲜骨折：一般指 3 周内的骨折，血肿未完全机化，两骨折断端尚未愈合，仍可闭合复位者。

（2）陈旧骨折：一般伤后 3 周以上的骨折。

5. 按骨折后或骨折复位固定后的移位倾向分类

（1）稳定性骨折：骨折端不易移位或复位后不易再移位的骨折，如不完全骨折、压缩及嵌插骨折、复位后较稳定的横骨折、裂缝骨折、青枝骨折等。

（2）不稳定骨折：骨折端易移位或复位固定后骨折端易再发生移位的骨折，如斜骨折、粉碎骨折、螺旋骨折以及有缺损的骨折、负重大并有支持功能部位的横骨折（如股骨干骨折）等。

三、骨折的临床表现

1. 全身表现

（1）休克：多见于多发性骨折、股骨骨折、骨盆骨折、脊柱骨折和严重的开放性骨折。患者因广泛的软组织损伤、大量出血、剧烈疼痛或并发内脏损伤而引起休克。

（2）体温略高于正常：当严重骨折，如股骨骨折、骨盆骨折伴有大量内出血，血肿吸收，使体温高于正常，通常不超过38℃。开放性骨折伴有体温升高时，应考虑感染。

2. 局部表现

（1）骨折与一般组织损伤共有的体征

1）疼痛、压痛、活动痛：这三种痛是任何组织损伤都有的表现，没有骨折的痛局限于肢体一侧，骨折压痛绕肢体1周。

2）局部肿胀、瘀斑：肿胀严重的部位皮肤可以出现水疱。

3）功能障碍：由于骨折后肢体内部支架结构断裂，肌肉失去附着或失去应有的杠杆作用，加之疼痛、肿胀、肌肉痉挛或神经损伤，可使肢体部分或全部丧失活动功能。

（2）骨折的特有体征

1）畸形：骨折后由于骨折段的移位可使患肢的外形发生改变，表现为成角、侧方、旋转、短缩等。

2）反常活动：骨折部位失去正常的稳定和支持功能，则出现异常的假关节活动。

3）骨擦音或骨擦感：骨折断端相互碰撞摩擦出现骨擦音或骨擦感，这在一般检查中可触及，但不可故意试验。

以上三项体征，只会在骨折后出现。单一或全部出现时，都可确诊骨折。

四、骨折的辅助检查

1. X线检查　对于了解骨折的具体情况有重要参考价值，对骨折的诊断及治疗有重大的指导意义，X线摄片应拍正、侧位片，并需包括邻近关节，有时还要加拍特定位置或健侧相应部位的对比X线片。它能发现临床检查难于发现的损伤和移位，应根据健康史和体格检查确定X线片投照体位、部位、范围以及投照中心。

（1）两个角度摄片观察：一般摄正、侧位片，必要时再加斜位或切线位等。

（2）摄片的两个时机：一般骨折在损伤后立即摄片可明确诊断，但有些骨折如腕舟状骨骨折、股骨颈裂纹或嵌插骨折，在损伤当时不易发现，需在10天后，即骨折端有吸收时常可出现骨折线，摄片将有助于诊断。

（3）两个关节摄片：前臂和小腿骨折X线片应包括邻近两个关节。

（4）两个肢体对照：为诊断骨损害的程度和性质，有时需要健侧对比，如儿童股骨头骨骺疾病，一定要对比方可看出来。

2. CT检查　有些部位的骨折仅靠X线诊断很困难，需借助于CT。如肩部、髋部的骨折或脱位，脊柱骨折或脱位，病理性骨折等。

五、骨折的治疗原则

1. 骨折的复位　复位是将移位的骨折段恢复正常或接近正常的解剖关系，重新建立骨骼的支架作用。

（1）骨折是否需要复位：多数骨折需要复位，通过复位可以恢复对线和断端接触面，从而增加骨折的稳定性。但有些骨折复位后可能失去稳定性，如肱骨外科颈嵌入骨折，复位反而失去稳定性；没有神经损伤的椎体附件及小于正常椎体1/3的椎体压缩骨折，则不需要复位。

（2）复位的时机：原则上应当尽早复位，伤后立即进行，在反应性肿胀之前复位容易成功。对于严重肿胀，皮肤有张力性水疱者可暂缓复位，采用牵引维持5～7天，待肿胀消退后再行复位。

（3）骨折复位的标准

1）解剖复位：将移位的骨折段恢复正常的解剖关系，对位（指两骨折端的接触面）、对线（指两骨折端在纵轴上的关系）良好，重建骨的支架作用。

2）功能复位：复位尽了最大的努力，仍未达到解剖复位，但骨折愈合后对肢体功能没有明显影响者。其基本要求是：①侧方错位不超过骨折断端的1/3；②成角不超过10°；③短缩在成人下肢不超过1cm，儿童不超过2cm；④上肢允许10°以内的旋转错位；⑤无分离错位。

满足上述条件，骨折愈合后可不影响生理功能。

（4）复位的方法

1）手法复位：应用手法使骨折复位，称为手法复位。手法复位是最基本的复位方法，绝大多数闭合骨折应当首先选择手法复位。复位可在适当的麻醉下进行，手法准确，用力恰当，严禁粗暴和反复多次的复位，力求复位一次成功。

2）牵引复位：是用牵引力和反牵引力对骨折进行治疗。根据牵引实施的方法可分为：①一次牵引法：即在较短时间内完成牵引任务，如手力牵引。一次牵引法仅有使骨折复位的作用。②持续牵引法：即需要数日或数月方能完成牵引任务，如持续皮肤牵引和持续骨牵引。持续牵引法兼有复位和外固定两种作用，通过牵引，骨折可以自行复位。无论采取哪种牵引方法，都应防止因牵引过度而引起的骨折断端持久分离，从而造成骨折延迟愈合或不愈合。

3）切开复位：切开复位是采取手术的形式切开骨折部位的软组织，暴露骨折端，在直视下将骨折复位。然后根据不同情况选择应用对人体无不良反应的金属内固定物或自体、异体植骨片固定骨折端，从而达到解剖复位和相对固定的要求。切开复位争取在2周内进行。切开复位适应证：①关节内骨折手法复位后对位不良，可能影响关节功能者；②骨折断端间有软组织嵌入者；③由于肌肉或肌腱牵拉，致骨折端分离者；④多发骨折，特别同一肢体多发骨折，不易闭合复位固定者；⑤并发血管、神经损伤需要手术探查者；⑥经手法复位未达到功能复位标准，严重影响患肢功能者。

2. 骨折的固定　只要是完全骨折，从整复后到骨折愈合之前，骨折段仍然要受到肢体重力的影响和肌肉牵拉的作用，始终存在着再移位的倾向。而骨折愈合需要一个相当长时间的过程，在这段时间里，为持续有效地保持骨折复位的良好位置，必须用各种方法对骨折肢体加以固定。

（1）外固定：主要用于骨折经手法复位后的患者，也有些骨折经切开复位内固定术后需加用外固定者，其主要方式有小夹板固定、石膏绷带固定、外展架固定、外固定器固定和持续牵引固定。

（2）内固定：内固定是通过手术将固定物直接作用于骨折段。骨折内固定的方法有闭合整复经皮穿针内固定和通过手术切开复位，使用钢丝、钢针、螺钉、钢板螺钉、髓内钉、加压螺钉内固定以及自体、异体移植骨片内固定。从而使骨折达到解剖复位和相对固定的要求。

3. 功能锻炼　功能锻炼是骨折治疗和护理的重要环节之一。没有积极、正确、合理的功能锻炼，即使复位固定都很满意，也往往得不到良好的功能。因而，在骨折复位及固定后，应鼓励患者早期进行功能锻炼，最大限度地恢复伤肢的功能，减少骨折并发症的发生。

（1）早期锻炼：一般在骨折后2周内。此时，损伤部肿胀消退，骨痂尚未形成。锻炼方式主要限于肢体原位不动，自主的肌肉收缩和舒张，如握拳和足趾运动。

（2）中期锻炼：一般在骨折后3～6周。损伤反应消退，肿胀消失，骨痂逐步生长成熟。上肢可较大幅度地活动肩、肘、腕关节，下肢练习抬腿及伸膝关节。

（3）晚期锻炼：此期是关键时期，此期骨折已达临床愈合标准，特别是早、中期功能恢复不足的患者，肢体部分肿胀和关节僵硬应通过锻炼，尽早使之消除，并辅以药物熏洗和物理治疗，促使关节活动范围和肌力的恢复，早日恢复正常功能。可以除去外固定，进行全面锻炼，直到功能恢复。

六、影响骨折愈合的因素

1. 全身因素

（1）年龄：儿童骨折愈合较成人迅速。

（2）健康状况：营养不良，严重的肝肾疾病、恶病质、糖尿病、维生素 C 缺乏症（坏血病）、梅毒、老年性骨萎缩、骨软化等状况下，骨折愈合缓慢。

（3）心理状况：保持健康稳定的心理情绪，积极主动配合医护人员的治疗护理，有益于骨折愈合。此外，病室阳光充足，空气流通，温、湿度适宜，舒适的养病环境也有助于骨折愈合。

2. 局部因素

（1）软组织损伤情况：严重软组织损伤或缺损不利于骨折愈合。

（2）骨折类型：闭合骨折较开放骨折愈合快，长斜面骨折较短斜面骨折愈合快，严重粉碎骨折不利于愈合。

（3）局部血液供应：骨折局部血液供应状况是影响骨折愈合的根本因素。骨的血液供应来自骨的滋养血管以及关节囊、韧带、肌肉附着处，如长骨骨折一端血运障碍则愈合缓慢。

（4）骨膜完整性的破坏：骨折端骨膜剥离部分越广泛骨折端骨质和骨膜缺血程度越严重，直接影响骨膜内成骨，影响骨折愈合。

（5）骨断端的接触和稳定：骨折两断端间有紧密的接触，有一定的生物压力则骨折愈合快；如骨折两断端间有软组织嵌入或分离时，骨折将不愈合。

（6）感染的影响：开放骨折若发生感染则影响骨折愈合，内固定手术后感染不利于骨折愈合。

3. 医源性因素　如果骨折治疗护理过程中操作不正确、不恰当，也会严重影响骨折的顺利愈合。

（1）复位：粗暴或反复多次的手法整复会加重骨折周围软组织和骨外膜的损伤，不利于骨折愈合。

（2）手术：开放性骨折清创时，若过多地摘除骨折碎片，造成骨质缺损，不利于骨折愈合。切开复位时因需切开软组织及剥离骨外膜，势必进一步破坏骨折局部的血液供应，导致骨折延迟愈合。如果手术操作粗暴，剥离骨外膜广泛，将可能导致骨折不愈合。

（3）牵引：持续性骨牵引治疗时若牵引过度，使骨折分离移位，将导致骨折延迟愈合或不愈合。

（4）固定：骨折复位后固定不牢固，骨折部仍有剪力或旋转力存在，妨碍骨痂生长，影响骨折愈合。

（5）功能锻炼：骨折复位固定后科学的功能锻炼可改善患肢的血液循环，加快血肿吸收和骨痂生长，并能减少失用性肌萎缩、骨质疏松、关节僵硬等并发症发生，有利于骨折愈合和肢体功能恢复。过早和不恰当的功能锻炼会妨碍骨折部位的固定，将影响骨折愈合。

影响骨折愈合的因素错综复杂，因此，在实际治疗护理工作中，应针对每一位患者的实际情况，根据骨折愈合的客观规律，善于发挥有利因素的作用，积极预防、纠正或补救不利因素的干扰，促进骨折顺利愈合。

七、骨折的愈合过程

1. 血肿机化期　骨折后，骨断端及周围软组织内血肿形成。几天内，新生的毛细血管、成纤维细胞和吞噬细胞侵入血肿，继而形成纤维组织并逐渐增多，把骨折两端连在一起，达到纤维愈合。这一过程需 2~3 周。

2. 骨痂形成期　骨断端通过骨膜的成骨细胞形成骨样组织，并逐渐钙化，称为骨膜内骨化，分别形成内骨痂和外骨痂。内骨痂、外骨痂及桥梁骨痂三者汇集融合，成为骨断端的支持，达到骨折的临床愈合期。此期约从伤后 3 周开始。

3. 骨痂改造塑形期　随着肢体的活动和负重，在应力轴线上的骨痂不断地得到加强和改造；在应力线以外的骨架逐步被清除；使原始骨痂逐步被改造成为永久骨痂。此为骨性愈合期，从伤后6~8周开始，但完成塑形需要相当长的时间。

八、骨折的愈合标准

1. 临床愈合标准　骨折后经过一段时间，当两骨间形成骨痂时，虽然X线片示仍有骨折缝隙，而断端间已经足够稳定，可完成一定的负重功能，称为临床愈合。临床愈合标准包括：①骨折局部无压痛及纵向叩击痛；②局部无反常活动；③X线片显示骨折线模糊，有连续的骨痂；④外固定解除后肢体能满足以下要求：上肢能向前平举1kg重物持续达1分钟；下肢能不扶拐在平地连续行走3分钟，并不少于30步；⑤连续观察2周骨折不变形。

骨性愈合标准有：①具备临床愈合标准；②X线片显示骨痂通过骨折线，骨折线消失或接近消失。

2. 临床愈合所需时间　从观察开始之日推算到最后一次复查的日期，为临床愈合所需时间。成人常见各部位骨折的临床愈合所需时间见表10-1。

表10-1　骨折临床愈合时间（月）

上肢	时间（月）	下肢	时间（月）
锁骨骨折	1~1.5	股骨颈骨折	3~6
肱骨外科颈骨折	1~1.5	股骨粗隆间骨折	2~2.5
肱骨干骨折	1~2	股骨干骨折	2~3
肱骨髁上骨折	1~1.5	胫、腓骨骨干骨折	2~2.5
尺骨、桡骨骨干骨折	1.5~2	踝部骨折	1~1.5
桡骨下端骨折	1~1.5	跖骨骨折	1~1.5
掌骨、指骨骨折	0.5~1		

九、骨折的并发症与护理

1. 早期全身并发症

（1）失血性休克：多见于长骨骨折、骨盆骨折及多发性骨折。处理措施为：①监测脉搏、呼吸、血压、尿量、局部出血情况；②及时补充血容量和液体；③吸氧、保暖；④患肢及时固定，避免搬动，减少出血。

（2）脂肪栓塞：成人骨干骨折时，由于骨髓被破坏，局部压力升高时，脂肪滴进入破裂的静脉，随血流而引起肺、脑、肾、下肢等周身性脂肪栓塞，可危及生命。

对长管状骨折，尤其是以股骨干为主的多发性骨折患者应提高警惕。脂肪栓塞多以肺为主，临床表现为烦躁不安、呼吸困难、神志障碍、皮下瘀点、血压下降、进行性低氧血症等，胸部X线片显示多变、进行性加重的肺部阴影。一经确诊，立即转入监护病房。

2. 早期局部并发症

（1）感染：开放性骨折，皮肤、黏膜保护屏障被破坏，局部组织挫伤及污染都可能导致感染。感染可为化脓性感染，也可为厌氧菌感染，如破伤风、气性坏疽。处理措施为：①现场抢救及时正确，避免创口再次感染；②早期手术清创；③增强体质，增强抗病能力；④使用有效抗生素；⑤密切观察伤口。

（2）内脏并发伤：如肋骨骨折并发肺损伤，引起血胸或血气胸，游离肋骨骨折并发肝、脾、肾损伤，骨盆骨折并发膀胱、尿道损伤等。处理措施有：①严密观察生命体征，特别注意呼吸的频率、节律及深度的变化；②重视患者的主诉，发现异常及时处理，并做好手术前的准备工作；③注意排尿情况，如疑有尿道损伤者，应留置导尿管，严禁患者自行排尿，以免尿液外渗，引起腹膜炎和盆腔炎。

（3）神经损伤：颈椎、胸椎骨折脱位，可以造成脊髓损伤，其后果更重于骨折本身；腰、骶骨折，可造成马尾神经丛损害；上肢骨折可造成桡神经、正中神经、尺神经损伤；下肢骨折可造成腓总神经损伤。处理措施有：①急救现场体位摆放正确，脊柱不得扭曲，减轻脊髓压迫的程度；②翻身时，头、颈、躯干、下肢要保持在同一轴线上，避免脊柱扭曲而加重脊髓损伤；③观察排尿、排便功能；④观察肢体的感觉是否麻木、刺痛或变冷，有无垂腕、垂足的现象；⑤搬运时肢体应妥善固定于功能位，防止进一步损伤。

（4）大血管损伤：肱骨髁上骨折可能伤及肱动脉，股骨髁上骨折可能伤及腘动脉，胫骨上段骨折可能伤及胫前或胫后动脉。处理措施有：①观察生命体征；②观察肢体远端的血液循环；③有活动性出血时，应用止血带止血；④做好手术探查的准备。

3. 晚期全身并发症　坠积性肺炎、尿路感染及结石、压疮、静脉血栓形成。护理：参见"骨科患者的术后护理"。

4. 晚期局部并发症

（1）创伤性关节炎：关节内骨折未能准确复位，致畸形愈合后，由于关节面不平整，可造成创伤性关节炎，活动时引起疼痛。处理措施有：①关节内骨折后解剖复位：是防止创伤性关节炎发生的关键，如手法整复不能达到解剖复位，应早期手术复位，并做好手术前后相关的护理；②注意鉴别关节活动后引起的疼痛，如果确定为创伤性关节炎，注意减少负重活动，以免增加关节面的磨损和破坏。

（2）损伤性骨化（骨化性肌炎）：关节或关节附近骨折、扭伤、脱位等，骨膜剥离后，形成骨膜下血肿，经机化骨化后，在关节附近软组织内形成骨化样组织，引起疼痛，影响关节活动功能。肘关节损伤最易发生。处理措施有：①防止广泛的骨膜剥离和血肿形成是预防本并发症发生的关键，应及时固定骨折或脱位，减轻骨膜损伤和局部出血；②注意患肢固定与休息，早期功能锻炼以肌肉舒缩练习为主，切勿活动受伤关节，更禁忌做强力的被动牵伸，以防再次出血加重血肿；③损伤早期不做理疗，防止过量出血及血肿增大。

（3）关节僵硬：受伤肢体长时间固定缺乏关节功能活动，关节周围组织中纤维蛋白沉积，关节周围组织粘连，肌肉挛缩，关节活动障碍，称为关节僵硬。处理措施有：①长期卧床的患者应卧硬板床，忌卧各种软床，肢体置于功能位；②患者穿"丁"字鞋将足踝固定于功能位，被子等重物不要压在足趾上，防止垂足畸形；③瘫痪肢体的关节、肌肉要经常按摩、理疗，辅以被动活动，促进局部的血液供应；④早期适量的功能锻炼是防止关节僵硬的有效方法。

（4）缺血性骨坏死：骨折后骨折段的血液供应被切断使骨组织远端坏死，称为缺血性坏死。最常见于股骨颈骨折后股骨头缺血性坏死，其次为腕舟骨骨折、距骨颈骨折等。

骨缺血坏死一般在伤后2周开始，但X线征象出现较晚，其中50%在2～3年后出现。目前尚无有效的预防办法，对容易发生缺血性坏死的骨骼应延长固定时间，对股骨颈骨折可能发生缺血坏死的患者，应推迟下床活动时间及患肢负重时间，以减轻骨骼变形。

（5）骨折延迟愈合：骨折经过治疗后，如果超过同类骨折的平均愈合时间仍未形成骨性愈合时，即为骨折延迟愈合。表现为骨折部位水肿、疼痛、压痛持续存在。X线摄片见骨痂稀少，骨折线清晰，但两骨折端尚无硬化或髓腔封闭现象。

骨折延迟愈合并非不愈合，一旦发现，及时确定引起延迟愈合的原因。影响骨折愈合的不良因素解除后，骨折仍有愈合可能。因此，在治疗护理中应排除不利因素，加强有利因素，如给患者加强营养；积极治疗各种影响骨折愈合的全身性慢性疾病，使骨折满意复位；正确固定，科学的功能锻炼，使骨折顺利愈合。

（6）骨折不愈合：骨折不愈合是指骨折正常修复过程完全停止，已不能形成骨性连接。临床表现为：患肢持续疼痛，局部肿胀、压痛、无力。此时，骨折断端形成假关节，检查时可发现异常活动。X线摄片两骨折端被浓密硬化的骨质所封闭，骨折面平滑且相分离。

一旦形成骨折不愈合，需要手术治疗，植骨、内固定并加用管形石膏外固定。手术后护理与骨折手术后护理相同。

（7）骨折畸形愈合：骨折畸形愈合是指骨折愈合的位置未能达到功能复位的要求，有成角、旋转或重叠畸形。其发生的主要原因是复位不满意和因复位后固定不牢固骨折端再移位。处理措施有：①早期满意的整复和有效固定是防止发生畸形愈合的关键。关节内骨折应采取手术治疗使骨折解剖复位。②较轻度畸形愈合如不影响功能不需治疗，通过骨折塑形能得到一定程度的改善和纠正。③畸形严重、功能影响严重者需及时治疗。对于病程较短、骨折愈合不牢固的，可在麻醉下将骨折处重新折断、重新整复或结合牵引复位。如畸形愈合已达到骨性愈合而无法折断时，采用手术将骨凿断重新对合或截骨矫形。④无论手术或非手术疗法，其愈合速度都要比新鲜骨折慢，因此，外固定应更加牢固，治疗时间也相对延长。

十、骨折的护理措施

1. 心理护理 骨折多因意外创伤所致，严重者会构成生命威胁。患者因疼痛、出血以及肢体功能障碍等而出现不同程度的紧张、痛苦、焦虑、愤怒等情绪变化，护士要态度和蔼，多与患者沟通，了解患者的思想情绪，护理操作要轻柔、认真、熟练，以取得患者的信任。向患者报告成功的病例及病情好转的佳音，不谈有损患者情绪的话，使患者树立治疗疾病的信心和勇气。

2. 卧位护理

（1）保持室内空气新鲜，温湿度适宜，床单位干净整齐。

（2）取平卧位，四肢骨折患者可抬高患肢略高于心脏水平，以利于静脉血液及淋巴液回流，减轻或消除肢体肿胀。

3. 病情观察

（1）注意生命体征的观察，尤其是严重创伤患者，给予心电监护，对意识状态、呼吸、血压、脉搏、体温、尿量及用药用氧等情况做好记录。

（2）观察骨折肢体末梢血液循环及感觉、运动情况，发现异常及时通知医生，如肢体肿胀伴有血液循环障碍，应注意检查外固定物是否过紧；除创伤、骨折引起患者疼痛外，固定不满意、组织受压缺血等也会引起疼痛，应加强临床观察，不要盲目给予镇痛剂，警惕骨筋膜室综合征的发生。

4. 疼痛护理

（1）针对疼痛的不同原因对症处理，确定为创伤疼痛者，在局部对症处理前可应用吗啡、哌替啶等镇痛药，以减轻患者的痛苦。

（2）护理操作时动作要轻柔、准确，勿粗暴剧烈，如移动患者时，应先取得患者配合，在移动过程中，对损伤部位重点扶托保护，缓慢移至舒适体位，争取一次性完成，以免引起和加重患者疼痛。

5. 生活护理

（1）指导患者进食高营养、高蛋白、高维生素、富含纤维易消化饮食，以保证机体营养的需求；鼓励患者多饮水，每日进行腹部按摩，预防便秘。

（2）给予患者生活上的照顾，满足基本需要，协助其翻身、排便等，定期为患者擦浴、洗头、剪指甲、更换衣服床单，使患者感觉舒适。

6. 预防并发症

（1）对长期卧床的患者，定时给予翻身叩背，按摩骨隆突处，并鼓励患者有效咳嗽、咳痰，防止压疮及坠积性肺炎的发生。

（2）骨折或软组织损伤后伤肢局部发生反应性水肿、骨折局部内出血、感染、血循环障碍等也会造成伤肢不同程度的肿胀，应迅速查明肿胀的原因，及时对症处理；加强牵引或石膏固定的护理，警惕骨筋膜室综合征的发生。

7. 功能锻炼

（1）在病情允许的情况下，尽早鼓励患者进行伤肢的功能锻炼，防止关节僵硬及肌肉失用性萎缩。

（2）锻炼应遵循循序渐进的原则，活动范围从小到大，次数由少到多，时间由短至长，强度由弱至强，与患者共同制定锻炼计划。具体参见"功能锻炼的原则"。

（贺艳霞）

第三节　上肢骨折概述

常见的上肢骨折包括：锁骨骨折、肱骨外科颈骨折、肱骨干骨折、肱骨髁上骨折、尺桡骨骨折等。

一、上肢骨折的护理评估

1. 术前评估

（1）健康史：患者的年龄、受伤经过。既往有无骨骼病变，如肿瘤、炎症等；有无骨折、外伤史。

（2）身体状况

1）局部：骨折的类型及局部体征和患肢功能状况；患肢的外固定装置是否有效、夹板的松紧度是否适宜、石膏有无断裂；骨突部皮肤组织有无红肿、破溃；有无胶布过敏反应；骨牵引针处有无红肿及渗出等。

2）全身：生命体征是否平稳，有无合并其他部位损伤或并发症。

（3）心理 - 社会状况：评估患者及其家属对骨折的心理反应、认知状况、对骨折复位后康复知识的了解及支持程度。

2. 术后评估

（1）手术情况：麻醉和手术的方式、术中补液、输血情况等。

（2）康复状况：包括生命体征、引流状况、伤口愈合及功能恢复程度；有无并发症的发生。

（3）心理和认知状况：患者和家属对术后康复治疗的配合、活动及康复锻炼相关知识的了解程度及心理反应等。

二、上肢骨折的护理措施

石膏固定在骨科领域中，常被用作维持骨折固定。上肢骨折在骨折中占首位，一般采用石膏或小夹板固定。肱骨髁上骨折因为移位而引起肱动脉的损伤，造成损伤性动脉痉挛、血栓形成及缺血性肌挛缩等许多不良后果。这在儿童是多见的，需要高度警惕。骨筋膜室综合征患者切开减压术后伤肢应平放，防止手的动脉闭塞。切开复位内固定患者要观察切口渗血情况，局部有无红、肿、热等。强调对上肢骨折并发肌腱、神经损伤的患者，要观察手的功能恢复，指导患者做好患肢功能锻炼。

三、上肢骨折的健康教育

1. 营养指导　调整膳食结构，保证营养素的供给。

2. 功能锻炼　指导患者有计划和正确地进行功能锻炼，早期进行远端关节的功能锻炼，待快愈合时进行近端关节的功能锻炼。

3. 随访　遵医嘱定期复查，评估功能恢复情况。

（贺艳霞）

第四节　锁骨骨折

锁骨为 1 个 S 形的长骨，横形位于胸部前上方，有 2 个弯曲，内侧 2/3 呈三棱棒形，向前凸起，外侧 1/3 扁平，凸向后方。其内侧端与胸骨柄构成胸锁关节，外侧端与肩峰形成肩锁关节，从而成为上肢与躯干之间联系的桥梁。锁骨骨折多发生于锁骨中、外 1/3 交界处，是常见的骨折之一，约占全身骨折的 6%。直接暴力和间接暴力均可造成锁骨骨折，但多为间接暴力，如跌倒时手掌着地或肘、肩着地，暴力均可传达至锁骨引起骨折。锁骨骨折可发生于各种年龄，但多见于儿童及青壮年，约有 2/3 为儿童患者，其中以幼儿多见。

一、临床表现

局部肿胀、疼痛，锁骨中外 1/3 畸形。肩关节活动受限，患肩下垂，患者常以健手扶托患肘以减轻因牵拉造成的疼痛。局部压痛，可摸到移位的骨折端，可触及异常活动与骨擦感。

二、辅助检查

1. 触摸检查　检查时，可扪及骨折端，有局限性压痛，有骨摩擦感。
2. X 线检查　上胸部的正位 X 线检查一般能发现骨折线，即可确诊。
3. CT 检查　无位移的骨折 X 线诊断困难时可行 CT 检查明确诊断。

三、治疗原则

1. 非手术治疗
（1）儿童青枝骨折及成年人的无移位骨折，用三角巾或颈腕吊带固定 3～6 周。
（2）有位移的中段骨折，采用手法复位，肩横 "8" 字绷带或棉捆 "T" 形板固定。儿童固定 2～3 周，成年人固定 4 周，粉碎骨折者固定 6 周。
2. 手术治疗　有以下情况者可考虑行切开复位内固定术。
（1）患者不能忍受横 "8" 字绷带固定的痛苦。
（2）复位后再移位，影响外观。
（3）并发神经、血管损伤。
（4）开放性骨折。
（5）陈旧骨折不愈合。
（6）锁骨外端骨折，并发喙锁韧带断裂。

四、护理评估

1. 健康史
（1）评估患者受伤的原因、时间；受伤的姿势；外力的方式、性质；骨折的轻重程度。
（2）评估患者受伤时的身体状况及病情发展情况。
（3）了解伤后急救处理措施。
2. 身体状况
（1）评估患者全身情况：评估意识、体温、脉搏、呼吸、血压等情况。观察有无休克和其他损伤。
（2）评估患者局部情况。
（3）评估牵引、石膏固定或夹板固定是否有效，观察有无胶布过敏反应、针眼感染、压疮、石膏变形或断裂，夹板或石膏固定的松紧度是否适宜等情况。
（4）评估患者自理能力、患肢活动范围及功能锻炼情况。
（5）评估开放性骨折或手术伤口有无出血、感染征象。
3. 心理 - 社会评估　由于损伤发生突然，给患者造成的痛苦大，而且患病时间长，并发症多，就需要患者及家属积极配合治疗。因此应评估患者的心理状况，了解患者及家属对疾病、治疗及预后的认知程度，家庭的经济承受能力，对患者的支持态度及其他的社会支持系统情况。

五、护理诊断

1. 有体液不足的危险　与创伤后出血有关。
2. 疼痛　与损伤、牵引有关。
3. 有周围组织灌注异常的危险　与神经血管损伤有关。
4. 有感染的危险　与损伤有关。

5. 躯体移动障碍　与骨折脱位、制动、固定有关。

6. 潜在并发症　脂肪栓塞综合征、骨筋膜室综合征、关节僵硬等。

7. 知识缺乏　缺乏康复锻炼知识。

8. 焦虑　与担忧骨折预后有关。

六、护理措施

1. 非手术治疗及术前护理

（1）饮食护理：给予高蛋白、高维生素、高钙及粗纤维饮食。

（2）心理护理：青少年及儿童锁骨骨折后，因担心肩部、胸部畸形，影响发育和美观，常会产生焦虑、烦躁心理。应告知其锁骨骨折只要不伴有锁骨下神经、血管损伤，即使是在叠位愈合，也不会影响患侧上肢的功能，局部畸形会随着时间的推移而减轻甚至消失，治疗效果较好，以消除患者心理障碍。

（3）体位护理：局部固定后，患者宜睡硬板床，取半卧位或平卧位，避免侧卧位，以防外固定松动。平卧时不用枕头，可在两肩胛间垫上一个窄枕，使两肩后伸外展；在患侧胸壁侧方垫枕，以免悬吊的患肢肘部及上臂下坠。患者初期对去枕不习惯，有时甚至自行改变卧位，应向其讲清治疗卧位的意义，使其接受并积极配合。告诉患者日间活动不要过多，尽量卧床休息，离床活动时用三角巾或前臂吊带将患肢悬吊于胸前，双手叉腰，保持挺胸、提肩姿势，可缓解对腋下神经、血管的压迫。

（4）病情观察：观察上肢皮肤颜色是否发白或青紫，温度是否降低，感觉是否麻木，如有上述现象，可能系"8"字绷带包扎过紧所致。应指导患者双手叉腰，尽量使双肩外展后伸，如症状仍不缓解，应报告医生适当调整绷带，直至症状消失。"8"字绷带包扎时禁忌做肩关节前屈、内收动作，以免腋部血管、神经受压。

（5）功能锻炼

1）早、中期：骨折急性损伤经处理后 2～3 日，损伤反应开始消退，肿胀和疼痛减轻，在无其他不宜活动的前提下，即可开始功能锻炼。

准备：仰卧于床上，两肩之间垫高，保持肩外展后伸位。

第1周：做伤肢近端与远端未被固定的关节所有轴位上的运动，如握拳、伸指、分指、屈伸、腕绕环、肘屈伸、前臂旋前、旋后等主动练习，幅度尽量大，逐渐增大力度。

第2周：增加肌肉的收缩练习，如捏小球、抗阻腕屈伸运动。

第3周：增加抗阻的肘屈伸与前臂旋前、旋后运动。

2）晚期：骨折基本愈合，外固定物去除后进入此期。此期锻炼的目的是恢复肩关节活动度，常用的方法有主动运动、被动运动、助力运动和关节主动牵伸运动。

第1～2日：患肢用三角巾或前臂吊带悬挂胸前站立位，身体向患侧侧屈，做肩前后摆动；身体向患侧侧屈并略向前倾，做肩内外摆动。应努力增大外展与后伸的运动幅度。

第3～7日：开始做肩关节各方向和各轴位的主动运动、助力运动和肩带肌的抗阻练习，如双手握体操棒或小哑铃，左右上肢互助做肩的前上举、侧后举和体后上举，每个动作5～20次。

第2周：增加肩外展和后伸主动牵伸，双手持棒上举，将棍棒放颈后，使肩外展、外旋，避免做大幅度和用大力的肩内收与前屈练习。

第3周：增加肩前屈主动牵伸，肩内外旋牵伸，双手持棒体后下垂将棍棒向上提，使肩内旋。以上练习的幅度和运动量以不引起疼痛为宜。

2. 术后护理

（1）体位护理：患侧上肢用前臂吊带或三角巾悬吊于胸前，卧位时去枕，在肩胛区垫枕使两肩后伸，同时在患侧胸壁侧方垫枕，防止患侧上肢下坠，保持上臂及肘部与胸部处于平行位。

（2）症状护理

1）疼痛：疼痛影响睡眠时，适当给予镇痛、镇静剂。

2）伤口：观察伤口有无渗血、渗液情况。

（3）一般护理：协助患者洗漱、进食及排泄等，指导并鼓励患者做些力所能及的自理活动。

（4）功能锻炼：在术后固定期间，应主动进行手指握拳、腕关节的屈伸、肘关节屈伸及肩关节外展、外旋和后伸运动，不宜做肩前屈、内收的动作。

七、健康教育

（1）患者早期以卧床休息为主，可间断下床活动。

（2）向患者讲清去枕仰卧位的治疗意义。

（3）多食高蛋白、高维生素、含钙丰富、刺激性小的食物。

（4）告诉患者锁骨骨折以非手术治疗为主，即使手法复位有时难以达到解剖复位的要求，但骨折端重叠愈合后，不会影响上肢的功能，消除患者的疑虑。

（5）"8"字绷带或锁骨带固定后，嘱患者经常保持挺胸提肩的姿势，双手叉腰以缓解对双侧腋下神经、血管的压迫。

（6）强调功能锻炼的重要性。指导患者进行正确的功能锻炼。愈合期禁忌做肩前屈、内收动作，以免影响骨折愈合，并防止腋部血管、神经受压。伤口愈合良好，术后 10 天拆除缝线。

（7）出院指导

1）保持患侧肩部及上肢于有效固定位，并维持 3 周。

2）循序渐进地进行肩关节的锻炼。先练习肩关节每个方向的动作，再进行各个方向的综合练习，如肩关节环转运动、两臂做划船动作等。

3）如出现患肢麻木、手指颜色改变、温度低时需随时复查。术后 1 个月进行 X 线摄片复查，了解骨折愈合情况，内固定物于骨折完全愈合后取出。

4）术后 1 个月、3 个月、6 个月需进行 X 线摄片复查，了解骨折愈合情况。有内固定者，于骨折完全愈合后取出。对于手法复位外固定患者，如出现下列情况需随时复查：骨折处疼痛加剧、患肢麻木、手指颜色改变、温度低于或高于正常等。

（贺艳霞）

第十一章

妇产科疾病的护理

第一节　女性生殖系统炎症

一、概述

女性生殖系统炎症包括来自下生殖道的外阴、阴道、宫颈至盆腔内的子宫、输卵管、卵巢、盆腔腹膜、盆腔结缔组织而来的炎症。炎症可局限于一个部位或多个部位同时受累。病情轻者无症状，重者可引起败血症甚至感染性休克死亡。女性生殖系统炎症不仅危害患者，还可危及胎儿、新生儿。

（一）女性生殖系统的自然防御功能

女性生殖器的解剖和生理生化特点具有比较完善的自然防御功能，增加了对感染的防御能力。

1. 外阴　外阴皮肤为鳞状上皮，抗感染能力强。两侧大阴唇自然合拢，遮掩阴道口、尿道口。

2. 阴道　由于盆底肌的作用，阴道口闭合，阴道前、后壁紧贴，可以防止外界微生物的侵入。在卵巢分泌的雌激素作用下，阴道上皮细胞中含有丰富的糖原，在阴道杆菌和酶的作用下分解为乳酸，维持阴道正常的酸性环境 pH≤4.5，多在 3.8~4.4，阴道的弱酸性能抑制大多数致病菌的生长。

3. 子宫颈　内膜所分泌的大量黏液形成"黏液栓"，阻塞子宫颈管，且宫颈内口紧闭，可阻挡病原体侵入。宫颈阴道部表面覆以复层鳞状上皮，具有较强的抗感染能力。

4. 子宫内膜　育龄妇女子宫内膜周期性剥脱，可及时消除宫腔内的感染。

5. 输卵管　输卵管黏膜上皮细胞的纤毛向子宫腔方向摆动以及输卵管的向心性蠕动，输卵管液中含有乳铁蛋白、溶菌酶清除进入输卵管的病原体，均利于阻止病原体的侵入。

6. 生殖道的免疫系统　宫颈和子宫黏膜聚集有不同数量的淋巴组织及散在的淋巴细胞，包括 T 细胞、B 细胞。此外，中性粒细胞、巨噬细胞、补体以及一些细胞因子均在局部有重要的免疫功能，发挥抗感染作用。

上述自然防御功能遭到破坏，或机体免疫功能降低、内分泌发生变化或外源性致病菌侵入，均可导致炎症发生。

（二）病原体

1. 细菌　大多为化脓菌如葡萄球菌、链球菌、大肠埃希菌、厌氧菌、变形杆菌、淋病奈氏菌、结核分枝杆菌等。

2. 原虫　多见阴道毛滴虫，其次为阿米巴原虫。

3. 真菌　以假丝酵母菌（念珠菌）为主。

4. 病毒　以疱疹病毒、尖锐湿疣病毒、人乳头瘤病毒为多见。

5. 螺旋体　多见苍白密螺旋体。

6. 衣原体　常见为沙眼衣原体，感染症状不明显，常引起输卵管黏膜结构及功能破坏，引起盆腔广泛粘连。

7. 支原体　是正常阴道菌群的一种，一定的条件下可引起生殖道炎症。

（三）感染途径

1. 沿生殖器黏膜上行蔓延　病原体侵入外阴、阴道，沿黏膜面经宫颈、子宫内膜、输卵管黏膜至卵巢及腹腔。淋病奈氏菌，沙眼衣原体及葡萄球菌沿此途径扩散。

2. 经血液循环蔓延　为结核分枝杆菌感染的主要途径，病原体先进入人体的其他系统，再经过血液循环感染生殖器。

3. 经淋巴系统蔓延　病原体经外阴、阴道、宫颈及宫体创伤处的淋巴管侵入盆腔结缔组织及内生殖器其他部分。是产褥感染、流产后感染及放置宫内节育器后感染的主要传播途径，多见于链球菌、大肠埃希菌、厌氧菌感染。

4. 直接蔓延　腹腔其他脏器感染后，直接蔓延到内生殖器。如阑尾炎可引起右侧输卵管炎。

（四）炎症的发展与转归

1. 痊愈　患者抵抗力强、病原体致病力弱或治疗及时、抗生素使用恰当，病原体完全被消灭，炎症很快被控制，炎症渗出物完全被吸收，为痊愈。一般痊愈后组织结构、功能都可以恢复正常，不留痕迹。但如果坏死组织、炎性渗出物机化形成瘢痕或粘连，则组织结构和功能不能完全恢复。

2. 转为慢性　炎症治疗不及时彻底，或病原体对抗生素不敏感，身体防御功能与病原体的作用处于相持状态，使得炎症长期存在。机体抵抗力强时，炎症可以被控制并逐渐好转，当机体抵抗力降低，慢性炎症可急性发作。

3. 扩散与蔓延　患者抵抗力低下、病原体作用强时，炎症可经淋巴和血行扩散或蔓延到邻近器官，严重时可形成败血症，危及生命。

（五）临床表现

1. 症状

（1）阴道分泌物增多：正常阴道分泌物呈白色稀糊状或蛋清样，高度黏稠，无腥臭味，量少，对妇女健康无不良影响。当生殖道出现炎症，特别是发生阴道炎和宫颈炎时，阴道分泌物显著增多呈脓性，有异味及性状的改变。

（2）外阴不适：阴道分泌物刺激外阴皮肤，可引起瘙痒、疼痛、烧灼感。

（3）不孕：黏稠性阴道分泌物不利于精子穿过，或慢性炎症导致盆腔瘀血，可造成不孕。

（4）炎症扩散症状：当炎症扩散到盆腔时，可有腰骶部疼痛、盆腔下坠痛，常在月经前后、性交后、劳累时加剧。若有腹膜炎患者则出现恶心、呕吐、腹胀、腹泻等消化系统症状。若有脓肿形成，则有下腹包块及局部压迫刺激症状。

（5）全身症状：精神不振、食欲缺乏、体重下降、乏力、头痛、四肢疼痛等。

2. 体征

（1）外阴：局部可有抓痕、压痛、充血、红肿、糜烂、湿疹、溃疡、皮肤粗糙增厚，阴蒂、大小阴唇、肛门周围、尿道口、阴道口有乳头状疣、丘疹或斑疹。

（2）阴道：阴道黏膜有充血炎性改变，可见不同性状的分泌物。

（3）宫颈：可见充血、红肿、糜烂、肥大，息肉、裂伤、外翻及宫颈腺囊肿，宫颈举痛。

（4）子宫：双合诊和三合诊检查发现宫体稍大，有压痛，活动受限。

（5）附件：可有肿块、增粗、压痛。

（六）辅助检查

1. 阴道分泌物检查　在阴道分泌物中寻找病原体滴虫、白假丝酵母菌、细菌、支原体、衣原体，必要时可做细菌培养。

2. 聚合酶链反应（PCR）　PCR方法简便、快捷、灵敏度高，特异性强，可检测、确诊人乳头瘤病毒感染、淋病奈氏菌感染。

3. 宫颈刮片或分段诊刮术　对有血性白带者，应与子宫恶性肿瘤相鉴别，需常规作宫颈刮片，必要时行分段诊刮术。

4. 局部组织活检　活体组织检查可明确诊断。

5. B 型超声　可了解子宫、附件情况。

6. 阴道镜检查　帮助发现宫颈有无病变。

7. 腹腔镜　能直接观察到子宫、输卵管浆膜面，并可取腹腔液行细菌培养，或在病变处做活组织检查。

（七）治疗要点

1. 控制炎症　针对病原体选用相应抗生素进行治疗。抗生素可全身或局部使用，要求及时、足量、规范、彻底、有效。必要时加用辅助药物以提高疗效。

2. 病因治疗　积极寻找病因，针对病因进行治疗。

3. 局部治疗　用抗生素软膏局部涂抹，每日 1～2 次。局部药物热敷、坐浴、冲洗或熏洗。

4. 物理治疗　采用微波、短波、超短波、激光、冷冻、离子透入（可加入各种药物）等物理治疗，可促进局部血液循环，改善组织营养状态，利于炎症吸收和消退。

5. 手术治疗　以彻底治愈为原则，可根据情况选择经阴道、经腹部或腹腔镜手术，不遗留病灶，避免复发。

6. 中药治疗　根据不同病情，选择清热解毒、清热利湿或活血化瘀的中药。

7. 加强预防　注意个人卫生，保持外阴清洁、干燥，穿纯棉内裤并经常更换；增加营养，提高机体抵抗力；定期进行妇科检查，及早发现炎症并积极治疗。

（八）护理措施

1. 一般护理　嘱患者多休息，避免劳累，急性炎症期应卧床休息。指导患者增加营养，进食高蛋白、高热量、高维生素饮食以提高抵抗力，发热时多饮水。

2. 病情观察　认真对待患者的主诉，注意观察生命体征、分泌物的量和性状、用药反应等并详细记录，如有异常及时与医师联系。

3. 舒适护理　指导患者定时更换消毒会阴垫，便后冲洗及会阴擦洗时遵循从前向后、从尿道到阴道，最后肛门原则。嘱患者避免搔抓局部，按医嘱给予止痒药膏。炎症急性期，给予半卧位，以利于分泌物积聚于子宫直肠陷窝而使炎症局限。疼痛症状明显者，按医嘱给予镇痛药。为发热患者做好物理降温并及时为其更换衣服、床单。

4. 心理护理　由于炎症部位处于患者的隐私处，患者往往有害羞心理，不愿及时就医，护理人员应使用通俗易懂的语言与患者及家属沟通，耐心告知及时就医的重要性，并鼓励患者坚持治疗和随访。主动向患者解释检查、治疗的目的、作用、方法、不良反应和注意事项。要尊重慢性患者，耐心倾听其诉说，及时了解其心理问题，与患者及家属共同讨论治疗、护理方案，争取家人的理解和支持，减轻患者的恐惧和焦虑，提供必要的帮助。

5. 健康指导

（1）卫生宣教：指导妇女注意经期、孕期、分娩期和产褥期的卫生；减少局部刺激，穿棉质内裤，透气性强会阴垫；治疗期间勿去公共浴池、游泳池；浴盆、浴巾等用具应消毒，禁止性生活。

（2）普查普治：指导患者定期进行妇科检查，及早发现异常，并积极治疗。

（3）指导用药：向患者讲解有关药物作用、不良反应，教会患者自己用药的方法及注意事项，为患者示教会阴区的清洁及用药方法后，请患者反示教，确定能正确操作为止，保证疗程和疗效。

（4）传授知识：向患者及家属讲解常见妇科炎症的诱发因素、预防方法，共同讨论适用患者家庭的防治措施并鼓励使用。

二、非特异性外阴炎

非特异性外阴炎（vulvitis）主要指外阴部皮肤与黏膜的炎症。由于外阴部与外界接触较多，尿道、肛门、阴道邻近，易发生炎症，其中以大、小阴唇为最多见。

（一）病因

阴道分泌物、月经血、产后恶露、尿液、粪便的刺激可引起外阴不同程度的炎症。此外，糖尿病患者的糖尿的长期浸渍、穿紧身化纤内裤、月经垫通透性差、局部经常潮湿等均可引起外阴部的炎症。

（二）临床表现

1. 症状　外阴皮肤瘙痒、疼痛、红肿、灼热感，于活动、排尿、排便及性交时加重。病情严重时形成外阴溃疡可导致行走不便。

2. 体征　检查见局部充血、肿胀、糜烂，常有抓痕，严重者形成溃疡或湿疹。慢性炎症者，外阴局部皮肤或黏膜增厚、粗糙、皲裂、甚至苔藓样变。

（三）治疗要点

1. 病因治疗　积极去除病因，由糖尿液的刺激引起的外阴炎，应治疗糖尿病；尿、粪瘘引起的外阴炎则应及时修补。

2. 局部治疗　保持局部清洁、干燥，局部使用 1 ：5 000 高锰酸钾坐浴，水温 40℃，每次 15 ~ 30 分钟，每日 1 ~ 2 次，急性期还可选用微波或红外线局部物理治疗。

（四）护理措施

1. 健康教育　教会患者坐浴的方法，包括液体的配制、温度、坐浴的时间及注意事项。取高锰酸钾结晶加温开水配成 1 ：5 000 约 40℃溶液，注意配制的溶液浓度不宜过高，以免灼伤皮肤。肉眼观为淡玫瑰红色。每次坐浴 20 分钟，每日 2 次。坐浴时要使会阴部浸没于溶液中，月经期停止坐浴。外阴溃破者要预防继发感染，局部严禁搔抓，勿用刺激性药物或肥皂擦洗。减少摩擦和混合感染的机会。

2. 预防　注意个人卫生，保持外阴清洁、干燥，勤换棉质内裤，使用柔软无菌会阴垫。做好经期、孕期、分娩期及产褥期卫生。勿饮酒，少进辛辣食物。

三、前庭大腺炎

前庭大腺炎（bartholinitis）是病原体侵入前庭大腺引起的炎症，包括前庭大腺脓肿和前庭大腺囊肿。此病育龄妇女多见，幼女及绝经后妇女少见。

（一）病因

主要病原体为内源性病原体（葡萄球菌、链球菌、大肠埃希菌、肠球菌等）及性传播病原体（淋病奈氏菌及沙眼衣原体）。在性交、流产、分娩或其他情况污染外阴部时，病原体容易侵入前庭大腺，引发炎症。急性炎症发作时，细菌先侵犯腺管，腺管呈急性化脓性炎症，腺管口因炎症肿胀阻塞，脓液不能外流、积存而形成脓肿，称前庭大腺脓肿。当急性炎症消退后，腺管口粘连闭塞，分泌物不能排出，形成前庭大腺囊肿。

（二）临床表现

炎症多为一侧。初起时局部肿胀、疼痛、灼烧感，行走不便，大小便困难。局部见皮肤红肿、发热、压痛明显。患者出现发热等全身症状。当脓肿形成时，疼痛加剧，严重者脓肿直径可达 5 ~ 6cm，表面皮肤发红、变薄，触及波动感，周围组织水肿。当脓肿内压力增大时，表面皮肤变薄，脓肿自行破溃，若破口大，可自行引流，炎症较快消退而痊愈；若破口小，引流不畅，则炎症持续不消退，可反复急性发作。

（三）治疗要点

急性炎症发作时，需卧床休息。取前庭大腺开口处分泌物作细菌培养和药敏试验，根据病原体选用抗生素、磺胺药，并选用清热、解毒的中药局部热敷或坐浴。脓肿形成后可切开引流并做造口术，尽量避免切口闭合后形成囊肿或反复感染。

（四）护理措施

1. 一般护理　急性期嘱患者卧床休息，按医嘱给予抗生素及镇痛药。选用蒲公英、紫花地丁、金银花、连翘等中药煎汤，局部熏洗或坐浴。

2. 术后护理　脓肿或囊肿切开术后，局部放置引流条引流，引流条需每日更换。外阴用 1∶5 000 氯己定（洗必泰）棉球擦洗，每日 2 次。伤口愈合后，改用 1∶8 000 呋喃西林坐浴，每日 2 次。

四、滴虫性阴道炎

滴虫性阴道炎（trichomonal vaginitis）是由阴道毛滴虫引起的常见的阴道炎。

（一）病因与发病机制

滴虫生长的适宜温度为 25～40℃、pH 为 5.2～6.6 的潮湿环境，在 PH 为 5.0 以下或 7.5 以上的环境中则不生长。滴虫性阴道炎患者的阴道 pH 一般在 6.5，月经前后阴道 pH 发生变化，经后接近中性。寄生于阴道或腺体中的滴虫于月经前后常得以繁殖，引起炎症的发作。妊娠期及产后等阴道环境改变，适于滴虫生长繁殖而引起滴虫性阴道炎。滴虫能消耗或吞噬阴道上皮细胞内的糖原，阻碍乳酸生成，使阴道 pH 值升高，以降低阴道酸度而有利于繁殖。滴虫还可侵入尿道或尿道旁腺，甚至膀胱、肾盂以及男方的包皮皱褶中。

滴虫的传染途径有：①经性交直接传播；②经公共浴池、浴盆、浴巾、游泳池、坐式便器、衣物等间接传播；③医源性传播：通过污染的器械及敷料传播。

（二）临床表现

潜伏期 4～28 天。典型症状是稀薄的泡沫状白带增多，外阴瘙痒。瘙痒部位主要为阴道口及外阴间，或有灼热、疼痛、性交痛等。并发其他细菌感染呈脓性，可有臭味。尿道口有感染时，可有尿频、尿痛，有时可见血尿。阴道毛滴虫能吞噬精子、阻碍乳酸生成，可致不孕。妇科检查时见阴道黏膜充血，严重者有散在出血斑点，后穹隆白带量多，呈灰黄色、黄白色稀薄液体或黄绿色脓性分泌物，常呈现泡沫状。少数患者阴道内有滴虫存在而无炎症反应，称为带虫者。

（三）治疗要点

本病的治疗原则是切断传染途径，杀灭阴道毛滴虫，恢复阴道正常 pH，保持阴道自净功能。

1. 全身用药　性伴侣应同时治疗。对初次治疗患者单次口服甲硝唑（灭滴灵）2g。孕早期及哺乳期孕妇慎用。也可用甲硝唑（灭滴灵）400mg，每日 2 次，7 天为 1 个疗程；口服吸收好，疗效高，毒性小，应用方便。

2. 局部用药　不能耐受口服药物或不适宜全身用药者可以局部给药，也可全身及局部联合用药，以联合用药效果佳。局部用药前可先用 1%～5% 醋酸液冲洗阴道，改善阴道内环境，以提高疗效。

（四）护理措施

1. 指导患者自我护理　保持外阴部清洁、干燥，尽量避免搔抓外阴部致皮肤破损。滴虫性阴道炎主要由性行为传播，治疗期间禁止性交，勤换内裤、洗涤时应煮沸消毒 5～10 分钟以消灭病原体，避免交叉和重复感染的机会。性伴侣应同时进行治疗，有助于提高疗效。

2. 指导患者配合检查　做分泌物培养前，告知患者取分泌物前 24～48 小时避免性交、阴道灌洗及局部用药。分泌物取出后应及时送检并注意保暖，否则滴虫活动力减弱。

3. 指导患者正确阴道用药　告知患者各种阴道用药方法，酸性药液冲洗阴道后再塞药的原则。月经期间暂停坐浴、阴道冲洗及阴道用药。

4. 观察用药反应　患者口服甲硝唑（灭滴灵）后偶见胃肠道反应，如食欲缺乏、恶心、呕吐。偶见头痛、皮疹、白细胞减少等，一旦发现应报告医师并停药。甲硝唑（灭滴灵）使用期间要禁酒，孕20 周前或哺乳期妇女禁用。

5. 强调治愈标准及随访　滴虫性阴道炎常于月经后复发，应向患者解释坚持按照医嘱正规治疗的重要性。治疗后检查滴虫阴性者，仍应每次月经后复查阴道分泌物，若经几次检查均阴性，方可称为治愈。

五、外阴、阴道假丝酵母菌病

外阴、阴道假丝酵母菌病（vulvovaginal candidiasis，VCC）是由假丝酵母菌引起的常见的外阴、阴道炎，也称外阴阴道念珠菌病。国外资料显示约75%妇女一生中至少患过1次，45%妇女经历过1次复发。

（一）病因

80%～90%的病原体为白假丝酵母菌，10%～20%为光滑假丝酵母菌、近平滑假丝酵母菌、热带假丝酵母菌等。由假丝酵母菌感染的阴道pH多为4.0～4.7，通常<4.5。白假丝酵母菌为双相菌，酵母相为芽生孢子，在无症状寄居及传播中起作用；菌丝相为芽生孢子伸长成假菌丝，侵袭组织能力加强。假丝酵母菌对热的抵抗力不强，加热至60℃ 1小时即可死亡，但对干燥、日光、紫外线及化学制剂的抵抗力较强。

白假丝酵母菌为条件致病菌，正常情况下阴道内菌量极少，呈酵母相，并不引起症状。当阴道内糖原增加、局部细胞免疫力下降，适合白假丝酵母菌的繁殖并转变为菌丝相，才出现症状。多见于孕妇、糖尿病患者及接受大量雌激素治疗者。此外，长期应用抗生素，改变了阴道内微生物之间的相互制约关系；服用皮质类固醇激素或免疫缺陷综合征，使机体的抵抗力降低；穿紧身化纤内裤、肥胖可使会阴局部的温度及湿度增加，也易使白假丝酵母菌得以繁殖而引起感染。

（二）传播方式

包括3种：①内源性感染：为主要感染，假丝酵母菌除寄生阴道外，还可寄生于人的口腔、肠道，这三个部位的假丝酵母菌可互相传染，当局部环境条件适合时易发病。②性交传染：少部分患者可通过性交直接传染。③间接传染：极少通过接触污染的衣物间接传染。

（三）临床表现

主要为外阴瘙痒、灼痛、尿痛及性交痛，严重时坐卧不宁，急性期阴道分泌物增多，分泌物的特征是白色稠厚呈凝乳或豆渣样。妇科检查可见外阴红斑、水肿，常伴有抓痕，小阴唇内侧及阴道黏膜有白色膜状物，擦除后露出红肿黏膜面，急性期还可见到糜烂及浅表溃疡。

（四）治疗要点

本病的治疗原则是消除诱因，根据患者情况选择局部或全身应用抗真菌药物。

1. 局部用药　用2%～4%碳酸氢钠液冲洗阴道，改变阴道酸碱度，再选用咪康唑栓剂、克霉唑栓剂或片剂、制霉菌素栓剂或片剂等药物放于阴道内。

2. 全身用药　若局部用药效果差或病情较顽固者，可选用伊曲康唑、氟康唑、酮康唑等口服。

（五）护理措施

基本同滴虫性阴道炎，为提高效果，可用2%～4%碳酸氢钠液坐浴或阴道冲洗。鼓励患者坚持用药，不随意中断疗程。妊娠期并发感染者，为避免胎儿感染，应禁用口服唑类药物并坚持局部治疗，直至到妊娠8个月。约15%男性与女性患者接触后患有龟头炎，对有症状男性也应进行检查及治疗，无症状不需治疗。

六、萎缩性阴道炎

萎缩性阴道炎（atrophic vaginitis）常见于自然绝经及卵巢去势后妇女，也可见于产后闭经或药物假绝经治疗的妇女。

（一）病因

因卵巢功能衰退，雌激素水平降低，阴道壁萎缩，黏膜变薄，上皮细胞内糖原含量减少，阴道内pH增加，局部抵抗力降低，致病菌容易侵入繁殖引起炎症。

（二）临床表现

主要症状为阴道分泌物增多及外阴瘙痒、灼热感，可伴有性交痛。阴道分泌物稀薄，呈淡黄色，感染严重者呈血样脓性白带。检查见阴道呈老年性改变，上皮萎缩，皱襞消失，上皮平滑、菲薄。阴道黏膜充血，有小出血点，有时可见浅表小溃疡。溃疡面可与对侧粘连，严重时造成狭窄甚至闭锁，炎症分泌物引流不畅形成阴道积脓或宫腔积脓。

（三）治疗要点

萎缩性阴道炎的治疗原则是补充激素，增加阴道抵抗力及抑制细菌生长。

1. 抑制细菌生长　用1%乳酸液或0.1%～0.5%醋酸液冲洗阴道，增加阴道酸度，抑制细菌生长繁殖。

2. 增加阴道抵抗力　针对病因给予雌激素制剂，可局部给药，也可全身用药。己烯雌酚0.125～0.25mg，每晚放入阴道内，7天为1疗程。全身用药可口服尼尔雌醇，首次4mg，以后每2～4周1次，每晚2mg，维持2～3个月。

（四）护理措施

加强健康教育，告知患者按医嘱正确用药，并指导局部用药方法，用药前洗净双手及会阴，以减少感染的机会。自己用药有困难者，指导家属协助用药，乳腺癌或子宫内膜癌患者慎用雌激素制剂。注意保持会阴清洁，勤换会阴垫、内裤。

七、宫颈炎症

宫颈炎症是妇科最常见的疾病之一，包括宫颈阴道部炎症及宫颈管黏膜炎症，有急性和慢性两种。急性子宫颈炎症常见于急性子宫内膜炎或急性阴道炎同时发生。临床以慢性子宫颈炎多见，本节仅叙述慢性子宫颈炎。

（一）病因

多见于分娩、流产或手术损伤宫颈后，病原体侵入引起感染。卫生不良或雌激素缺乏，局部抗感染能力差，也易引起慢性宫颈炎。病原体主要为葡萄球菌、链球菌、大肠埃希菌及厌氧菌。其次为性传播疾病的病原体，如淋病奈氏菌、沙眼衣原体。宫颈黏膜皱襞多，病原体侵入在黏膜处隐藏，感染不易彻底清除。

（二）临床表现

主要症状是分泌物增多，呈黏液脓性或血性。阴道分泌物刺激可引起外阴瘙痒及灼热感。此外，可出现经间期出血、性交后出血等症状。若并发尿路感染，可出现尿频、尿急、尿痛。当炎症沿宫骶韧带扩散到盆腔时，可有腰骶部疼痛、盆腔部下坠痛等。宫颈黏稠性分泌物不利于精子穿过，可造成不孕。妇科检查可见宫颈有不同程度糜烂、肥大、充血、水肿、有时质较硬，有时可见息肉、裂伤、外翻及宫颈腺囊肿等。

（三）治疗要点

宫颈炎症的治疗原则是排除早期宫颈癌后针对病原体及时采用足量抗生素治疗。

治疗前取宫颈管分泌物做培养及药敏试验，同时查找淋病奈氏菌及沙眼衣原体，根据检测结果采用相应的抗感染药物。对于并发细菌性阴道病者，同时治疗细菌性阴道病，否则将导致宫颈炎症持续存在。

（四）护理措施

1. 一般护理　保持外阴清洁干燥，减少局部摩擦；按医嘱及时、足量、规范应用抗生素。

2. 预防措施　指导妇女定期做妇科检查。发现宫颈炎症予以积极治疗。治疗前应常规做宫颈刮片行细胞学检查，以除外癌变可能。避免分娩时或器械损伤宫颈；产后发现宫颈裂伤应及时缝合。

（五）宫颈炎症相关疾病

1. 宫颈糜烂样改变　宫颈外口处的宫颈阴道部呈细颗粒状的红色区，称为宫颈糜烂样改变。以往教科书称为"宫颈糜烂"。"宫颈糜烂"并不是上皮脱落、溃疡的真性溃烂，也不等同于病理学上的慢性宫颈炎的诊断标准。宫颈糜烂样改变可能是生理性的柱状上皮异位，即宫颈阴道部的鳞状上皮被颈管的柱状上皮取代；也可能是病理性的，即宫颈管柱状上皮抵抗力低，病原体易侵入发生炎症。

（1）分类：①在炎症初期，糜烂面仅为单层宫颈管柱状上皮所覆盖，表面平坦，称为单纯性糜烂；②随后由于腺上皮过度增生并伴有间质增生，糜烂面凹凸不平呈颗粒状，称颗粒型糜烂；③当间质增生显著，表面不平现象更加明显呈乳突状，称为乳突型糜烂。

（2）治疗：生理性柱状上皮异位一般可不予处理，对有阴道分泌物增多及性交后出血的患者可给予物理治疗，如冷冻、激光、微波治疗。物理治疗注意事项：①有急性生殖器炎症者列为禁忌。②治疗前应常规做宫颈刮片行细胞学检查。③治疗时间选择在月经干净后3~7天内进行。④术后应每日清洗外阴2次，保持外阴清洁，禁止性交和盆浴2个月。⑤患者术后均有阴道分泌物增多，在宫颈创面痂皮脱落前，阴道有大量黄水流出，在术后1~2周脱痂时可有少量血水或少许流血，如出血量多者需急诊处理。局部用止血粉或压迫止血，必要时用抗生素。⑥一般于两次月经干净后3~7天复查，未痊愈者可选择做第2次治疗。

2. 宫颈肥大　由于慢性炎症长期刺激，宫颈组织充血、水肿，腺体和间质增生，还可能在腺体深部有黏液潴留形成囊肿，使宫颈呈不同程度肥大，硬度增加。宫颈肥大本身不需要治疗，但对于宫颈管肥大者需除外宫颈腺癌。

3. 宫颈息肉　宫颈管黏膜增生形成的局部突起病灶，称为宫颈息肉。慢性炎症长期刺激使宫颈管局部黏膜增生，子宫有排除异物的倾向，使增生的黏膜逐渐自基底部向宫颈外口突出而形成息肉（图11-1）。息肉可为一个或多个，直径约1cm，色红、呈舌形、质软而脆，易出血，蒂细长。宫颈管恶性肿瘤以及子宫体恶性肿瘤也可呈息肉状从宫颈口突出，因此宫颈息肉应予切除，并送病理检查。

4. 宫颈腺囊肿　在宫颈糜烂愈合过程中，新生的鳞状上皮覆盖宫颈管口或深入腺管，将腺管口阻塞。腺管周围的结缔组织增生或瘢痕形成压迫腺管，使腺管变窄甚至阻塞，腺体分泌物引流受阻、潴留形成囊肿（图11-2）。宫颈表面呈现数个半透明状小囊泡，内含无色黏液，若伴感染囊泡呈白色或淡黄色。

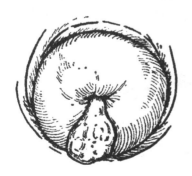

图11-1　宫颈息肉

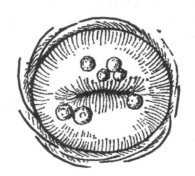

图11-2　宫颈腺囊肿

5. 宫颈黏液炎　又称宫颈管炎。病变局限于宫颈管黏膜及黏膜下组织，宫颈阴道部外观很光滑，仅见宫颈外口有脓性分泌物堵塞，有时宫颈管黏膜增生向外口突出，可见宫颈口充血发红。由于炎性细胞浸润及结缔组织增生，可致宫颈肥大。

八、盆腔炎性疾病

盆腔炎性疾病（pelvic inflammatory disease，PID）是指女性上生殖道及其周围组织的炎症，主要有子宫内膜炎、输卵管炎、输卵管卵巢脓肿、盆腔腹膜炎。最常见的是输卵管炎。引起盆腔炎的病原体有两个来源，来自外界的病原体如淋病奈氏菌、沙眼衣原体、结核分枝杆菌、铜绿假单胞菌和原寄居于阴道内的菌群包括厌氧菌及需氧菌。初潮前、绝经后或未婚者很少发生盆腔炎。盆腔炎大多发生在性活跃期，有月经的妇女。炎症可局限于一个部位，也可以同时累及几个部位，单纯的子宫内膜炎或卵巢炎较少见。盆腔炎有急性和慢性两类。

（一）病因

1. 急性盆腔炎

（1）宫腔内手术操作后感染：如子宫颈检查、子宫输卵管造影术、刮宫术、输卵管通液术等，由于手术消毒不严格引起的感染或术前适应证选择不当引起炎症发作或扩散。长期放置宫内节育器后也有继发感染形成慢性炎症的可能，以及慢性盆腔炎急性发作。

（2）产后或流产后感染：分娩后或流产后产道损伤、组织残留于宫腔内，或手术无菌操作不严格，均可发生急性盆腔炎。

（3）其他原因：经期卫生不良，使用不洁的卫生垫、经期性交、不洁性生活史、早年性交、多个性伴侣、性交过频者可导致性传播疾病的病原体入侵，邻近器官炎症蔓延均可导致炎症。

2. 慢性盆腔炎　常为急性盆腔炎未能彻底治疗，或患者体质较差病程迁延所致，但亦可无急性盆腔炎病史。慢性盆腔炎病情较顽固，当机体抵抗力较差时，可有急性发作，严重影响妇女健康、生活、工作。

（二）病理

1. 子宫内膜炎及子宫肌炎　子宫内膜充血、水肿、有炎性渗出物，严重者内膜坏死、脱落形成溃疡。可发生于产后、流产后或剖宫产后，因胎盘、胎膜残留或子宫复旧不良，极易感染，严重者宫颈管粘连形成宫腔积脓。也见于绝经后雌激素低下的老年妇女，由于内膜菲薄，易受细菌感染。

2. 输卵管炎与输卵管积水　输卵管炎多为双侧性，输卵管呈轻度或中度肿大，伞端可部分或完全闭锁，并与周围组织粘连。输卵管炎症较轻时，伞端及峡部粘连闭锁，浆液性渗出物积聚形成输卵管积水。有时输卵管积脓变为慢性，脓液逐渐被吸收，浆液性液体继续自管壁渗出充满管腔，亦可形成输卵管积水。积水输卵管表面光滑，管壁甚薄，形成腊肠或呈曲颈的蒸馏瓶状，可游离或与周围组织有膜样粘连（图11-3左）。

3. 输卵管卵巢炎及输卵管卵巢囊肿　输卵管发炎时波及卵巢，输卵管与卵巢相互粘连形成炎性肿块，或输卵管伞端与卵巢粘连并贯通，液体渗出形成输卵管卵巢囊肿，也可由输卵管卵巢脓肿的脓液被吸收后由渗出物替代而形成（图11-3右）。

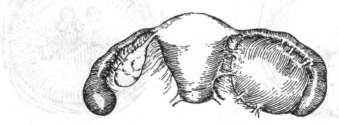

图11-3　输卵管积水（左）；输卵管卵巢囊肿（右）

4. 盆腔结缔组织炎　内生殖器急性炎症或阴道、宫颈有创伤时，病原体经淋巴管进入盆腔结缔组织而引起组织充血、水肿及中性粒细胞浸润。开始局部增厚，质地较软，边界不清，以后向两侧盆壁呈扇形浸润，若组织化脓则形成盆腔腹膜外脓肿，可自发破入直肠或阴道。若由宫颈炎症蔓延至宫骶韧带处，会使纤维组织增生、变硬，若蔓延范围广泛，可使子宫固定，宫颈旁组织也增厚，形成"冰冻骨盆"。

5. 盆腔腹膜炎　盆腔内器官发生严重感染时往往蔓延到盆腔腹膜。发炎的腹膜充血、水肿，并有少量含纤维素的渗出液，形成盆腔脏器粘连。当有大量的脓性渗出液积聚于粘连的间隙内，可形成散在小脓肿；积聚于直肠子宫陷凹处则形成盆腔脓肿，较多见。脓肿可破入直肠而使症状突然减轻，也可破入腹腔引起弥漫性腹膜炎。

6. 败血症及脓毒血症 当病原体毒性强、数量多、患者抵抗力降低时常发生败血症。多见于严重的产褥感染、感染性流产及播散性淋病。发生 PID 后若身体其他部位发现多处炎症病灶或脓肿者，应考虑有脓毒血症存在，需经血培养证实。

7. 肝周围炎（Fitz – hugh – Curtis 综合征） 是指肝包膜炎症而无肝实质损害的肝周围炎。淋病奈瑟菌及衣原体感染均可引起。由于肝包膜水肿，吸气时右上腹疼痛。肝包膜上有脓性或纤维渗出物，早期在肝包膜与前腹壁腹膜之间形成松软粘连，晚期形成琴弦样粘连。5% ~10% 输卵管炎可出现此综合征，临床表现为继下腹痛后出现右上腹痛，或下腹疼痛与右上腹疼痛同时出现。

（三）临床表现

1. 急性盆腔炎

（1）症状：轻者无症状或症状轻微，常见症状为下腹痛、发热、阴道分泌物增多，重者可有寒战、高热、头痛、食欲缺乏。若有脓肿形成可有下腹部包块及局部压迫刺激症状。

（2）体征：患者呈急性面容，体温升高，心率加快，腹胀，小腹伴有压痛、反跳痛及肌紧张，肠鸣音减弱或消失。妇科检查阴道可充血，大量脓性分泌物从宫颈外流；宫颈充血、水肿、举痛明显；宫体增大，有压痛，活动受限；子宫两侧压痛明显，若有脓肿形成则可触及包块且压痛明显。急性盆腔炎发展可引起弥漫性腹膜炎、败血症、感染性休克，严重者可危及生命。

2. 慢性盆腔炎

（1）症状：全身症状多不明显，有时出现低热、乏力。由于病程较长，部分患者可有神经衰弱症状。当患者抵抗力下降时，易急性发作。慢性炎症形成的瘢痕粘连以及盆腔充血，常引起腰骶部酸痛、下腹部坠胀、隐痛。常在月经前后、劳累、性交后加重。慢性炎症导致盆腔瘀血，患者出现经量增多；输卵管粘连堵塞可致不孕。卵巢功能损害时可致月经失调。

（2）体征：子宫后倾、后屈，活动受限或粘连固定。输卵管积水或输卵管卵巢囊肿，盆腔一侧或两侧可触及囊性肿物，活动受限。盆腔结缔组织炎时，子宫一侧或两侧有片状增厚、压痛，宫骶韧带常增粗、变硬，有触痛。输卵管炎症时子宫一侧或两侧触及呈索条状的增粗输卵管，伴有轻度压痛。

（四）治疗要点

盆腔炎性疾病的治疗原则是及时给予足量的抗生素，必要时手术治疗。对慢性盆腔炎可采用支持疗法、物理治疗、药物治疗、中药治疗和手术治疗等措施控制炎症、消除病灶。

（五）护理措施

1. 手术护理 为需手术治疗的患者做好术前准备、术中配合和术后护理。患者出现高热时宜采取物理降温；若有腹胀应行胃肠减压；遵医嘱输液并给予足量有效抗生素。注意纠正电解质紊乱和酸碱失衡状况；观察输液反应等。

2. 减轻不适 必要时，按照医嘱给予镇静镇痛药物缓解患者的不适。

3. 指导随访 对于接受抗生素治疗的患者应在 72 小时内随诊以确定疗效。若此期间症状无改善，则需进一步检查，重新进行评估，必要时行腹腔镜或手术探查。对沙眼衣原体及淋病奈瑟菌感染者，可在治疗后 4 ~6 周复查病原体。

（桑海霞）

第二节 功能失调性子宫出血

功能失调性子宫出血（dysfunctional uterine bleeding，DUB）简称功血，是由于调节生殖的神经内分泌机制异常引起的异常子宫出血，而全身及内外生殖器官无明显器质性病变存在。常表现为月经周期长短不一、经期延长、经量过多或不规则阴道流血。按发病机制可分为无排卵性和排卵性功血两类，

70%～80%的患者属于无排卵性功血。功血可发生于月经初潮至绝经间的任何年龄，50%患者发生于绝经前期，30%发生于育龄期，20%发生于青春期。

一、病因与发病机制

（一）无排卵性功血

无排卵性功血多见于青春期和围绝经期妇女，育龄期少见。各期功血发病机制不同。

1. 青春期　青春期中枢神经系统下丘脑－垂体－卵巢轴正常功能的建立需经过一段时间，如果此时受到机体内部和外界因素诸如过度劳累、应激、刺激、精神过度紧张、恐惧、忧伤、环境、气候骤变或肥胖等因素的影响，就可能引起功血。

2. 围绝经期　妇女卵巢功能不断衰退，剩余卵泡对促性腺激素的反应性降低，卵泡未能发育成熟，雌激素分泌量波动不能形成排卵前高峰，故不排卵。

3. 育龄期　可因内、外环境中某种刺激，如劳累、应激、流产、手术或疾病等引起短暂阶段的无排卵。亦可因肥胖、多囊卵巢综合征、高催乳素血症等长期存在的因素引起持续无排卵。

各种因素造成的无排卵，均导致子宫内膜受单一的雌激素刺激、无黄体酮对抗而发生雌激素突破性出血或撤退性出血。

（二）排卵性功血

较无排卵性宫血少见，多发生于育龄期妇女。卵巢虽然有排卵功能，但黄体功能异常，可分为黄体功能不足和子宫内膜不规则脱落两种类型。

1. 黄体功能不足　由于神经内分泌调节功能紊乱，导致卵泡期 FSH 缺乏，卵泡发育缓慢，使雌激素分泌减少，从而对垂体及下丘脑正反馈不足；LH 峰值不高，使黄体发育不全，孕激素分泌减少，使子宫内膜分泌反应不足。此外，生理性因素如初潮、分娩后及绝经过渡期，也可能因下丘脑－垂体－卵巢轴功能紊乱，导致黄体功能不足。

2. 子宫内膜不规则脱落　在月经周期中，患者有排卵，黄体发育良好，但由于下丘脑－垂体－卵巢轴调节功能紊乱或黄体机制异常引起子宫内膜萎缩过程延长，导致子宫内膜不能如期完整脱落。

二、临床表现

1. 无排卵性功血　常见的症状是子宫不规则出血，特点是患者的月经周期紊乱，月经长短不一，出血量时多时少，可少至点滴淋漓，多至大量出血，不易自止。少数表现为类似正常月经的周期性出血，但量较多。出血期不伴有下腹疼痛或其他不适，出血多或时间长的患者常伴贫血，大量出血可导致休克。

2. 排卵性功血　①黄体功能不足：表现为月经周期缩短，月经频发。有时月经周期虽在正常范围内，但是卵泡期延长，黄体期缩短，故不易受孕或孕早期流产发生率高。②子宫内膜不规则脱落：表现为月经周期正常，但经期延长，多达 9～10 日，且出血量多。③围排卵期出血：出血期小于 7 天，出血停止后数天又出血，量少，多数持续 1～3 天，时有时无。出血原因不明，可能与排卵后激素水平波动有关。

三、辅助检查

1. 妇科检查　盆腔检查排除器质性病灶，常无异常发现。

2. 诊断性刮宫　目的是止血，明确子宫内膜病理诊断。于月经前 3～7 天或月经来潮后 6 小时内刮宫，以确定排卵或黄体功能。为确定是否子宫内膜不规则脱落，应在月经期第 5～6 日进行诊刮。不规则流血者可随时进行刮宫。诊刮时应注意宫腔大小、形态、宫壁是否光滑，刮出物的性质和量。

3. 宫腔镜检查　在宫腔镜直视下选择病变区进行活检，较盲取内膜的诊断价值高。可排除宫腔内病变，如子宫内膜息肉、子宫黏膜下肌瘤、子宫内膜癌等。

4. 基础体温测定　是测定排卵的简易可行方法。无排卵性功血者基础体温无上升改变，呈单相曲线（图11-4），提示无排卵。排卵性功血者则表现为基础体温呈双相，但排卵后体温上升缓慢者，或上升幅度偏低，升高时间仅维持9~10日即下降者提示黄体功能不全（图11-5）。若黄体萎缩不全致子宫内膜脱落不全者，则基础体温呈双相，但下降缓慢（图11-6）。

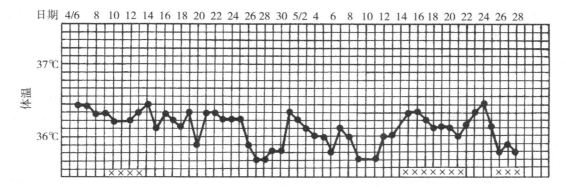

图11-4　基础体温单相型（无排卵性功血）

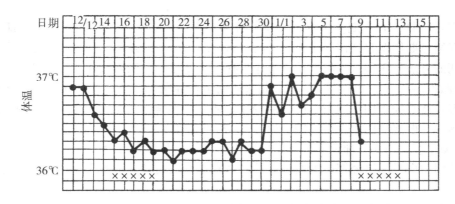

图11-5　基础体温双相型（黄体功能不全）

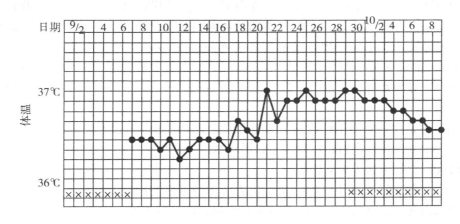

图11-6　基础体温双相型（黄体萎缩不全）

5. 宫颈黏液结晶检查　经前出现羊齿植物叶状结晶提示无排卵。

6. 阴道脱落细胞涂片检查　判断雌激素影响程度。一般表现为中、高度雌激素影响。

7. 激素测定　为确定有无排卵，可测定血清黄体酮或尿孕二酮，若呈卵泡期水平为无排卵。为排除其他内分泌疾病，可测定血催乳激素水平及甲状腺功能。

四、治疗要点

功血的治疗原则是止血、纠正贫血、调整月经周期并防治感染。

（一）无排卵性功血

出血期间应迅速有效地止血并纠正贫血，血止后尽可能明确病因，并根据病因进行治疗，选择合适方案控制月经周期或诱导排卵，预防复发及远期并发症。

1. 支持治疗　加强营养，改善全身状况。贫血者补充铁剂、维生素 C 和蛋白质。贫血严重者需输血。

2. 药物治疗　内分泌治疗效果较好，但应根据不同年龄采取不同方法。治疗青春期少女和生育期妇女应以止血、调整周期、促使卵巢功能恢复和排卵为原则；围绝经期妇女止血后则以调整周期、减少经量，防止子宫内膜病变为原则。通常遵医嘱采用性激素止血和调整月经周期。

（1）止血：少量出血者使用最低有效量性激素减少药物不良反应；对大量出血患者，要求在性激素治疗 6~8 小时内见效，24~48 小时内出血基本停止，若 96 小时以上仍不止血，应考虑有器质性病变存在。常用的内分泌药物有孕激素、雌激素、雄激素、抗前列腺素及其他止血药如卡巴克络、酚磺乙胺等。

（2）调整月经周期：青春期及生育期无排卵性功血患者，需恢复正常的内分泌功能，以建立正常月经周期；对围绝经期妇女起到控制出血、预防子宫内膜增生症的发生。一般连续用药 3 个周期。常用的调整月经周期的方法有 3 种：①雌、孕激素序贯疗法；②雌、孕激素合并使用；③后半周期疗法。

1）雌、孕激素序贯疗法：即人工周期，此法适用于青春期功血或育龄期功血内源性雌激素水平较低者，通过模拟自然月经周期中卵巢的内分泌变化将雌、孕激素序贯应用，使子宫内膜发生相应变化，引起周期性脱落。一般连续应用 3 个周期，用药 2~3 个周期后，患者常能自发排卵。

2）雌、孕激素合并应用：雌激素使子宫内膜再生修复，孕激素可以限制雌激素引起的内膜增生程度。适用于育龄期功血或围绝经期患者及内源性雌激素水平较高者。连用 3 个周期，撤药后出血，血量减少。

3）后半周期疗法：适用于青春期或绝经过渡期功血患者。可于月经周期后半期（撤药性出血的第 16~25 日）服用甲羟孕酮或肌内注射黄体酮，连用 10 日为一周期，共 3 个周期为一疗程。

（3）促进排卵：适用于青春期功血和育龄期功血尤其是不孕患者。促排卵治疗可从根本上防止功能失调性子宫出血复发。常用的药物有氯米芬（clomiphene citrate，CC，又名克罗米芬）、人绒毛膜促性腺激素（human chorionic gonadotropin，HCG）和人绝经期促性腺激素（human menopausal gonadotropin，HMG），和促性腺激素释放激素激动剂（gonadotropin releasing hormone agonist，GnRHa）。

3. 手术治疗

（1）刮宫术：最常用，既能明确诊断，又能迅速止血。围绝经期出血患者激素治疗前宜常规刮宫，最好在子宫镜下行分段诊断性刮宫，以排除子宫腔内细微器质性病变。青春期功血患者出血少者可先服用 3 天抗生素后进行，如出血多应立即进行。

（2）子宫内膜切除术：很少用以治疗功血，适用于经量多的围绝经期妇女和经激素治疗无效且无生育要求的生育期妇女。优点是创伤小，可减少月经量，部分患者可达到闭经效果；缺点是组织受热效应破坏影响病理诊断。

（3）子宫切除术：对药物治疗效果不佳或无效，并了解了所有治疗功血的可行方法后，可由患者和家属知情选择接受子宫切除。

（二）排卵性功血

1. 黄体功能不足　治疗原则为促进卵泡发育，刺激黄体功能及黄体功能替代。分别应用氯米芬、绒促性素和黄体酮。氯米芬可促进卵泡发育，诱发排卵，促使正常黄体形成。绒促性素可促进及支持黄体功能。黄体酮补充黄体分泌黄体酮的不足，用药后使月经周期正常，出血量减少。

2. 子宫内膜不规则脱落　治疗原则为调节下丘脑 - 垂体 - 卵巢轴的反馈功能，使黄体及时萎缩，常用药物有孕激素和绒促性素。孕激素作用是通过调节下丘脑 - 垂体 - 卵巢轴的反馈功能，使黄体萎缩，内膜及时完整脱落。

五、护理措施

1. 一般护理　观察并记录患者的生命体征、出血量，嘱患者保留出血期间使用的会阴垫及内裤，以便准确地估计出血量。出血量较多者应卧床休息，贫血严重者，遵医嘱做好输血、止血措施。

2. 补充营养　成人体内大约每 100mL 血中含 50mg 铁，行经期妇女，每日从食物中吸收铁 0.7～2.0mg，经血多者应额外补充铁。向患者推荐含铁较多的食物如猪肝、豆角、蛋黄、胡萝卜、葡萄干等。按照患者的饮食习惯，制订适合于个人的饮食计划，保证患者获得足够的铁、维生素 C 和蛋白质等营养。

3. 预防感染　监测患者体温、脉搏、子宫体压痛、白细胞计数和分类，保持局部清洁，做好会阴护理。如有感染征象，及时与医师联系并遵医嘱应用抗生素治疗。

4. 遵医嘱使用性激素　①按时按量服用性激素，保持药物在血中的浓度稳定，不得随意停服和漏服，以免因性激素使用不当引起子宫出血。②指导患者在治疗期间严格遵医嘱正确用药，如出现不规则阴道流血，应及时就诊。③药物减量必须按规定在出血停止后才能开始，每 3 天减量 1 次，每次减量不得超过原剂量的 1/3，直至维持量。

5. 心理护理　①鼓励患者表达内心感受，耐心倾听患者的诉说，了解患者的疑虑。②向患者解释病情及提供相关信息，帮助患者澄清问题，摆脱焦虑。也可交替使用放松技术，如看电视、听广播、看书等分散患者的注意力。

（桑海霞）

第十二章

儿科疾病的护理

第一节　新生儿黄疸

新生儿黄疸又称高胆红素血症，是由于新生儿时期血清胆红素浓度升高而引起皮肤、巩膜等黄染的临床现象。分生理性黄疸及病理性黄疸两大类。严重者非结合胆红素进入脑部可引起胆红素脑病（核黄疸），危及生命或导致中枢神经系统永久性损害而留下智力落后、听力障碍等后遗症。

一、临床特点

1. 生理性黄疸　主要由于新生儿肝葡萄糖醛酸转移酶活力不足引起。黄疸一般生后 2 ~ 3d 开始出现，4 ~ 5d 达高峰，10 ~ 14d 消退，早产儿可延迟到 3 ~ 4 周。血清胆红素足月儿 $< 221\mu mol/L$（12.9mg/dl），早产儿 $< 256.5\mu mol/L$（15mg/dl）。一般情况良好，以血中非结合胆红素升高为主。

2. 病理性黄疸

（1）一般特点：①黄疸出现早：一般在生后 24h 内出现；②黄疸程度重：血清胆红素足月儿 $> 221\mu mol/L$（12.9mg/dl），早产儿 $> 256.5\mu mol/L$（15mg/dl）；③黄疸进展快：血清胆红素每日上升 $> 85\mu mol/L$（5mg/dl）；④黄疸持续时间长：足月儿超过 2 周或早产儿超过 4 周黄疸仍不退或退而复现；⑤血清结合胆红素 $> 26\mu mol/L$（1.5mg/dl）；⑥重者可引起胆红素脑病：又称核黄疸，是由于血中游离非结合胆红素通过血脑屏障引起脑组织的病理性损害。胆红素脑病一般发生在生后 2 ~ 7d，早产儿更易发生。临床分警告期、痉挛期、恢复期、后遗症期。警告期表现：嗜睡、吸吮力减弱、肌张力低下，持续 12 ~ 24h。痉挛期表现：发热、两眼凝视、肌张力增高、抽搐、两手握拳、双臂伸直内旋、角弓反张，多数因呼吸衰竭或肺出血死亡，持续 12 ~ 48h。恢复期表现：抽搐减少或消失，恢复吸吮能力，反应好转，此期约持续 2 周。后遗症期于生后 2 个月或更晚时出现，表现为手足徐动、眼球运动障碍、听力障碍、牙釉质发育不良、智力障碍等。

（2）不同病因引起病理性黄疸的特点

1）胆红素来源增多引起病理性黄疸：以非结合胆红素增高为主。①新生儿溶血：a. 同族免疫性溶血如新生儿 ABO 或 Rh 溶血症或其他血型不合溶血。ABO 或 Rh 溶血症往往于生后 24h 内出现黄疸，并迅速加重，可有进行性贫血。ABO 溶血病可呈轻中度贫血或无明显贫血；Rh 溶血病贫血出现早且重，严重者死胎或出生时已有严重贫血、心力衰竭，部分患儿因抗体持续存在，可于生后 3 ~ 6 周发生晚期贫血。全身水肿，主要见于 Rh 溶血病；肝脾肿大，髓外造血活跃所致；低血糖，见于重症 Rh 溶血病大量溶血时造成还原型谷胱甘肽增高刺激胰岛素释放所致；重症者可有皮肤瘀点、瘀斑、肺出血等出血倾向；容易发生胆红素脑病。血型鉴定母婴 Rh 或 ABO 血型不合；血中有致敏红细胞及免疫性抗体，改良直接抗人球蛋白试验阳性，抗体释放试验阳性，游离抗体试验阳性。b. 红细胞酶缺陷溶血如葡萄糖 6 - 磷酸脱氢酶（G - 6 - PD）缺乏症，往往生理性黄疸持续不退或进行性加重、贫血、易发生胆红素脑病、高铁血红蛋白还原率下降。c. 红细胞形态异常如遗传性球形或椭圆形、口形红细胞增多症等。球形红细胞增多症可早期出现溶血性贫血，外周血直径较小的球形红细胞增多，红细胞脆性试验阳性，有家族史。d. 血红蛋白病如地中海贫血，可引起胎儿水肿综合征、低色素小细胞性贫血、黄疸、肝脾肿大。②体内出血：头颅血肿、颅内出血、内脏出血等逸至血管外红细胞寿命会缩短而出现黄疸，有相应部位出血的表现。③红细胞增多症：常见于宫内缺氧、胎 - 胎输血、脐带结扎延迟等。一般在生后48h 出现黄疸加深，病儿有多血貌或青紫，呼吸暂停，静脉血红细胞 $> 6 \times 10^{12}/L$，血红蛋白 $> 220g/L$，血细胞比容 $> 65\%$。④肠肝循环增加：a. 开奶延迟，吃奶少，大便排出延迟、排出少或不排（如肠闭锁等消化道畸形）使胆红素重吸收增加而出现黄疸。以非结合胆红素升高为主。b. 母乳性黄疸：见于母乳喂养儿，可能与母乳中 β - 葡萄糖醛酸苷酶活性高使胆红素重吸收增加有关。黄疸于生后 3 ~ 8d 出现，1 ~ 3 周达高峰，6 ~ 12 周消退，停喂母乳 3 ~ 5d 黄疸明显减轻或消退，如重新母乳喂养黄疸可稍加重，患儿一般情况良好。⑤其他：维生素 E 缺乏、低锌血症可影响红细胞膜功能；孕母分娩前静滴催产素（ > 5IU）和不含电解质的葡萄糖溶液使胎儿处于低渗状态导致红细胞通透性及脆性增加而溶血，母亲有分娩前用药史。以非结合胆红素升高为主。

2）肝摄取结合胆红素减少：以非结合胆红素升高为主。①葡萄糖醛酸转移酶受抑制：家族性、窒息、缺氧、低体温、低血糖、使用水合氯醛、婴儿室应用酚类清洁剂可抑制肝酶活力。患儿有血糖及体温异常、窒息、用药等相应病史，以非结合胆红素升高为主。②先天性葡萄糖醛酸转移酶缺乏症（Crigler Najjar 综合征）：分两型。Crigler Najjar Ⅰ 型为葡萄糖醛酸转移酶完全缺乏，常染色体隐性遗传病，多于生后 3d 内出现明显黄疸，并持续终身，黄疸不能被光疗所控制，需换血再行光疗方能奏效，如不换血大多发生胆红素脑病，酶诱导剂无效。Crigler Najjar Ⅱ 型为葡萄糖醛酸转移酶部分缺乏，常染色体显性遗传病，酶诱导剂有效，个别发生胆红素脑病。③家族性暂时性新生儿高胆红素血症（Lucey Driscoll 综合征）：为母孕中、后期血清中一种能通过胎盘到达胎儿体内的孕激素抑制了葡萄糖醛酸转移酶所致。有明显家族史，多于生后48h 内出现严重黄疸，如不及时换血可发生胆红素脑病，生后 2 周内黄疸逐渐消退。④先天性非溶血性黄疸（Gilbert 综合征）：常染色体显性遗传病。肝细胞摄取胆红素功能障碍，也可伴有葡萄糖醛酸转移酶活性部分减低。一般黄疸轻，呈慢性或间歇性。⑤酸中毒、低蛋白血症：影响非结合胆红素与白蛋白结合。血气分析 pH 降低或血白蛋白低。⑥药物：磺胺类、水杨酸盐、维生素 K_3、吲哚美辛、毛花苷 C 与胆红素竞争 Y、Z 蛋白结合位点；噻嗪类利尿剂可使胆红素与白蛋白分离等。患儿有用药史。⑦其他：甲状腺功能低下、脑垂体功能低下、先天愚型等常伴血胆红素升高或生理性黄疸消退延迟。甲状腺功能低下表现为少哭、喂奶困难、吸吮无力、肌张力低、腹膨大、便秘、生理性黄疸持续不退，血清 T_3 和 T_4 降低，TSH 增高。

3）胆红素排泄障碍：引起结合胆红素增高或混合性高胆红素血症。①肝细胞对胆红素的排泄障碍。a. 新生儿肝炎综合征如 TORCH（T：弓形虫；R：风疹病毒；C：巨细胞病毒；H：单纯疱疹病毒；O：其他如乙肝病毒、梅毒螺旋体、EB 病毒等感染）引起，以巨细胞病毒感染最常见。感染可经胎盘传给胎儿或在通过产道时被感染，常在生后 1 ~ 3 周或更晚时出现黄疸，粪便色浅或灰白，尿色深黄，可有厌食、呕吐、肝脏肿大、肝功能异常；血清巨细胞病毒、疱疹病毒、风疹病毒、弓形虫 IgM 抗体阳性；巨细胞病毒（CMV）感染者还可有 CMV 特异性结构蛋白 PP65 阳性、尿 CMV - DNA 阳性；梅毒患儿梅毒螺旋体间接血凝试验（TPHA）及快速血浆反应素试验（RPR）阳性。b. 先天性代谢缺陷病：如半乳糖血症，患儿进食乳类后出现黄疸、呕吐、体重不增、白内障、低血糖和氨基酸尿，红细胞1 - 磷酸半乳糖尿苷转移酶活性低，血半乳糖升高。c. 先天性遗传性疾病如家族性进行性胆汁淤积、先天性非溶血性黄疸（结合胆红素增高型）等。以结合胆红素升高为主。家族性进行性胆汁淤积初为间歇性黄疸，常诱发于感染，以后转变为慢性进行性胆汁淤积，肝硬化。②胆管胆红素的排泄障碍。a. 新生儿先天性胆管闭锁，生后 1 ~ 3 周出现黄疸并逐渐加重，大便生后不久即呈灰白色，皮肤呈深黄绿色，肝脏明显增大，质硬，大多于 3 ~ 4 个月后发展为胆汁性肝硬化，以结合胆红素增高为主，腹部 B 超检查可发现异常。b. 先天性胆总管囊肿：呈间歇性黄疸、腹部肿块、呕吐、无黄色大便，超声检查可确诊。c. 胆汁黏稠综合征：严重新生儿溶血病时大量溶血造成胆总管被黏液或浓缩胆汁所阻塞。皮肤呈深黄绿色，大便呈灰白色，尿色深黄，以结合胆红素升高为主。d. 肝和胆管肿瘤、胆管周围淋巴结病压迫胆总管引起黄疸，以结合胆红素升高为主。腹部 B 超或 CT 协助诊断。

4）混合性：如新生儿败血症，感染的病原体或病原体产生毒素破坏红细胞及抑制肝酶活性引起黄疸。常表现为生理性黄疸持续不退或退而复现或进行性加重，有全身中毒症状，有时可见感染灶，早期以非结合胆红素升高为主或两者均高，晚期有的以结合胆红素升高为主，血培养可阳性，白细胞总数、C反应蛋白增高。

3. 辅助检查

（1）血常规：溶血者红细胞和血红蛋白降低（早期新生儿小于145g/L），网织红细胞显著增高（大于6%），有核红细胞增高（大于10/100个白细胞）。

（2）血清总胆红素增高，结合和（或）非结合胆红素升高。

二、护理评估

1. 健康史　了解母亲妊娠史（胎次、有无不明原因的流产、早产及死胎、死产史和输血史，妊娠并发症，产前有无感染和羊膜早破）；有无黄疸家族史；患儿的兄、姐有无在新生儿期死亡或者明确有新生儿溶血病；询问父母血型、母婴用药史；了解患儿喂养方式（母乳或人工喂养）、喂养量和大小便颜色、量；了解患儿有无接触樟脑丸、萘；询问黄疸出现时间及动态变化。

2. 症状、体征　评估黄疸程度、范围；有无皮肤黏膜苍白、水肿、肝脾大；评估患儿有无心率快等心力衰竭表现及嗜睡、角弓反张、抽搐等胆红素脑病的表现；检查有无头颅血肿；注意有无脓疱疹、脐部红肿等感染灶；注意大小便颜色及大便次数、量。

3. 社会、心理　评估家长对黄疸病因、预后、治疗、护理的认识程度；了解家长心理状态。有无认识不足和焦虑。

4. 辅助检查　了解母子血型，血红蛋白、网织红细胞、血清胆红素值尤其是非结合胆红素是否升高，抗人球蛋白试验、红细胞抗体释放试验等是否阳性。了解红细胞脆性试验、肝功能检查是否异常。高铁血红蛋白还原率是否小于75%。了解血培养是否阳性、白细胞总数、C反应蛋白是否增高。了解血、宫内感染病原学检查结果及腹部B超等检查结果。

三、常见护理问题

1. 合作性问题　胆红素脑病。
2. 有体液不足的危险　与光照使失水增加有关。
3. 皮肤完整性受损　与光照疗法引起结膜炎、皮疹、腹泻致尿布疹有关。
4. 有感染的危险　与机体免疫功能低下有关。
5. 知识缺乏　家长缺乏黄疸的护理知识。

四、护理措施

1. 密切观察病情

（1）观察黄疸的进展和消退情况：监测胆红素值；观察皮肤黄染程度、范围及其变化；注意大小便色泽。

（2）注意有无拒食、嗜睡、肌张力减退等胆红素脑病的早期表现。

（3）观察贫血进展情况：严密监测患儿贫血的实验室检查结果。观察患儿面色、呼吸、心率、尿量、水肿、肝脏大小等情况，判断有无心力衰竭。

2. 减少胆红素产生，促进胆红素代谢，预防胆红素脑病

（1）做好蓝光疗法和换血疗法准备工作与护理工作：需做换血疗法者用无菌生理盐水持续湿敷脐带残端保持新鲜，防止脐血管干燥闭合，为脐动脉插管做准备。

（2）遵医嘱给予血浆、白蛋白和肝酶诱导剂：非结合胆红素增高明显者遵医嘱尽早使用血浆、白蛋白以降低胆红素脑病的危险。白蛋白一般稀释至5%静脉输注。溶血症者遵医嘱正确输注丙种球蛋白以抑制溶血。

（3）杜绝一切能加重黄疸、诱发胆红素脑病的因素：避免发生低温、低血糖、窒息、缺氧、酸中毒、感染，避免不恰当使用药物等。①做好保暖工作，监测体温，维持体温正常；②供给足够的热量和水分，如病情允许及早、足量的喂养，不能进食者由静脉补充液体和热量。监测血糖，及时处理低血糖；③监测血气分析、电解质，缺氧时给予吸氧，及时纠正酸中毒；④避免使用影响胆红素代谢的药物如磺胺类、吲哚美辛等；⑤防止感染：加强皮肤、黏膜、脐带、臀部护理，接触患儿前洗手；⑥保持大便通畅，必要时开塞露灌肠，促进胆红素排泄；⑦避免快速输入高渗性药液，以免血脑屏障暂时开放而使胆红素进入脑组织。

3. 减轻心脏负担，防止心力衰竭

（1）保持患儿安静，减少不必要的刺激，各项治疗护理操作尽量集中进行。

（2）白蛋白静脉输注4h左右，必要时在输注后遵医嘱预防性使用呋塞米以减轻心脏负荷。

（3）心力衰竭时输液速度5mL／（kg·h）左右。遵医嘱给予利尿剂和洋地黄类药物，并密切观察药物反应，防止中毒。

五、出院指导

1. 用药　出院时若黄疸程度较轻，日龄已大，可不必再服用退黄药物。出院时黄疸仍明显，可能需要服用苯巴比妥与尼可刹米联合制剂（酶诱导剂）3～6d。贫血者强调铁剂的补充。G-6-PD缺陷者，可因某些药物如维生素K₃、磺胺类、解热镇痛药及新生霉素等引起溶血和黄疸，乳母和小儿都应避免应用。肝炎综合征病程较长，一般需4～6个月，出院后常需要服用保肝药，如葡醛内酯、胆酸钠等，同时小儿要加强脂溶性维生素A、维生素D、维生素E、维生素K的补充。

2. 复查　疑有胆红素脑病或已确诊胆红素脑病，应加强神经系统方面的随访，以便尽早做康复治疗。新生儿溶血病的小儿，一般在生后2～3个月内每1～2周复查一次血红蛋白，若血红蛋白降至80g/L以下，应输血以纠正贫血。患肝炎综合征的小儿，应每隔1～2个月复查肝功能，直至完全康复。

3. 就诊　孩子出现下列情况如小儿黄疸持续时间较长，足月儿大于2周，早产儿大于4周，黄疸消退或减轻后又再出现或加重，更换尿布时发现大便颜色淡黄或发白甚至呈陶土色，尿色变深黄或呈茶色，或者皮肤出现瘀斑、瘀点、大便变黑等，家长要引起重视，及时就诊。

4. 喂养　母乳营养高、吸收快、无菌且含有多种免疫活性物质，即使是新生儿溶血病仍提倡母乳喂养，可按需喂养。若为G-6-PD缺陷者，乳母和小儿忌食蚕豆及其制品。母乳性黄疸，若黄疸较深可暂停或减少母乳喂养，改喂其他乳制品，2～4d后黄疸会减退，再喂母乳时黄疸再现，但较前为轻且会逐渐消退，所以不必因黄疸而放弃母乳喂养。

5. 促进孩子康复的措施　婴儿和产妇的房间应该空气清新，阳光充足。抱孩子适当户外活动，多晒太阳。保持大便通畅，如大便秘结及时用开塞露灌肠排出大便减少胆红素吸收。由于低温、低血糖会加重黄疸，应避免受寒和饥饿。G-6-PD缺陷者衣服保管时勿放樟脑丸。

6. 溶血症患儿母亲如再次妊娠，需做好产前监测与处理　孕期监测抗体滴度，不断增高者，可采用反复血浆置换术。胎儿水肿，或胎儿Hb低于80g/L，而肺尚未成熟者，可行宫内输血；重症Rh阴性孕妇既往有死胎、流产史，再次妊娠中Rh抗体效价升高，羊水中胆红素增高，且羊水中磷脂酰胆碱/鞘磷脂比值大于2，可提前分娩，减轻胎儿受累。胎儿娩出后及时送新生儿科诊治。

（桑海霞）

第二节　新生儿肺炎

新生儿肺炎是一种常见病。按病因不同可分为吸入性肺炎和感染性肺炎两大类。

一、临床特点

（一）吸入性肺炎

主要指胎儿或新生儿吸入羊水、胎粪、乳汁等引起的肺部炎症。胎儿在宫内或娩出时吸入羊水所致肺炎称羊水吸入性肺炎；吸入被胎粪污染的羊水引起的肺炎称胎粪吸入性肺炎；出生后因喂养不当、吞咽功能不全、反流或呕吐、食管闭锁和唇裂、腭裂等引起乳汁吸入而致肺炎称乳汁吸入性肺炎。其中以胎粪吸入性肺炎最为严重，病死率最高。

1. 羊水、胎粪吸入者　多有宫内窘迫和（或）产时的窒息史。

（1）羊水吸入量少者：可无症状或仅轻度呼吸困难，吸入量多者常在窒息复苏后出现呼吸窘迫、青紫，口腔流出液体或泡沫，肺部可闻及粗湿啰音。

（2）胎粪吸入者：症状常较重，分娩时可见羊水混胎粪，患儿皮肤、脐窝、指（趾）甲胎粪污染，口鼻腔、气管内吸引物中含胎粪。窒息复苏后很快出现呼吸急促、鼻翼翕动、三凹征、呼气呻吟及发绀、甚至呼吸衰竭。双肺可闻及干湿性啰音。可并发肺不张、肺气肿、纵隔气肿或气胸、持续肺动脉高压、ARDS等。

2. 乳汁吸入者　常有喂奶时或喂奶后呛咳，乳汁从口、鼻腔流出或涌出症状与吸入程度有关。患儿可有咳嗽、喘憋、气促、发绀、肺部啰音等。严重者可导致窒息。

3. 辅助检查

（1）血气分析：常有低氧血症或高碳酸血症，pH降低。

（2）胸部X线检查：双肺纹理增粗，常伴肺气肿或肺不张，可见结节状阴影或不规则斑片状影。胎粪吸入性肺炎双肺可有广泛粗颗粒阴影或斑片状云絮影，常伴气漏。

（二）感染性肺炎

感染性肺炎是指出生前、出生时或出生后感染细菌、病毒、原虫等微生物引起的肺炎。宫内和分娩过程中感染以大肠埃希菌、B族链球菌、巨细胞病毒为主；生后感染以金黄色葡萄球菌、大肠埃希菌为主，近年来条件致病菌如克雷伯菌、表皮葡萄球菌、厌氧菌、真菌等亦可引起。新生儿感染性肺炎多数为产后感染性肺炎，可由上呼吸道炎症向下蔓延引起，也可为败血症并发。

1. 症状与体征　主要有发绀、呻吟、口吐泡沫、呼吸急促、鼻翼扇动、点头样呼吸、三凹征、体温异常、反应差、吃奶差。早产儿可见呼吸暂停，日龄大的新生儿可有咳嗽。双肺可闻及干湿性啰音。严重者可出现呼吸衰竭、心力衰竭。金黄色葡萄球菌肺炎易并发气胸、脓胸、脓气胸，病情常较严重。

2. 辅助检查

（1）外周血常规：白细胞总数细菌感染大多增高；病毒感染正常或降低。

（2）宫内感染脐血或出生早期血IgM > 200mg/L。

（3）血气分析和电解质测定：常有低氧血症或高碳酸血症，pH降低，可伴有电解质紊乱。

（4）病原学检查：采集深部气道分泌物或支气管肺泡灌洗液作细菌培养，必要时作病毒学及支原体、衣原体、解脲脲原体检测可呈阳性。

（5）胸部X线摄片：产前感染者常以肺间质病变为主；产时B族链球菌感染，胸片与肺透明膜病相似，后期呈大片毛玻璃影；产后感染者多见两肺散在斑片状阴影，可伴大片融合或肺不张、肺气肿等。

二、护理评估

1. 健康史　询问母亲孕期尤其是孕后期有无感染病史如巨细胞病毒或弓形虫等感染；有无羊膜早破；询问羊水颜色、性质，有无宫内窘迫或产时窒息；了解Apgar评分；了解生后新生儿有无脐部或皮肤等感染病史及呼吸道感染性疾病接触史；有无长期住院、气管插管等医源性感染的因素。

2. 症状、体征　注意评估患儿是否反应差、发热或体温不升，注意呼吸频率、节律、深浅度，观察有无发绀、呻吟、口吐白沫、呼吸急促、吸气性三凹征、胸腹式呼吸、咳嗽、呼吸暂停等。

3. 社会、心理　新生儿肺炎多数预后良好，痊愈出院。少数早产儿肺炎、胎粪吸入性肺炎、呼吸肌肺炎等病情较重、病死率高或病程迁延者应注意评估家长有无焦虑与恐惧。

4. 辅助检查　了解痰、血化验、胸部 X 线片检查结果，尤其应注意了解血气分析结果，以指导氧疗。

三、常见护理问题

1. 不能有效清理呼吸道　与炎症使呼吸道分泌物增多、咳嗽无力等有关。
2. 气体交换功能受损　与吸入羊水、胎粪、奶汁及肺部炎症有关。
3. 喂养困难　与呼吸困难、反应差、拒奶、呛奶等有关。
4. 体温异常　与肺部感染有关。
5. 合作性问题　心力衰竭、气胸、脓胸或纵隔气肿。

四、护理措施

1. 保持呼吸道畅通，改善肺部血液循环，改善通气和换气功能

（1）胎头娩出后立即吸尽口、咽、鼻黏液，无呼吸及疑有分泌物堵塞气道者，立即进行气管插管，并通过气管内导管将黏液吸出，再吸氧或人工呼吸。

（2）室内空气宜新鲜，保持湿度在 60% 左右。分泌物黏稠者可行雾化吸入，湿化气道分泌物，使之易排出。雾化液可用生理盐水，也可加入抗感染、平喘、化痰药物，雾化吸入每次不超过 15min，以免引起肺水肿。

（3）胸部物理疗法促进血液循环，利于肺部炎症吸收。①头高位或半卧位以利呼吸，肺不张者取健侧卧位。经常翻身、有条件多怀抱；②叩背：由下而上，由外周向肺门用弓状手掌拍击，使小气道分泌物松动易于进入大气道；③吸痰：吸痰负压 10～13.3kPa。有下呼吸道分泌物黏稠，造成局部阻塞引起肺不张、肺气肿者可用纤维支气管镜术吸痰；④根据病情和胸片中病变的部位选用适当的体位引流，以利呼吸道分泌物或胎粪的清除；⑤病程迁延者可行胸部超短波或红外线理疗。

2. 合理用氧　轻、中度缺氧采用鼻导管给氧，氧流量为 0.5～1L/min 或面罩给氧，氧流量为 2～3L/min。重度缺氧可用头罩给氧，氧流量为 5～8L/min。并根据动脉血氧分压及时调节吸入氧浓度，使 $Pa(O_2)$ 维持在 6.7～10.7kPa 至青紫消失为止。如青紫无改善，$Pa(O_2)$ 持续低于 6.7kPa 或 $Pa(CO_2)$ 持续高于 8kPa，并发生呼吸衰竭时，可气管内插管进行机械通气。给氧浓度不宜过高，时间不宜太长，以免发生早产儿视网膜病、支气管肺发育不良等并发症。

3. 维持正常体温　置患儿于中性环境温度中。患新生儿肺炎时，体温可能升高也可能降低，应根据病情不同，采取相应方法维持正常体温。

4. 耐心喂养，保证营养供给　患儿易呛奶，能喂奶时应将头部抬高或抱起，并少量多餐耐心间隙喂奶，不宜过饱，以免影响呼吸和引起呕吐、吸入。呛奶严重或呼吸困难明显者可行鼻饲。进食少者根据不同日龄、体重、对液量的具体要求给予静脉补液，重症肺炎补液时适当控制输液速度避免诱发心力衰竭。

5. 密切观察病情　及时发现异常并积极处理，监测体温、心率、呼吸、血压、经皮氧饱和度、动脉血气，记录出入液量。并注意观察：

（1）呼吸系统表现是否改善，如青紫、呼吸困难、咳嗽有无改善。

（2）全身症状是否好转如反应、体温、进奶量等。

（3）观察有无并发症：如面色苍白或发绀加重、烦躁、短期内呼吸明显加快，心率加快，肝脏增大，提示并发心力衰竭，应配合做好给氧、镇静、强心、利尿等处理。如烦躁不安、突然呼吸困难伴青紫加重、一侧胸廓饱满及呼吸音降低可能并发气胸，应立即做好胸腔穿刺或胸腔闭锁引流准备。如出现烦躁、前囟隆起、惊厥、昏迷，则可能并发中毒性脑病，遵医嘱止痉、脱水等治疗。如腹胀明显，可能

存在中毒性肠麻痹或低血钾，予禁食、胃肠减压、肛管排气，低血钾根据血钾报告补钾。

五、出院指导

1. 孩子出院后的环境　选择阳光充足、空气流通的朝南房间为佳。室温要求在22～24℃，夏冬季可借助空调或取暖器调节。相对湿度55%～65%为宜，气候干燥时可在室内放一盆水。保持室内空气新鲜，无层流或新风系统病室应定时通风，冬天可每日通风2次，每次30min，避免对流风。

2. 用药　病愈出院后，一般不需要用药。如需服用药物要根据医嘱，不可随意增减。请勿在小儿哭闹时喂药，以免误吸入气管。

3. 喂养　喂养要有耐心，以少量多餐为宜。奶头孔大小要适宜。喂好后将小儿竖直，头伏于母亲肩上，轻拍其背以排出咽下的空气避免溢乳和呕吐，待打嗝后再取右侧卧位数分钟。容易吐奶的小儿可同时抬高肩背部，以促进胃排空减少吐奶的发生。当小儿发生呕吐时，迅速将小儿的头侧向一边，轻拍其背部，并及时清除口鼻腔内的奶汁防止奶汁吸入。

4. 日常护理　多怀抱小儿，如肺炎未愈出院或肺炎恢复期可在脊柱两侧由下而上，由外向内用弓状手掌拍其背部。经常检查鼻孔是否通畅，清除鼻孔内的分泌物。卧位一般取右侧卧位，如仰卧时要避免颈部前屈或过度后伸。洗澡时，要求室温26～30℃，水温38～40℃，关好门窗，动作轻快，及时擦干，注意保暖避免着凉。根据季节及气候及时增减衣服，防止过热或着凉，衣着以小儿的手足温暖而不出汗为宜。少去公共场所，减少探视，避免接触呼吸道感染者。

（桑海霞）

第三节　新生儿破伤风

新生儿破伤风是由破伤风杆菌侵入脐部而引起的一种急性感染性疾病。

一、临床特点

1. 症状与体征

（1）潜伏期：平均3～14d，以4～8d为多。

（2）痉挛前期：表现为牙关紧闭，不能吸吮，哭不出声，用压舌板检查口腔，压舌越用力，张口越困难；脐凹潮红见脓性伴臭味渗液。

（3）痉挛期：全身肌张力增高，阵发性强直性抽搐，角弓反张，苦笑面容，稍受刺激即出现痉挛，日趋加剧。喉痉挛时可导致窒息、面唇发绀、呼吸停止，该期持续2～3周以上，常并发肺炎、营养不良、呼吸衰竭等，使病情进一步加重。

（4）恢复期：抽搐次数减少，口眼稍能睁开并发出低弱哭声，四肢肌张力仍高，进食仍困难。该期常伴贫血和低蛋白血症。

2. 辅助检查

（1）血常规：白细胞总数及中性粒细胞增加。

（2）血气分析：可出现代谢性酸中毒，电解质紊乱（低钠、低钾）。

（3）并发其他感染时血培养可出现阳性。

（4）脐分泌物培养可呈阳性。

二、护理评估

1. 健康史　询问接生史，接生时有无消毒不严，是否曾用未经严格消毒的剪刀断脐或不洁敷料包扎脐部。了解患儿脐带脱落时间，痉挛出现的时间、状况。

2. 症状、体征　观察痉挛发作时间、持续时间、频率，有无牙关紧闭、苦笑面容、角弓反张、窒息，评估发作与环境的关系及脐部情况。评估患儿生命体征。

3. 社会、心理　了解家长对本病病因、预后认识程度，评估其居住地环境、生活习惯、卫生状况。

4. 辅助检查　了解血常规、血气分析＋电解质、血培养、脐分泌物培养、胸片结果。

三、常见护理问题

1. 有窒息的危险　与呼吸肌痉挛有关。

2. 有受伤的危险　与反复抽搐有关。

3. 清理呼吸道无效　与不能咳出分泌物有关。

4. 皮肤完整性受损　与脐部残端感染破伤风杆菌有关。

5. 吞咽障碍　与咽肌痉挛有关。

6. 营养失调：低于机体需要量　与张口困难、不易喂养及肌肉痉挛消耗量过大有关。

7. 有感染的危险　与长期消耗、免疫功能低下有关。

四、护理措施

1. 控制痉挛，预防窒息

（1）环境要求：置患儿于安静、光线稍暗的房间，戴避光眼罩，外耳道置无菌干棉球隔音，最好能单居一室。各种治疗及护理集中在止痉剂发挥最大效应时进行，动作轻快，避免不必要的刺激，以免引起或加重痉挛发作。

（2）建立静脉通路：最好使用留置套管针，保持输液通畅，避免反复穿刺给患儿造成不良刺激，遵医嘱应用破伤风抗毒素（TAT）、镇静止痉剂，使患儿在强刺激下不发生窒息，轻刺激下不发生痉挛。保证抗生素和药物顺利进入体内。严禁药液外渗，尤其是止痉剂如地西泮，以免造成局部组织坏死。

（3）保持呼吸道通畅：仰卧头侧位，头肩部稍抬高，及时擦去口腔外溢分泌物，使用止痉剂后，清除呼吸道分泌物，有缺氧、发绀者可间歇用氧。发生窒息或呼吸停止时，在大流量氧气冲吸口鼻下，迅速吸净呼吸道分泌物后给予皮囊加压呼吸，必要时气管插管。

（4）物品准备：床旁备必要的急救物品，如氧气、复苏用物、吸引用物、气管插管用物等。

2. 密切观察病情变化　观察并记录惊厥发生次数、持续时间及伴随症状，尤其注意有无窒息发生，观察镇静止痉药的效果和不良反应，观察生命体征变化及全身其他症状，注意有无并发肺炎、营养不良、呼吸衰竭等情况。一旦发生异常，及时通知医生处理。

3. 脐部护理　用3%过氧化氢清洗脐部后，涂以聚维酮碘，并予甲硝唑稀释液棉球湿敷脐部，保持脐部清洁，改变其缺氧环境。接触过脐部的敷料应焚烧。

4. 防止继发感染

（1）做好各项基础护理，尤其是皮肤和口腔护理：每日用聚维酮碘涂皮肤皱褶部位，将无菌干棉球或纱布卷置于患儿掌心并每日更换，可防止其破损糜烂；患儿由于骨骼肌痉挛，易发热、出汗，应适当松开包被降温、及时擦干汗渍、保持患儿皮肤清洁干燥。口唇应涂液状石蜡保持滋润。定时翻身，预防压疮及坠积性肺炎。

（2）注意隔离，避免交叉感染：遵医嘱应用抗生素，以抑制破伤风杆菌生长，又可达到预防及治疗继发感染的目的。

5. 保证营养　患儿早期痉挛发作频繁，应暂禁食，给予静脉匀速输液，补充热量和水分，维持正常血糖，并输注脂肪乳剂、氨基酸等营养液，必要时加用白蛋白、血浆支持治疗。

病情允许情况下，给予胃管喂养，根据胃的耐受情况，逐渐增加胃管喂养量。病情好转可用棉签协助塞入奶头经口喂养，以训练患儿吸吮力及吞咽功能，由少量开始逐渐增加，最后撤离鼻饲管，喂奶时要格外细致、耐心，避免发生窒息。

6. 恢复期护理　恢复期患儿应多抱，多洗温水澡，每日进行婴儿抚触，以减轻患儿痛苦，促进恢复。

五、出院指导

（1）让家长了解破伤风患儿恢复期的特点，告诉家长患儿的肌肉紧张状态要持续数月，以消除家长的恐惧心理。

（2）让家长掌握如何用棉签协助塞入橡胶奶头进行合理有效喂养，如何预防窒息及发生窒息时怎样紧急处理后急送医院。

（3）教会家长婴儿抚触法，指导家长对患儿进行恢复期护理，注意清洁卫生，做好口腔、脐部、臀部及皮肤等基础护理，防止感染。定期预防接种。

（桑海霞）

第四节　颅脑损伤

颅脑损伤（craniocerebral injury）是引起小儿死亡和致残的最常见原因。小儿颅脑损伤多由交通事故、自然灾害、坠落、跌倒以及各种锐器、钝器对头部伤害引起。颅脑损伤可分为原发性和继发性两类。原发性包括脑震荡、脑挫裂伤、原发性脑干损伤、硬膜外血肿、硬膜下血肿、多发血肿或混合性血肿、脑室内血肿等。继发性脑损伤包括脑移位或脑疝引起的压迫性损伤、弥散性脑肿胀和脑梗死等。根据伤后神经系统表现采用哥拉斯格昏迷评分将其分为3型：①轻型（13～15分）；②中型（9～12分）；③重型（3～8分）。按损伤的程度可分为4型：①轻型：无颅骨骨折，且意识丧失不超过30min；②中型：颅骨骨折、轻度脑挫裂伤，或伤后意识丧失达30min至12h；③重型：所有颅内血肿、脑挫裂伤、脑干损伤，意识丧失12h以上或意识障碍逐渐加重者；④特重型：伤后深度昏迷伴去大脑强直，出现双瞳孔散大、生命体征严重紊乱或呼吸已近停止者。

一、临床特点

（一）脑挫裂伤

症状轻重因受伤程度而不同。

1. 意识障碍　是最突出的临床表现之一，伤后大多立即昏迷，由于损伤的程度和部位不同，昏迷的时间由数分钟至数小时、数日甚至迁延性及进行性昏迷。

2. 局灶性神经损伤症状　依挫裂伤所在的部位不同表现各异，当损伤位于额颞叶前端时，可无局灶性神经功能的缺失；若是皮质功能区受损，多于伤后立即出现相应肢体的瘫痪、偏侧感觉障碍、失语或偏盲等。

3. 头痛　患儿不能表述疼痛时，多表现为哭闹烦躁，易激惹等。

4. 癫痫发作　多在脑挫裂伤早期发生癫痫，一般于伤后数小时或数日内可频繁发作，以大发作和局限性发作为主。

5. 恶心、呕吐　伤后可立即出现喷射性呕吐，频繁的呕吐还可造成患儿严重的脱水和电解质紊乱。

6. 脑膜刺激症状　患儿可出现颈项强直、屈腿伸直试验阳性等脑膜激惹症。

7. 体温升高　也是常见的症状之一，这与小儿下丘脑体温调节中枢不稳定，对损伤较为敏感及血性脑脊液刺激有关。

8. 辅助检查

（1）腰椎穿刺：有蛛网膜下隙出血者脑脊液通常呈血性。

（2）颅骨X线平片：有助于发现颅骨骨折。

（3）CT扫描：典型表现为低密度脑水肿区内出现多发散在的斑点状高密度的小出血灶，部分可融合形成小的脑内血块，周围水肿带明显。

（二）硬脑膜外血肿

硬脑膜外血肿是指外伤后血液蓄积在颅骨内板和硬脑膜之间。

1. 意识障碍 年长患儿可有典型的"原发性昏迷，中间清醒期，继发性昏迷"的病情发展过程。而在婴幼儿原发性意识障碍常不典型，多表现为伤后的哭闹、激惹和烦躁不安，随后出现意识障碍进行性加深，直至出现脑疝症状。

2. 颅内压增高表现 患儿可出现头痛、呕吐、前囟张力增高、膨隆等表现，小儿可仅表现为精神变软、嗜睡或躁动不安等。

3. 瞳孔的改变 在脑疝出现的前期，可出现血肿侧瞳孔缩小，对光反射迟钝；出现脑疝后，则血肿侧的瞳孔散大，对光反射消失，眼球固定。

4. 局部神经体征 出现癫痫发作较为常见，可由一侧肢体的抽搐开始，逐渐发展为大发作。

5. 生命体征的变化 患儿可出现脉搏减慢、血压增高、呼吸加深减慢的代偿性改变（Cushing 反应），婴幼儿通常血压、心率变化不明显，可掩盖脑疝的早期征象。脑疝压迫脑干时，则出现血压下降，心率、呼吸节律紊乱，最后脑干功能衰竭而导致死亡。

6. 辅助检查

（1）CT 检查：为首选的辅助检查。典型表现为颅骨内板下梭形高密度影，边缘光滑锐利，可见脑组织及脑室系统受压移位，中线结构有偏移，骨窗像可显示颅骨骨折。

（2）颅骨 X 线平片：年长儿可见颅骨骨折，而且骨折线多穿过硬膜血管走行压迹或静脉窦，在婴幼儿很少并发颅骨骨折。

（三）硬脑膜下血肿

硬脑膜下血肿是指血液在蛛网膜和硬脑膜之间的腔隙内的蓄积，根据病史和临床症状出现的早晚分为急性（3d 内）、亚急性（3d ~ 3 周）和慢性硬膜下血肿（3 周以上）。

1. 单纯性硬膜下血肿 单纯性硬膜下血肿的患儿，多无原发性意识障碍，仅表现为外伤后精神变弱或烦躁哭闹、易激惹；多伴有抽搐、频繁呕吐。

2. 复合型硬膜下血肿 由于多并发有原发性脑挫裂伤，临床症状较为严重，而且病情发展迅速。伤后多有原发性昏迷，昏迷程度可不断加深，出现各种局灶性神经体征或癫痫发作，血肿导致脑疝时常出现生命体征和瞳孔的变化，表现为瞳孔不等大、病理性呼吸等。

3. 慢性硬膜下血肿 主要表现为慢性脑受压症状和局灶性神经定位体征。

（四）脑内血肿

脑内血肿是指头部外伤后血液在脑实质内的积聚。临床发现脑内血肿的高峰期是外伤后 2 ~ 4d。儿童发生更为少见。

1. 类似急性硬膜下或硬膜外血肿的表现 但局限性神经定位体征更为突出，患儿多表现为癫痫发作和运动功能障碍。

2. 辅助检查 CT 检查能早期发现脑内血肿。

二、护理评估

1. 健康史 了解患儿受伤史（致伤原因、受伤部位、受伤时间）及昏迷时间长短，评估神经系统功能有无障碍及障碍程度，询问受伤后出现头痛、呕吐等症状的时间，患儿有无口鼻、外耳道出血或脑脊液漏，曾采取哪些急救措施。

2. 症状、体征 检查患儿意识状态、瞳孔变化、生命体征及肢体运动功能，有无发生脑疝的可能和再出血等并发症。

3. 社会、心理 评估是否因意外伤害对患儿和家长造成恐惧心理及程度。评估家庭的经济支持能力，家长对受伤患儿的关爱程度及对疾病预后的心理承受能力。

4. 辅助检查 了解腰椎穿刺、颅骨 X 线平片、CT 检查结果。

三、常见护理问题

1. 脑组织灌注改变 与颅内压增高、缺氧或自动调节功能降低有关。

2. 清理呼吸道无效　与意识障碍、呼吸形态改变或分泌物增多有关。

3. 营养缺乏：低于机体需要量　与创伤、禁食有关。

4. 躯体移动障碍　与感觉运动缺损、意识程度降低有关。

5. 有受伤的危险　与意识障碍有关。

6. 有皮肤完整性受损的危险　与长期卧床，营养缺乏，机体抵抗力下降有关。

7. 知识缺乏　缺乏疾病康复知识。

8. 合作性问题　癫痫、脑膨出、头皮及颅内感染、脑疝、肺不张。

四、护理措施

1. 体位　适当抬高床头 15°～30°，保持安静，随时拉好床栏，适当约束患儿。

2. 病情观察

（1）意识状态：患儿的意识状态与脑损伤程度、颅内血肿大小呈正相关，颅脑损伤程度越严重，则血肿越大，昏迷程度越深，时间越长。近年来多采用国际通用的哥拉斯格昏迷评分法（GCS）来判断患儿的意识情况，分数越低则意识障碍越重。在观察过程中，由昏迷状态转入躁动，能遵嘱举手睁眼、伸舌等，均系病情好转；从躁动不安转入对周围反应迟钝、强刺激方能唤醒甚至昏迷，表示病情加重。

（2）严密监测瞳孔变化：受伤时，部分患儿出现同侧瞳孔扩大，随后多恢复正常；在脑疝出现的前期，可出现血肿侧的瞳孔缩小，对光反射迟钝，此为动眼神经受刺激的表现；出现脑疝后，则血肿侧的瞳孔散大，对光反射消失，眼球固定，此为动眼神经受压麻痹的表现，多提示有小脑幕切迹疝的发生，病情危重。

（3）生命体征的监测：观察中如发现伤后血压上升、脉搏缓慢而有力、呼吸慢而深，提示颅内压增高，应警惕颅内血肿或脑疝早期；当血压下降、脉搏增快、心跳减弱、呼吸减慢不规则，提示脑干功能衰竭；枕骨骨折的患儿突然呼吸变慢或停止，提示枕骨大孔疝的可能；高热、深昏迷表示下丘脑受损；中枢性高热或体温不升，提示有严重的颅脑损伤；体温逐渐升高且持续不退，提示继发感染的可能。

（4）观察肢体肌力、肌张力，结合病理反射和有无感觉障碍进行综合分析，以观察症状出现的时间，判断是否癫痫发作。

（5）观察颅内压增高症状有无缓解或加重，观察前囟张力，患儿有无头痛、呕吐、抽搐、持续哭闹等现象。如发现患儿头痛剧烈、呕吐频繁或烦躁不安，应考虑颅内压增高或脑疝先兆，须立即报告医生并配合抢救，必要时应紧急做好术前准备。

（6）体温监测：监测体温变化，及时采取降温措施。对颅脑损伤的患儿可持续给予降温措施，头部可用冰帽。

3. 保持呼吸道通畅　取仰卧位，头部与躯体保持一条直线，及时清除分泌物，每次吸痰时间不宜超过 15s，防止颅内压突然增高。痰液黏稠时给予雾化吸入，每 2h 翻身拍背一次。

4. 脑脊液漏的护理　取头高位，维持至脑脊液漏停止后 3～5d。在后鼻孔及外耳道口放置干棉球，浸湿后及时更换。根据棉球数估计脑脊液漏量。禁忌作耳鼻道填塞、冲洗、滴药，严禁经鼻插胃管或行鼻腔气管插管。避免打喷嚏、剧烈咳嗽或用力排便，以免脑脊液压力突然升高后又降低而使脑脊液发生逆流。

5. 饮食　颅脑损伤急性期由于自主神经功能紊乱，进食易呕吐，伤后 72h 内宜采用肠外营养，3d 后肠鸣音恢复方可采用肠内营养，经口饮食或鼻饲。

6. 加强基础护理，预防并发症

（1）加强口腔护理，预防口腔炎。

（2）保持皮肤清洁，如病情允许定时变换体位，保证皮肤完整，防止压疮发生。

（3）定时翻身拍背，预防肺炎、肺不张发生。

（4）预防关节挛缩、肌萎缩：双下肢用软枕垫起，保持功能位，防止足下垂；每日做关节运动及肌肉按摩，防止肢体挛缩和畸形；在病情允许的情况下，可协助患儿离床活动，加强功能锻炼，以促进功能重建。并注意患儿安全。

（5）保持二便通畅，防止便秘和尿潴留：定时观察排便情况，由于卧床时间长，活动减少，容易发生便秘。指导患儿多食易消化，富含纤维的食物，必要时给予缓泻剂，严禁高压灌肠。注意观察膀胱充盈情况，尤其是精神异常者，对排尿困难者应给予诱导排尿或留置导尿。昏迷患儿常规留置导尿，应严格执行无菌技术，做好导尿管护理。

7. 健康教育

（1）入院时家长因意外伤害和对预后的忧虑，易产生恐惧心理。护理人员应以娴熟的技术配合医生抢救。待生命体征渐趋稳定，耐心向家长讲解疾病的治疗过程，使家长提高对疾病的认识。

（2）指导家长参与做好患儿的基础护理工作，详细说明预防并发症的重要性。根据患儿的恢复情况，教会家长对患儿进行肢体功能、语言功能康复训练的方法。

五、出院指导

1. 饮食　加强营养，选择合适的饮食种类，注意营养素全面摄入，给予富含维生素、蛋白质的食物，保证热量供应，少量多餐。

2. 药物指导　保证抗癫痫药物的按时、准确服用，详细说明用药注意事项及不良反应。

3. 安全护理　骨瓣去除的患儿应完善保护措施，防止意外伤害。尽可能取健侧卧位以防膨出的脑组织受压迫。

4. 功能锻炼　对颅脑损伤后有后遗症的患儿，指导家长对患儿进行适当的活动，预防关节挛缩、肌萎缩、关节活动障碍等综合征。患儿未恢复自主运动功能之前，应指导家长对患儿进行被动运动，活动量应依据病情，由少到多，以不使患儿过度疲劳为宜。失语患儿要进行语言训练，指导家长使用合适的沟通方式和交流技巧。

5. 定时来院复查　继续指导家长对神经系统功能恢复情况的观察，如意识状态、肢体运动功能恢复情况。

（陈晓霞）

第五节　先天性脑积水

先天性脑积水（congenital hydrocephalus）是指各种原因导致脑脊液在脑室系统内的过多积聚，常有脑室系统扩大、颅内压增高及头围增大，多见于新生儿及婴儿。

一、临床特点

1. 头颅进行性增大　头颅与躯干的生长比例失调，头颅与脸面不相称，头大面小，前额突出，下颌尖细。

2. 颅内压增高　前囟门扩大，张力增高，头皮变薄和头皮静脉清晰可见，并有怒张，颅缝裂开，颅骨变薄。头痛、呕吐等颅内高压症状随颅缝开大而不明显，晚期可出现，患儿表现为精神萎靡、易激惹、烦躁不安、嗜睡、食欲欠佳，常以抓头、摇头、哭叫等表示头部的不适和疼痛。

（1）婴儿期：头颅增大十分显著，常有尖声哭叫，吸吮、吞咽困难。

（2）儿童期：骨缝已闭，头颅增大不明显，多有颅内压增高表现。

3. 神经功能缺失　"日落"征，双眼球呈下视状态；晚期可出现生长停滞、智力下降、痉挛性瘫痪、去大脑强直。智力发育明显比同龄的正常婴儿差。

4. Macewen 征　头颅叩诊呈实性鼓音即"破罐音"，这是由于骨缝分离所听到的异常回音。

5. 辅助检查

（1）测量头围：一般测量头围周径、前后径及耳间径。正常新生儿头围周径为 33～35cm，六个月为 44cm，一岁为 46cm，两岁为 48cm，六岁为 50cm。当头围明显超出其正常范围或头围增长速度过快应高度怀疑脑积水。

（2）X 线头颅摄片：可见头颅增大，颅面大小不相称，颅骨变薄，颅缝增宽，前囟后囟扩大或延迟闭合等。

（3）脑超声波检查：可提示双侧侧脑室扩大。

（4）CT 和磁共振检查：不仅有助于推断脑积水的病因，而且可以评估疾病类型和严重程度。

二、护理评估

1. 健康史　了解患儿出生前母体的健康状况，是否有难产史、是否动用产钳或胎头吸引器；头部有无外伤史；有无感染史；了解家族史、喂养史；评估头围增长速度。

2. 症状、体征　体检患儿头围大小，有无"日落"征、Macewen 征，有无神经功能缺失和颅内压增高的表现。

3. 社会、心理　评估患儿家庭经济状况、支持系统、家长文化程度。评估家长对疾病和手术的认知，是否因担心治疗费用和预后而产生焦虑心理。

4. 辅助检查　了解 X 线头颅摄片、脑超声波检查、CT 和磁共振检查结果。

三、常见护理问题

1. 焦虑　与病程长、患儿终生体内带管有关。
2. 受伤的危险　与头颅增大、颅内压增高有关。
3. 感染　与手术创伤有关。
4. 知识缺乏　缺乏疾病康复知识。
5. 合作性问题　颅内压增高、颅内血肿、分流管堵塞、腹部并发症。

四、护理措施

（一）术前

1. 观察患儿　有无头痛、恶心、呕吐等颅内压增高的表现；监测患儿体温，预防上呼吸道感染。完善术前检查，配合医生做好术前准备。

2. 皮肤准备　术前 1 日剃净患儿的全部头发，避免损伤头皮；术晨再用肥皂水清洗干净。清洁腹部皮肤。

3. 安全护理　加强看护，因患儿头颅大，拥抱或移动孩子时要用一只手托住孩子的头部，避免对头颅有直接或间接的冲击。减少搬动，避免引起呕吐。

（二）术后

1. 体位　麻醉未清醒期间，平卧位，头侧向一边；清醒后床头抬高 20°～30°，有利于静脉回流，减轻脑水肿反应。禁止突然坐起、站立。

2. 病情观察

（1）监测意识、瞳孔：意识、瞳孔应作为重点监测内容。对手术麻醉清醒后又出现意识障碍者和（或）出现一侧瞳孔散大，对光反应迟钝或消失，应警惕并发硬膜外血肿；观察颅内压增高症状有无缓解或加重，观察前囟张力，患儿有无头痛、呕吐、抽搐、持续哭闹等现象。观察头围的大小。

（2）生命体征的监测：术后 24h 内测脉搏、呼吸、血压，体温每 4h 一次，若生命体征平稳后又出现"一高两慢"即血压增高，呼吸减慢，脉搏减慢，应警惕术后颅内压增高。同时注意体温变化。

（3）腹部体征的观察：脑脊液引流入腹腔可能刺激肠管，密切观察有无腹痛、腹胀、腹泻、恶心、呕吐等消化道症状，一般 3～5d 逐渐减轻，1 周后消失。

3. 饮食　麻醉未清醒期间禁食，醒后 4～6h 可给予少量饮水，如无不适，再给予营养丰富、含高热量及高蛋白、高维生素、易消化食物，食欲较差者给予少量多餐，有呕吐者可按医嘱静脉补充。

4. 脑室分流装置的护理

（1）脑室分流装置由三部分组成：脑室管、单向瓣膜、远端管，并配有抗虹吸、储液室和自动开闭瓣等附加装置。

（2）术后早晚各一次（2次/d）按压阀门，8～15下/次，以保持引流管通畅，必须注意每次按压次数不可太多。若按下分流管泵装置后能弹起，前囟张力不高，则表明引流通畅；若按下时感觉阻力增加，难以按下或按下后不易恢复则提示引流管堵塞。

（3）分流管堵塞是最常见的并发症，常因脑室端的脑组织、血凝块，腹腔端大网膜包绕、炎症异物等所致。若有阻塞时，脑脊液引流不畅，可出现不同程度的颅内压增高症状，要密切观察病情变化，并认真听取患儿的主诉如头痛、恶心、呕吐等症状，并观察有无加重。如发现分流管阻塞可能应及时处理。

（4）预防感染：由于分流导管埋入皮下途径长，局部感染机会较多，应密切观察患儿体温的变化，有无上升趋势，观察伤口有无渗血、渗液情况。保持伤口敷料清洁干燥，保持室内适宜的温湿度，每日定时通风，并注意保暖。指导家长不要让患儿抓头部及腹部的伤口。

（三）健康教育

（1）护理人员应热情接待患儿和家长，耐心讲解疾病的治疗过程，使家长提高对疾病的认识。

（2）在术前准备阶段，认真向患儿及家长讲解术前准备的内容，如剃全头、皮试、禁食、禁水的时间、术前用药的目的、注意事项，讲解手术的方式以取得患儿和家长的配合。

（3）术后应指导家长坚持每日早晚按压分流阀，说明保持引流通畅的重要性及引流不通畅的表现。

五、出院指导

（1）饮食：加强营养，给予富含维生素、蛋白质的食物，促进脑循环，加强脑代谢。

（2）患儿由于终生体内带管，须让家长学会引流管的自我护理；坚持每日早晚按压分流阀，保持引流通畅；强调进行脑功能、语言功能训练的必要性，以促进患儿的智能、行为的发展。并指导家长出院后如何观察颅内压增高的症状。

（3）伤口护理：保持伤口的清洁干燥，忌用手抓，以防破损、感染。

（4）复查：定时来院复查。如出现剧烈头痛、频繁呕吐、腹痛、腹胀、意识障碍等情况需及时来院就诊。

（刘　超）

第六节　化脓性脑膜炎

化脓性脑膜炎（purulent meningitis）简称化脑，是小儿时期常见的由化脓性细菌引起的中枢神经系统急性感染性疾病。临床以急性发热、惊厥、意识障碍、颅内压增高、脑膜刺激征及脑脊液脓性改变为特征。如未及时治疗，神经系统后遗症较多，病死率较高。

一、临床特点

1. 化脑的发病可分为两种

（1）暴发型：骤起发病，一般由脑膜炎双球菌引起，若不及时治疗，可在24h内死亡。

（2）亚急型：由其他化脓菌引起，于发病前数日常有上呼吸道炎症或胃肠道症状。

2. 典型临床表现可简单概括为三个方面

（1）感染中毒及急性脑功能障碍症状：包括发热、烦躁，进行性意识障碍，患儿逐渐从精神萎靡、嗜睡、昏睡、浅昏迷到深度昏迷。30%患儿有反复的全身或局限性惊厥发作。部分患儿出现Ⅱ，Ⅲ，Ⅵ，Ⅶ，Ⅷ对脑神经受损或肢体瘫痪症状。脑膜炎双球菌感染者可骤起发病，迅速呈现进行性休克、皮肤出血点、瘀斑、意识障碍和弥散性血管内凝血的症状。

（2）颅内高压征：剧烈头痛、喷射性呕吐，婴儿有前囟饱满、颅缝增宽，并发脑疝时，则有呼吸不规则、突然意识障碍加重、瞳孔不等大等征兆。

（3）脑膜刺激征：颈抵抗最常见，可有凯尔尼格征阳性、布鲁津斯基征阳性。

3. 年龄小于 3 个月的婴儿和新生儿化脑　表现多不典型，主要差异在于：①体温可高可低，可不发热或体温不升；②颅内压增高表现可不明显。可能仅有吐奶、尖叫或颅缝裂开；③惊厥可不典型，如仅见面部、肢体局灶性或肌阵挛等发作；④脑膜刺激征不明显。与小儿肌肉不发达、肌力弱或反应低下有关。

4. 严重患儿　可并发硬膜下积液、脑积水、脑室管膜炎、脑性低钠血症，脑神经受累可致耳聋、失明等，脑实质病变可产生继发性癫痫、智力障碍等。

5. 辅助检查

（1）周围血白细胞增高、分类中性粒细胞增高。

（2）脑脊液压力增高、外观浑浊、白细胞在数千万至数十亿每升，分类以中性粒细胞为主，蛋白质增多、糖降低。脑脊液涂片和培养可明确病原体。

二、护理评估

1. 健康史　询问患儿发病前有无呼吸道、胃肠道或皮肤等感染史，新生儿有无脐带感染史及出生时的感染史。

2. 症状、体征　评估患儿生命体征（尤其体温及呼吸状况），意识障碍及颅内高压程度，有无躯体受伤的危险因素。有并发症者，注意评估有无头痛、呕吐、发热不退、小婴儿前囟、颅缝等。

3. 社会、心理　评估患儿及家长对疾病的了解程度，有无焦虑、恐惧，家长文化程度等。

4. 辅助检查　注意评估治疗前后患儿脑脊液的细胞数、分类、生化、培养等的变化，注意周围血常规改变、CT 检查结果等。

三、常见护理问题

1. 体温过高　与细菌感染有关。

2. 合作性问题　颅内高压征。

3. 营养失调：低于机体需要量　与摄入不足、机体消耗增多有关。

4. 有受伤的危险　与抽搐或意识障碍有关。

5. 恐惧或焦虑（家长的）　与疾病重、预后不良有关。

四、护理措施

1. 高热的护理　保持病室安静、空气新鲜，绝对卧床休息。每 4h 测体温一次，并观察热型及伴随症状。鼓励患儿多饮水，必要时静脉补液。出汗后及时更衣，注意保暖。体温超过 38℃时，及时给予物理降温；如超过 39℃，按医嘱及时给予药物降温，以减少大脑氧的消耗，防止高热惊厥。记录降温效果。

2. 饮食护理　保证足够热量摄入，按患儿热量需要制定饮食计划，给予高热量、清淡、易消化的流质或半流质饮食。少量多餐，防呕吐发生。注意食物的调配，增加患儿食欲。频繁呕吐不能进食者，应注意观察呕吐情况并静脉输液，维持水、电解质平衡。偶有吞咽障碍者，应及早鼻饲，以防窒息。监测患儿每日热卡摄入量，及时给予适当调整。

3. 体位　给予舒适的卧位，颅内高压者抬高头部 15°～30°，保持中位线，避免扭曲颈部。有脑疝发生时，应选择平卧位。呕吐时须将头侧向一边，防止窒息。

4. 加强基础护理　做好口腔护理，呕吐后帮助患儿漱口，保持口腔清洁，及时清除呕吐物，减少不良刺激。做好皮肤护理，及时清除大小便，保持臀部干燥，必要时使用气垫等抗压力器材，预防压疮的发生。

5. 注意患儿安全　躁动不安或惊厥时防坠床及舌咬伤。

6. 协助患儿进行生活护理　如洗漱、进食、大小便及个人卫生等。

7. 病情观察

（1）监测生命体征，密切观察病情：注意精神状态、意识、瞳孔、前囟等变化。若患儿出现意识障碍、前囟紧张、躁动不安、频繁呕吐、四肢肌张力增高等，提示有脑水肿、颅内压升高的可能。若呼吸节律不规则、瞳孔忽大忽小或两侧不等大、对光反应迟钝、血压升高，应注意脑疝及呼吸衰竭的存在。

（2）并发症的观察：如患儿在治疗中发热不退或退而复升，前囟饱满、颅缝裂开、呕吐不止、频繁惊厥，应考虑有并发症存在。可做颅骨透照法、头颅超声波检查、头颅 CT 扫描检查等，以便早确诊，及时处理。

8. 用药护理　了解各种药物的使用要求及不良反应。如静脉用药的配伍禁忌；青霉素应现配现用，防止破坏，影响疗效；注意观察氯霉素的骨髓抑制作用，定期做血常规检查；甘露醇须快速输注，避免药物渗出血管外，如有渗出须及时处理，可用 50% 硫酸镁湿敷；除甘露醇外，其他液体静脉输注速度不宜太快，以免加重脑水肿；保护好静脉，有计划地选择静脉，保证输液通畅；记录 24h 出入液量。

9. 心理护理　对患儿及家长给予安慰、关心和爱护，使其接受疾病的事实，鼓励战胜疾病的信心。根据患儿及家长的接受程度，介绍病情、治疗、护理的目的与方法，以取得患儿及家长的信任，使其主动配合。

10. 健康教育

（1）根据患儿和家长的接受程度介绍病情和治疗、护理方法，使其主动配合，并鼓励患儿和家长共同参与制定护理计划。关心家长，爱护患儿，鼓励其战胜疾病，以取得患儿和家长的信任。

（2）在治疗过程中提供相应的护理知识，如吞咽不良、使用鼻饲者，注意鼻饲后的正确卧位，鼻饲后避免立即翻身和剧烈运动；小婴儿要耐心喂养，给予喂养知识及饮食指导；向患儿及家长解释腰穿后须去枕平卧、禁食 2h 的意义，以取得患儿和家长的合作；注意保暖，预防感冒；减少陪护，预防交叉感染，以期尽早康复。

（3）对有并发症患儿，向患儿和家长解释原因，在处理过程中需要患儿和家长配合的都应一一说明，以取得患儿和家长的配合。

五、出院指导

（1）饮食：应根据患儿不同年龄给予饮食指导，给予高热量、富含维生素、易消化饮食，并注意饮食的调配，增进食欲。

（2）注意劳逸结合，根据天气变化及时增减衣服，预防感冒。搞好环境卫生，室内经常开窗通风，充分利用日光。注意个人卫生。小儿尽量少去拥挤的公共场所。流行性脑膜炎流行期间避免大型集会，减少人员流动，外出戴口罩，不去疫区。

（3）有后遗症者，应给予相应的功能训练和康复指导。肢体瘫痪者应每日做各关节的被动活动，鼓励患儿主动运动，加强锻炼。恢复期宜做按摩、理疗、体疗、运动功能锻炼等康复治疗。有失语者宜进行语言训练。有癫痫者应指导患儿按时有规律的服药，注意安全，避免过度劳累和情绪激动，定期复查。

（张爱贞）

参考文献

[1] 潘瑞红．专科护理技术操作规范．湖北：华中科技大学出版社，2016.

[2] 孟共林，李兵，金立军．内科护理学．北京：北京大学医学出版社，2016.

[3] 赵艳伟．呼吸内科护理工作指南．北京：人民卫生出版社，2016.

[5] 丁淑贞．心内科护理学．北京：中国协和医科大学出版社，2015.

[6] 姚景鹏，吴瑛，陈垦．内科护理学．北京：北京大学医学出版社，2015.

[7] 游桂英，方进博．心血管内科护理手册．北京：科学出版社，2015.

[8] 张铭光，杨小莉，唐承薇，等．消化内科护理手册（第2版）．北京：科学出版社，2015.

[9] 李娟．临床内科护理学．西安：西安交通大学出版社，2014.

[10] 刘玲，何其英，马莉．泌尿外科护理手册．北京：科学出版社，2015.

[11] 李艳梅．神经内科护理工作指南．北京：人民卫生出版社，2016.

[12] 刁永书，文艳秋，陈林，等．肾脏内科护理手册（第2版），北京：科学出版社，2016.

[13] 唐英姿，左右清．外科护理．上海：上海第二军医大学出版社，2016.

[14] 郎红娟，侯芳．神经外科专科护士实用手册．北京：化学工业出版社．2016.

[15] 刘梦清，余尚昆．外科护理学．北京：科学出版社，2016.

[16] 张欣．妇产科护理．北京：中国中医药出版社，2015.

[17] 张静芬，周琦．儿科护理学．北京：科学出版社，2016.

[18] 池晓玲．手术室护理实践指南．北京：人民卫生出版社，2015.

[19] 王庆梅，曾俊．新编手术室护理学．北京：军事医学科学出版社，2014.

[20] 高兴莲，郭莉，手术室专科护理学．北京：科学出版社，2014.

[21] 魏革，刘苏君，等．手术室护理学．北京：人民卫生出版社，2014.

[22] 李艳梅．神经内科护理工作指南．北京：人民卫生出版社，2016.

[23] 沈翠珍．内科护理．北京：中国中医药出版社，2016.

[24] 陆一春，刘海燕．内科护理学．北京：科学出版社，2016.

[25] 王兰．肾脏内科护理工作指南．北京：人民卫生出版社，2015.

[26] 杨海新，郝伟伟，赵素婷．神经内科实用护理．北京：军事医学科学出版社，2015.

[27] 翁素贞，叶志霞，皮红英．外科护理．上海：复旦大学出版社，2016.